湘鄂豫赣桂黔·中医适宜技术丛书

针灸特色技术·桂

主编 范郁山 苗芙蕊

全国百佳图书出版单位
中国中医药出版社
·北京·

图书在版编目（CIP）数据

针灸特色技术. 桂 / 范郁山, 苗芙蕊主编. -- 北京：

中国中医药出版社, 2025.9. -- (湘鄂豫赣桂黔中医适宜

技术丛书)

ISBN 978-7-5132-9671-7

Ⅰ. R245

中国国家版本馆 CIP 数据核字第 20252ES315 号

中国中医药出版社出版

北京经济技术开发区科创十三街 31 号院二区 8 号楼

邮政编码　100176

传真　010-64405721

廊坊市佳艺印务有限公司印刷

各地新华书店经销

开本 710×1000　1/16　印张 18.5　字数 285 千字

2025 年 9 月第 1 版　2025 年 9 月第 1 次印刷 1

书号　ISBN 978-7-5132-9671-7

定价　78.00 元

网址　www.cptcm.com

服 务 热 线　010-64405510

购 书 热 线　010-89535836

维 权 打 假　010-64405753

微信服务号　zgzyycbs

微商城网址　https://kdt.im/LIdUGr

官 方 微 博　http://e.weibo.com/cptcm

天猫旗舰店网址　https://zgzyycbs.tmall.com

如有印装质量问题请与本社出版部联系（010-64405510）

《湘鄂豫赣桂黔·中医适宜技术丛书》

编委会

《针灸特色技术·桂》

编委会

主　　编　范郁山　苗芙蕊

副 主 编　冯秋瑜　潘　江　吴椋冰　贺　彩

编　　委　王开龙　韦漫琴　石罗玉　农玉莺

　　　　　麦　威　严　潞　李　玲　陈　鹏

　　　　　林　飞　贺诗寓　莫智珍　覃文格

　　　　　曾秋潮　潘明甫　戴　健　石文英

　　　　　余兆安　唐　健　叶　勇　李洪亮

总序

中国针灸博大精深、源远流长，沉淀着几千年来我国人民和疾病斗争的临床经验与养生智慧。针灸医学在形成、应用和发展的过程中，具有鲜明的中国民族文化与地域特征，是基于中国民族文化和科学传统产生的宝贵遗产。湖南、湖北、河南、江西、广西、贵州等省、自治区中医药文化底蕴深厚，中医适宜技术特色鲜明，影响力在不断扩大。

湖南省，地处中国中部，位于长江中游，因大部分区域在洞庭湖以南而得名"湖南"，因省内最大河流湘江流贯全境而简称"湘"。湖湘历史，源远流长，人文荟萃，名作争辉。湖湘浩如烟海的著述，凝聚了潇湘名人学者、圣贤豪杰的聪明睿智，汇集了湖湘文化的精华。所谓"一方水土养一方人"，千百年来，湖湘区域特色不仅促成了极具内涵的湖湘文化，而且还为湖湘中医的形成、发展与繁荣奠定了坚实的基础。湖湘中医是中国医学的重要组成部分，为中国医学发展作出了巨大贡献。

湖北省，地处中国中部偏南，同样位于长江中游，因在洞庭湖以北，故名湖北，简称"鄂"。湖北省东、西、北三面环山，中部为"鱼米之乡"的江汉平原。荆楚文化，因楚国和楚人而得名，是周代至春秋战国时期在江汉流域兴起的一种地域文化，它主要是指以当今湖北地区为主要辐射地的古代荆楚历史文化。荆楚文化继承了许多商周文化特点，具有鲜明的地域特色和巨大的经济文化价值。湖北是"炎帝"神农的诞生地和"药圣"李时珍的故乡，拥有尽纳百草精华的世界级"天然药园"——神农架，这里中草药资源丰富，中医药文化底蕴深厚，是中国传统医药文化的重要发祥地之一。

　　河南省，地处中国中东部，位于黄河中下游，古称中原、豫州、中州，简称"豫"，因历史上大部分时间此地位于黄河以南，故名河南。河南是中华民族的发源地和华夏文明的发祥地，中华神龙的故乡，道家思想、墨家思想、名家思想、法家思想、纵横家思想等均起源于此地。中医药文化也在这里萌芽并走向中华大地。由于河南地处黄河中下游，横贯黄淮海平原，河道纵横交错，造就了肥沃的土壤，四季分明，气候适宜，为农业的发展创造了良好条件。河南自古以农为本，造就了独特的人文思想和文化特色，同样造就了独具特色的中原中医药文化，这里有本地水土滋养的中草药，有中原大地孕育的中医巨匠。

　　江西省，地处中国东南部，位于长江中下游南岸，简称"赣"，因公元733年唐玄宗设江南西道而得省名，又因为江西最大河流为赣江而得简称。江西素有"物华天宝、人杰地灵"之美称，一湖（鄱阳湖）一江（赣江）孕育了兼容并蓄的江西文化，在绚丽多姿的赣文化和鄱文化影响下，江西中医人才辈出，形成了特色鲜明的赣鄱中医文化。赣鄱中医文化在汲取传统中医文化精华的同时，享受着千年赣鄱文化的滋润与哺育，受典型地域环境影响和浓郁人文环境熏陶，逐步将中医理论探索、临床实践、中药炮制、中药营销、中医教育发展融为一体。

　　广西壮族自治区，地处中国华南地区西部，因广西大部分地区属于秦统一岭南后所设置的桂林郡而简称"桂"，是中国少数民族自治区之一，也是西南地区最便捷的出海通道，在中国与东南亚的经济交往中占有重要地位。广西悠久的历史和独特的气候、地理环境，形成了独具岭南特色的八桂文化。八桂文化是以广西地区民族文化为主，结合鲜明的地域山水特色，形成了和谐统一的地域表征，其内容丰富，涵盖了八桂的山水、人物、神话、名胜、民俗、美食、建筑、医药等众多广西本土文化。

贵州省，地处中国西南腹地，简称"黔"或"贵"，与重庆、四川、湖南、云南、广西接壤，是西南交通枢纽。虽然贵州民族文化从古至今一直与中原文化相互交流，并构成了中华民族文化的一个有机组成部分，但由于其独特的封闭性地理环境，贵州民族文化始终未被中原文化完全同化，保存了极其丰富的民族文化资源，孕育了贵州文化的独特风貌。贵州省药材资源丰富，是全国四大中药材产地之一，自古就有"夜郎无闲草，黔地多灵药"的美誉。尤其是苗药，是苗族人民在长期与疾病斗争的过程中，使用、研究和总结并代代相传下来的，具有起源时间早、资源丰富、品种繁多、用药独特、疗效显著等特点，是中医药领域的一朵奇葩，以天然、绿色而备受青睐。

在中国针灸漫长的发展历程中，一代代针灸名家潜心研究，薪火相传，使针灸理论日臻成熟，针灸技法日益完善。尤其是近现代，一大批针灸医家勇于探索，经过不懈努力，创立或发展了不少独具特色的针灸技法，表现出既有传承和发扬，又有变革和创新的特点，使针灸技法呈现出百花齐放、异彩纷呈的欣欣向荣景象，极大地拓展了传统针灸的应用范围，提高了针灸的临床疗效，促进了针灸学术和技术的发展。

2010年11月16日，"中医针灸"正式通过联合国教科文组织保护非物质文化遗产政府间委员会第五次会议审议，被列入"人类非物质文化遗产代表作名录"，使中医针灸的自然、绿色健康理念与方法，得到更多的了解、理解和尊重，为传统针灸理论方法提供了更加良好的发展环境。针灸不仅是中国的文化遗产，还是联合国教科文组织认定的人类非物质文化遗产之一，在世界范围内提高其共享度，使其成为服务于全人类生命健康的宝贵资源。

2018年，湖南中医药大学第一附属医院针灸科成功入选国家中医药管理局区域中医（专科）诊疗中心建设单位，专科辐射区域包括湖南、湖北、河南、广西、江西等省区。为了更好地推广和传承这些区域的针灸特色技术，充分发挥这些技法的特色和优势，提高针灸临床疗效，推进中医药传承创新，进一步提升"湘、鄂、豫、赣、桂、黔"六省区中医适宜技术在各级卫生医疗机构的服务能力，充分发挥中医药适宜技术在广大基层防治常见病、多发病中的优势作用，湖南中医药大学第一附属医院国家中医药管理局区域中医（针灸）诊疗中心项目组牵头编写了《湘鄂豫赣桂黔·中医适宜技术丛书》，包括《针灸特色技术·湘》《针灸特色技术·鄂》《针灸特色技术·豫》《针灸特色技术·赣》《针灸特色技术·桂》《针灸特色技术·黔》六册，紧密结合湘、鄂、豫、赣、桂、黔六地的文化特色，充分体现其开创性和权威性，系统、全面地收集整理具有代表性的针灸特色技术，其内容丰富，图文并茂，技术操作简便、费用低廉，值得推广应用。

湖南省针灸学会原会长
湖南中医药大学教授、博士生导师　　严洁

2024年5月

总前言

为促进中医学术流派发展，加强对针灸名家学术经验、特色技术的传承，特组织人员编撰《湘鄂豫赣桂黔·中医适宜技术丛书》。本丛书由国家中医药管理局区域中医诊疗中心（针灸）建设项目和国家中医药管理局高水平中医药重点学科（针灸学）资助，包括《针灸特色技术·湘》《针灸特色技术·鄂》《针灸特色技术·豫》《针灸特色技术·赣》《针灸特色技术·桂》《针灸特色技术·黔》六个分册。每个分册均包括文化篇和技法篇两大篇章，文化篇主要介绍各地域文化和中医的渊源与特点，技法篇主要介绍各地域具有代表性的针灸特色技术，所载技术的入选原则包括：地域性、有效性、科学性、安全性、操作性。每项技术重点介绍该疗法特点、理论基础、适应证、疗法操作、注意事项、临床验案等，并配有图片说明，简洁直观。

在编写形式上，本套丛书结构层次清晰，遵循"科学、实用，通俗、易懂"的基本原则，紧密结合湘、鄂、豫、赣、桂、黔六地的文化特色，收集整理具有代表性的针灸特色技术，兼顾不同地区、不同层次临床医务人员对各专科常见疾病、多发疾病的认识，同时结合案例、图片等多种编纂和展现形式，进一步提高本套丛书的可读性与临床实用性。整套丛书内容简要而不失详尽，浅显易懂又全面丰富，既包含临床知识与技能，又纳入了许多文化底蕴和相关中医知识故事，使内容不至于严肃死板，读者在丰富临床技能之余，还能了解更多地域文化知识及中医特色，使得学习变得更为生动有趣，有利于进一步提高读者学习阅读的积极性。

本丛书作为中医适宜技术丛书，对从事针灸临床工作的同仁具有较大的参考价值，同时还可作为各区域医院专科技能规范化培训、继续教育及临床实习辅导丛书，提高专科人员临床水平，促进医疗技术水平的进一步提高。

参加编写《湘鄂豫赣桂黔·中医适宜技术丛书》的作者是来自湘、鄂、豫、赣、桂、黔六地医学院校及医疗机构的针灸专家，他们多在临床一线工作，在繁忙的临床和管理工作之余完成了本套丛书的编写工作，在此向他们表示衷心的感谢。全体编者均以高度认真负责的态度参加了本丛书编纂工作，但由于编写时间仓促且涉及众多区域，各区域编写人员的思维方式、知识层次、经验积累存在差异，因此书中难免存在不足之处，敬请广大读者提出宝贵意见，以便再版时修订提高。

湖南省针灸学会会长、国家"万人计划"教学名师　常小荣
国家中医药管理局高水平中医药重点学科（针灸学）负责人
章薇
湖南省名中医
2024 年 5 月

编写说明

《湘鄂豫赣桂黔·中医适宜技术丛书》

广西的传统医学和民族医学，是广西各族人民在长期生产、生活实践中，与疾病作斗争的过程中所积累的诊治经验，是蕴含着丰富科学文化与技术的智慧结晶。其中，八桂针灸流派疗法既传承了传统，又融合了地域特色和民族特色。在八桂大地上，各类技法各自发展，同时又不断交融，相互进步，形成百家争鸣的学术氛围。八桂针灸流派疗法更因其具备适应性广、疗效显著、操作方便、经济安全等优势，深受广大人民群众的欢迎。八桂针灸流派历经千年的传承与发展，在医学史上取得了引人瞩目的成就。尤其是近几十年来，在广西壮族自治区党委和政府的大力支持下，八桂针灸流派在医疗、教学、科学研究等诸多方面均取得了卓越的成就。近年来，八桂针灸流派尤为重视运用现代医学研究手段，深入探究八桂针灸疗法的技术特性，并对临床实际操作进行了广泛且深入的挖掘与整理。

广西属于多民族聚居地区，不同地区的生活习俗和民族文化存在着显著的差异，这使得八桂针灸流派在理论特点及临床应用方面也呈现出多样性。基于此，本书着重介绍广西地区针灸流派的特色诊疗技术及其理论特色。以壮医药线点灸疗法为例，此疗法是选用经多种壮药制备液浸泡过的苎麻线，点燃后迅速、精准地灼灸人体体表特定穴位或部位，以此达到预防和治疗疾病的目的，是一种独具特色的医疗保健方式。该疗法简单、易操作，在广西各类医疗机构，包括综合医院、中医医疗机构、基层医疗卫生机构等，均能有效开展。此疗法已被列入国家级非物质文化遗产名录。瑶医火攻疗法同样别具一格，它是将特有的瑶药药粉涂抹于人体经络穴位和（或）患部，垫上湿热毛巾，并在毛巾上倒入药酒并点燃，以此施灸。这一技法在广西广泛流传，因其具有保健属性，应用场所不仅局限于医疗机构，还延伸至各种美容店、养生机构等。

为推动针灸技术的传承与发展，使广大医务工作者深入了解并掌握八桂针灸流派技术的操作要点及应用技巧，编者凭借丰富的临床实践经验，参考了大量古今中医学与民族医学资料，对八桂流派特色针灸技术特点及临床实际操作进行了简明、通俗且系统的阐述。重点介绍各技法的技术特点，包括技术简介、适用范围、技术操作和注意事项等。本书尽可能地以图片展示操作要点，使读者能够更直观地把握操作要领。在此，诚挚期望本书能为广大针灸临床工作者及中医爱好者提供有益的帮助和启发。

由于时间和水平有限，本书中存在的一些不足之处，敬请广大读者提出宝贵意见，以便再版时修订提高。

《针灸特色技术·桂》编委会

2025 年 1 月

目录
CONTENT

文化篇

第一章 八桂文化

一、渊源

广西，这片风景秀丽、历史悠久的膏壤之地，文化底蕴深厚，源远流长。早在旧石器时代晚期，"麒麟山人"和"柳江人"便在此繁衍生息。多年来，百色考古挖掘出众多的七八十万年前古人类用的石器，以及古人类化石遗址，使其被古人类学家誉为"中国古人类学的中心"。

自秦始皇统一岭南（公元前214年），广西地区纳入中央王朝版图，分属桂林郡和象郡，"桂"之称由此而来。"八桂"是代指"桂"的八个方位，即桂东、桂南、桂西、桂北、桂东南、桂西南、桂东北、桂西北。

秦朝统一岭南，不仅连通了长江与珠江两大水系，更开启并促进了广西与中原地区之间文化和经济等多方面的交流。汉代《盐铁论》中有"荆扬南有桂林之饶"的记载，表明当时的广西是富饶之地。两汉之交又有"史在苍梧"之说，体现了广西地区深厚的文化底蕴。《汉书·地理志》记载，海上丝绸之路是从中国合浦郡出发，最远可以航行到印度南部。海上丝绸之路的形成，见证了广西在中国古代对外交流中的重要地位。唐代，在今广西境内先后设置224个县，唐末减至154个。宋代，广西出现与交趾（今越南）商人进行货物交换的博易场。明清时期，广西采矿业有了很大发展，金、银、铁、铝、铜、锡等矿物开采兴盛，清顺治六年（公元1649年）至十八年（公元1661年）报开的矿场达127处，居全国第三位，经济繁荣可见一斑。

广西还是我国近代诸多重大历史事件的策源地，如金田起义、镇南关战役、黑旗军抗法、龙州起义、百色起义等，涌现出了洪秀全、冯子材、刘永福、韦拔群、邓小平、张云逸等一批英勇杰出的历史英雄人物。

在漫长的历史进程中，广西汇聚了众多绚烂多彩、独具岭南特色的民族文化。春秋战国时期，先民在广西左江流域创作了内容丰富、色泽鲜艳、规模最大的崖壁画；汉代前创造了大铜鼓，以及具有防震、避热、防蛇虫兽侵害功能的干栏式建筑，成为广西极具代表性的建筑形式；明代修建的真武阁体现了中国人民在知识、科学与精神层面的完美结合，具有极高的艺术价值。广西素有"歌海"之称，每年农历三月初三是广西壮族的传统歌节，相传是为纪念刘三姐而形成的节日，彰显了广西壮族独特的民族文化。由此可见，八桂文化作为中华民族传统文化的重要组成部分，是中华文化的瑰宝。

八桂文化作为一种地域文化，极大地吸收、补充和丰富了中华文化，它与中华文化同样悠久、丰富与精彩。

二、特点

悠久的历史和独特的气候、地理环境，形成了广西绚丽多姿、独具岭南特色的八桂文化。八桂文化以广西地区的民族文化为主，融合了鲜明的地域山水特色，呈现出和谐统一的地域特征。其内容丰富，涵盖山水、人物、神话、名胜、民俗、美食、建筑、医药等诸多领域。

八桂文化特点鲜明，主要体现在以下几个方面：①历史文化底蕴深厚：截至 2025 年 1 月，全区坐拥 568 处自治区级文物保护单位，81 处全国重点文物保护单位，以及 70 项国家非物质文化遗产，悠久的历史构成了灿烂的历史建筑文化；②民族文化多姿多彩：汉、壮、瑶、侗、苗、仫佬、京、毛南、回、水、彝、仡佬等 12 个世居民族的饮食、风尚、歌舞等，共同构成了多姿多彩的民族特色文化；③山水文化独具魅力：八角寨独特的丹霞地貌，桂林典型的喀斯特地貌，共同构成了旖旎的地域山水文化；④边关文化彰显爱国精神：凭祥市西南边陲的友谊关，承载着强烈的爱国主义精神，是民族边关文化的体现；⑤红色文化意义深远：由邓小平等老一辈无产阶级革命家领导的龙州起义、百色起义等，形成了著名的红色非物质文化遗产；⑥海洋文化兼容开放：汉代海上丝绸之路始发港北海合浦的深厚历史，结合现代北部湾兼容开放、开拓进取的精神，构成了海疆海洋文化；⑦生态文化和谐共生：以巴马长寿乡等为代表，体现了人与人、人与自然和谐共生的绿色生态文化。

1. 地理特征

八桂文化特点鲜明，这与广西特殊的地域环境和位置紧密相关。广西位于中国南疆，地处华南，东邻广东省，东北接湖南省，西靠云南省，南临北部湾，西南与越南接壤，北、西北连贵州省。其现有23.76万平方千米土地和约7000平方千米的管辖海域，兼具西部少数民族山区与沿海地区的双重属性。广西地貌以山地、丘陵为主，约占全区陆地总面积的76.6%，平原和台地占23.46%，"八山一水一分田"生动地概括了这一地貌特征。这里喀斯特地貌形态多样，是中国喀斯特地貌面积最大且别具一格的分布区，桂林山水、乐业大石围天坑、大新德天瀑布等都是其典型代表。同时，广西海洋资源丰富，拥有约7000平方千米的管辖海域，1600多千米的大陆海岸线，分布着600多个无居民海岛。

广西自然资源丰富，地理优势显著。凭借1020千米的广西中越边界线自主管辖权，广西可直通越南，与东盟各国相通，是中国走向东盟、走向世界的重要门户和前沿。其1600多千米的大陆海岸线形成众多港湾，使广西具备建立几十个避风、水深、浪小的良港的条件；作为珠江水系西江的上中游地区，广西已建立了梧州港、贵港港、南宁港、百色港、柳州港等多个内河港口。此外，红水河干流上有10座梯级电站，目前，已建成水电站150座，总装机容量821.42万千瓦，年均发电量约280.5亿千瓦时。

广西地处中国地势第二阶梯，属亚热带气候和热带季风气候，气候温暖，气温由南向北递减，全年降雨充沛，地表水和地下水资源都十分丰富。这里植物种类繁多，生物资源丰富，其生物多样性丰富度居全国第3位，有本土野生高等植物373科2220属10466种，野生陆生脊椎动物4纲39目150科1151种。广西特色民族医药资源丰富，是我国的"天然药库"和"香料植物王国"。据不完全统计，广西记载的药用动植物资源达7500多种。广西的矿产资源同样丰富，已被探明的矿产资源有122种，其中32种金属矿产、55 种非金属矿产，保有资源量居全国前 10 位，享有"有色金属之乡"的美誉，铝土矿、锡矿、石灰岩、膨润土等矿产储量可观。

2. 民族特征

（1）多民族聚居：广西作为民族自治地区，拥有 50 多个民族成分，其中汉族、壮族、瑶族、苗族、回族、侗族、水族、京族、彝族、仫佬族、毛南族、仡佬族等 12 个民族世代居住于此并形成村庄、聚落。

先秦时期，广西的主要居民为西瓯、骆越人，他们是壮侗语族的先民。随着时间的推移，唐宋时期彝族逐渐从云贵高原迁入广西西部；到了宋代，瑶族从岭北迁到岭南，苗族从湖南洞庭湖地区迁到广西北部等地；明清时期，毛南族和仫佬族因本地土著与汉人结合而逐渐形成，仡佬族从贵州省迁入广西隆林一带；明正德年间，京族从越南涂山等地迁入今广西防城港市江平镇的岛屿；清末民初，部分水族居民从贵州迁至广西。

（2）汉人南迁：尧舜时期，据《汉书·南越传》记载，中原与今广西地区已有交往。战国时期，随着楚文化的南传，两地交往更为频繁。秦始皇一统岭南后，汉族人民与岭南西瓯、骆越原住民之间的交流加强，促进了文化的交流和融合。三国两晋时期，大量中原汉人南迁。安史之乱后，更多的流民迁徙至岭南。宋代，聚居在今湘、桂、黔交界地区的一支骆越人逐渐形成了侗族。瑶族和苗族是同源民族，约在宋代，他们陆续迁移至广西北部地区。壮族本名"僮族"，"僮"的称呼首见于宋代的文献。中华人民共和国成立后，实行民族平等和团结的政策，经过民族识别，将不同称谓的僮人统一称为"僮族"，后因"僮"的含义不清且地区之间读音有差异，经国务院批准更名为"壮族"。1958 年，广西壮族自治区形成了由 12 个世居民族组成的多民族聚居的格局。

（3）人口众多：广西是全国少数民族人口最多的省区，壮族是全国人口数量最多的少数民族。根据 2020 年第七次全国人口普查统计，全区常住人口总数为 5012.68 万人，其中汉族人口为 3131.88 万人，占全区常住人口总数的 62.48%；各少数民族人口为 1880.80 万人，占 37.52%，其中壮族人口为 1572.20 万人，占 31.36%。与 2010 年相比，汉族人口增长了 8.31%，各少数民族人口增长了9.92%，其中壮族人口增长了8.81%，充分展现了广西各民族人民和谐发展的良好态势。

3. 历史文化特征

广西地区的历史源远流长，地处中国岭南这片山清水秀之地，八桂地区的民众创造了丰富多元的历史文化。在中华人民共和国成立广西壮族自治区之前，八桂地区走过了漫长的发展历程。据考古发现，早在80万年前至公元前214年，广西地区便有了人类活动的痕迹。其中，距今约5万年的柳江人化石以及距今80万年在百色盆地发掘出的手斧颇具代表性，这有力证实了中国（广西）是早期古人类主要活动区域之一。另外，在广西各地陆续发现了100多处旧石器时代遗址。秦代，公元前214年，广西正式被纳入秦王朝的版图，自此中原王朝开始了对广西的有效统治。1276至1840年，广西从政区属性上由陆海兼领转变为纯内陆政区。少数民族聚居区域的管理制度也从之前的羁縻制改为土司制，自明代中叶起开始推行"改土归流"政策。

综合来看，广西地区的历史呈现出三个特征：其一，广西地区是人类早期活动的地区之一，距今70万年以前，已有原始人类在此劳作生息；其二，广西自然资源丰富，地理优势显著；其三，广西是多民族聚居的地区，各民族之间和睦相处，共同发展。

第二章　八桂医学

一、渊源

"八桂"作为广西的代称，既体现了广西地区桂树繁茂的物产特征，也蕴含着深厚的历史渊源和文化内涵。历朝历代文人墨客常以"八桂"代指广西，如南朝诗人沈约在《齐司空柳世隆行状》中所写"临姑苏而想八桂，登衡山而望九嶷"，唐代韩愈在《送桂州严大夫》中亦有"苍苍森八桂，兹地在湘南"之句。在这些文化元素长期的浸润下，才形成了与八桂（广西）区域密切相关的"八桂医学"。"八桂医学"涵盖了中医学和民族医学的理论体系和治疗原则，全面反映了广西区域内的医学历史与医学实践活动，融合了地域性、民族性与传统性，是具有鲜明特色和优势的地方医学。

八桂医学文化早在远古时期便已萌芽。秦汉以前，广西是百越民族的聚居地，虽与中原华夏文明初步接触，但未有深入交流，彼时八桂医学主要以壮族、瑶族等少数民族的原始医药知识为主。秦汉以后，中原医药知识逐渐形成系统的理论体系，随着与八桂地区的文化交流日益频繁，大量涌入广西，并与当地的民族医药知识逐步融合，从而形成了独具地方特色的八桂医学理论体系。

八桂医学从萌发到成形经历了漫长的过程，大致可以分为滥觞酝酿期、交融形成期和发展兴盛期三个阶段。

1. 滥觞酝酿期

从远古至春秋战国，八桂医学知识尚处于萌芽阶段。人们对药物、热熨、针刺、卫生保健、人体解剖结构等方面有了初步的认识，为八桂医学理论体系的形成奠定了基础。

2. 交融形成期

秦汉至明清时期，八桂疾病诊治体系以及八桂药物学体系初步建立，标志着八桂医学理论体系的初步形成。

3. 发展兴盛期

从新中国成立至今，八桂中医学流派与八桂民族医学流派相继发展，这一时期标志着八桂医学的成熟。

八桂医学流派是指在八桂区域起源并流传，被各族人民广泛应用的传统医学流派，包含民族医学流派与中医学流派。八桂民族医学流派是以广西地区民族传统医药理论、治疗方法来诊疗疾病的医学流派，主要包括瑶医药学派和壮医药学派。八桂医学中医学流派是以中医学理论为指导，结合八桂医药知识诊疗疾病的医学流派，主要包括八桂针灸流派、八桂妇科流派以及八桂骨伤流派。相对于八桂中医学流派，八桂民族医学流派起源更早，但由于发展缓慢，直至近现代才逐渐形成理论雏形并为大众所熟知。

二、特点

八桂医学在八桂地域孕育成长，是珍贵的民族医药文化瑰宝，其所处的岭谷相间、山清水秀、物产丰富的地理环境，促使壮医药流派、瑶医药流派等具有鲜明八桂地域特色和民族特点的医学流派应运而生。历史上，百越大地曾被视为中国古代封建王朝贬斥和流放官员的荒凉落后之地，同时也有许多中原民众为了躲避战乱而南迁至此。随着中原人口的流入，中原地区的中医药文化及技术被带入八桂地区。他们结合当地的气候地理特点，形成了别具一格的中医学流派——八桂医学流派，涵盖妇科、骨伤科和针灸等领域。这些中医学流派独特的学术思想和诊疗思路，极大地丰富了八桂医学的内涵，构成了八桂医学理论体系的核心内容。

1. 八桂针灸流派

八桂针灸兴起于清末，成于民国，由光绪年间著名的针灸医家左盛德先生始创，该流派以罗哲初、罗兆琚、朱琏、李文宪、黄荣活、韦立富、黄鼎坚、范郁山、庞勇为主要代表，重视针灸经典的研究与运用，注重传承与创新，推崇针灸子午流注学说，构建针灸外科治疗学体系，倡导缓慢捻进针法、浅刺针法和益肾调督针法等，形成了特色鲜明且极具影响力的八桂针法。

八桂针灸流派是八桂医学的主要组成部分，是八桂医学中的宝贵财富，其学术特点详细而丰富，促进广西针灸医学的成长，在广西中医药发展史上具有重要意义。

2. 八桂妇科流派

八桂妇科于民国时期兴起，20 世纪 50 年代初具雏形，国医大师班秀文教授是八桂妇科流派的领军人物，主要代表人物还有李莉、刘六桥、陈慧侬、陈慧珍等著名医家。八桂妇科的学术特色是重视女性以肝肾为本、以血为用；其认为妇科疾病应以"脏腑辨证为纲"来指导用药，治疗上以调理脏腑气血为要，主要是补益肝肾气血，用药以花类之品为主。

国医大师班秀文教授鲜明的中医妇科学术思想为八桂妇科的发展奠定了基础，并以师传相授和间接学术交流等方式培养了一支相对广泛而稳定的学术队伍，通过长时间的临床实践积累，逐渐形成了一套完整的八桂妇科学术理论体系。八桂妇科流派在妇科常见病、疑难病、多发病的中医药诊疗中大胆实践和推陈出新，在八桂地区建立起具有地方特色和时代进步特征的八桂妇科，营造了浓郁的学术氛围，是八桂医学发展史上的一朵奇葩。

3. 八桂骨伤流派

先秦时期八桂骨伤学就已经出现，到如今已经逐步成熟。以陈善文、梁锡恩、李桂文、朱少廷、韦贵康等国医大师为代表的八桂骨伤学家，擅长以八桂地区独特的整复手法和民族特色药物治疗骨伤科常见疾病，在对脊柱相关疾病的研究和治疗手法的创新方面取得了杰出的成就，开展了许多骨伤药物的研发和应用，在全国居于领先地位。

这些全国知名、各具特色的八桂骨伤专家，始终扎根于临床一线，在实践中积累经验、总结规律，精心编撰了大量的骨伤科医学论著与研究论文。同时，他们积极投身于中医推广事业，在全国各地组建了各种中医类团队，并开展了各具特色的中医教育普及活动。通过这些活动，八桂骨伤特有的学科理论和治疗手段得以广泛传播。八桂骨伤流派的发展，不仅在中医骨伤科理论研究方面进行了深入探索，挖掘出许多珍贵的理论内涵，而且在临床实践中，针对骨伤科常见疾病形成了许多独到的见解和行之有效的治疗方法。这些理论与实践成果极大地丰富了我国中医药学宝库，为中医药事业的繁荣发展增添了浓墨重彩的一笔，也为广大骨伤患者带来了更多的治疗希望和康复的可能。

4. 壮医药学派

壮医药学派形成于 20 世纪 80 年代。他们认为人体分为"三道两路"，即谷道、水道、气道以及龙路、火路，重视目诊，认为毒虚可致百病，故治疗应以调气解毒补虚为法。代表医家有覃保霖、龙玉乾、黄瑾明、罗家安等，其中黄瑾明是龙玉乾壮医药线点灸疗法的继承者，获得"全国名老中医"称号，代表著作有《中国壮医学》《陶针疗法》《壮医药线点灸疗法》《壮族医学史》以及《中国壮医针灸学》等。

5. 瑶医药学派

瑶医药学派认为天地人是三元统一体的，人体若要保持健康，就得维持三元的平衡协调，故治疗宜盈则消、亏则补，使脏腑之间达到盈亏平衡，创立了瑶医"三元和谐论""盈亏平衡论""气一万化论"。瑶医药学派的学术传承相对散乱，具体脉络目前仍不十分清楚，需进一步梳理，其代表医家有刘杨建、戴斌、李钊东、莫莲英、李彤等，代表著作有《中国瑶医学》《观目诊病》《瑶医效方选编》《实用瑶医学》及《瑶医常用药物名录》等。

八桂医学是在长期的学术传承中逐步形成的，理论与实践相结合的形成过程使八桂各流派的学术思想别具特色，给后世医家以无限启迪，在中医学史上留下了绚丽多姿的篇章。

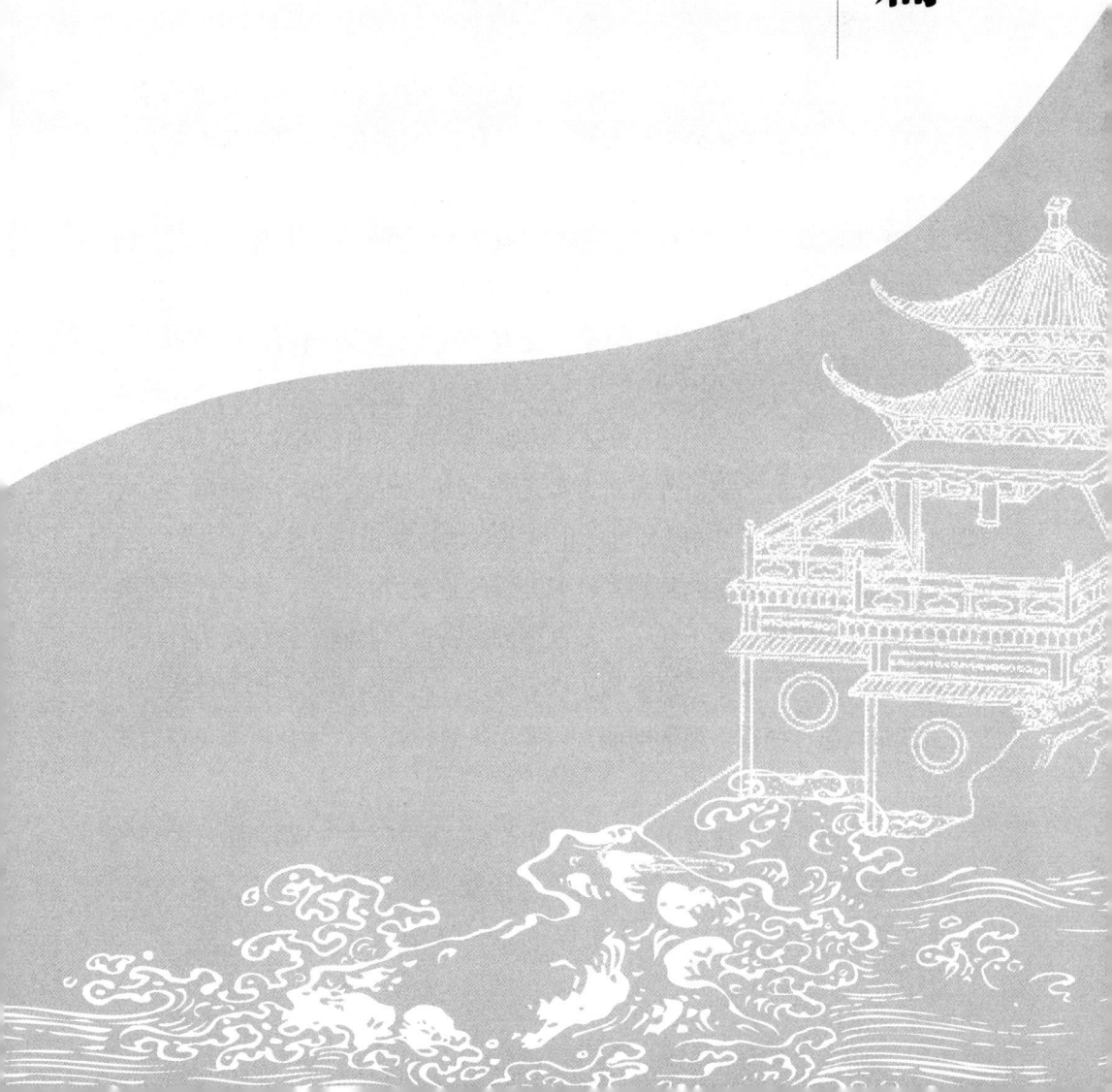

技法篇

第三章　朱琏针法

一、技术简介

朱琏针法是八桂针灸流派针灸学家朱琏创立的独特针法，其基本原理是巴甫洛夫的高级神经活动学说——通过采取抑制和（或）兴奋的手法刺激皮肤感受器，调整和激发神经系统，维持机体的统一与平衡。

1.技术特点

朱琏针法是朱琏将古代针灸理论与现代神经学知识相结合的实践结晶。朱琏针法通过针刺手法的强弱刺激，将针刺信号通过皮肤感受器传导至中枢系统，通过调节整体，达到运行气血、调和阴阳、扶正祛邪的作用。

（1）辨明虚实，分清补泻：《素问·通评虚实论》曰"邪气盛则实，精气夺则虚"，《素问·玉机真脏论》中有五实和五虚，"脉盛，皮热，腹胀，前后不通，闷瞀，此为五实；脉细，皮寒，气少，泄利前后，饮食不入，此为五虚"，当人体表现出生理功能（包括运动、感觉、分泌）减退，抗病能力低下时，可判断为虚证；相反，生理功能过度亢进和病理产物（瘀血、痰饮、结石等）的形成，可判断为实证。《灵枢·经脉》曰"盛则泻之，虚则补之"，邪气盛实当祛除邪气，正气不足当扶助正气。朱琏针法的实质就是针法的补泻，针法的补泻是针刺补泻的重要内容之一。朱琏针法主要有两种不同作用性质的手法——抑制型和兴奋型。抑制型针法作为针法的泻法，具有抑制、制止、镇静和止痛等作用；而兴奋型针法作为针法的补法，具有唤起、振奋生理的功能，以及促进组织修复、增强机体免疫力等作用。

（2）强调针感，注重手法：针感，又称"得气""气至"，是一种经气感应。朱琏针法使用后，针刺局部会产生酸、麻、胀、痛、痒、凉、热、压重、抓紧、舒松、牵扯样、触电样、线条样徐徐波动等13种针感，这13

种针感是患者的主观感觉，往往单独出现，或者几种针感先后出现，或者几种针感同时出现；而施术者会感受到针下有肌肉、结缔组织牵拉回收的感觉，俗称"如鱼吞钩"感。同时，朱琏针法强调手法要舒缓温和，即使是强刺激，也不宜过重，以免产生不必要的痛感、过重的胀感和难受的触电样感觉。

朱琏针法和传统针法最大的不同在于整个手法的操作过程都保持着相同的快慢节奏。朱琏兴奋型针法要求进针、行针、出针都是快节奏，如快速刺入法进针、迅速抖出法出针，操作频率快，捻转幅度小，刺激较弱。朱琏抑制型针法要求进针、行针、出针都是慢节奏，如缓慢捻进法进针，平稳拔出针或轻捻提出法出针，操作频率慢，捻转幅度大，刺激强，注重浅（皮肤）、中（肌肉）、深（筋膜、骨膜）分层得气。

（3）以人为本，治神调神：朱琏针法以人为中心，强调医患之间"神"的沟通。《素问·汤液醪醴论》曰："病为本，工为标，标本不得，邪气不服，此之谓也。"患者及病情为本，医者和治法为标，分清标本，以本为主。对病者要做到"五要"——要稳重和蔼，要聚精会神，要细心耐烦，要观察病情，要审察感觉；同时警醒"五不要"——不要轻浮暴躁，不要精力分散，不要粗心大意，不要不看不问，不要乱扯乱谈。《素问·五常政大论》曰："根于中者，命曰神机，神去则机息。"在患者留针的过程中，保持诊室的清新安静，使患者安心静卧，勿扰元神，以养正气来复。

2. 理论基础

朱琏针法的理论基础源自巴甫洛夫的高级神经活动学说。巴甫洛夫认为"病态发生的基本机制都是相同的，这就是兴奋过程与抑制过程的冲突"，也就是说机体的平衡紊乱是导致疾病发生的重要原因。这与古代哲学思想中的阴阳学说十分契合，针灸治病的最终目的是"谨察阴阳所在而调之，以平为期"。

（1）阴阳的对立与制约：朱琏认为针灸治病必须把握"刺激的手法""刺激的部位""刺激的时机"三个关键。其中，"刺激的手法"主要考虑刺激的强度、刺激的时间和患者的感觉。如若刺激量较大，持续时间较长，患者感觉较重的刺激，称为强刺激；相反，刺激量较小，持续时间较短，患者感觉较轻的刺激，称为弱刺激。刺激的强弱程度，影响皮肤感受器的敏感程度和中枢神经系统的判断能力，最终产生不同的针刺效应和作用。强刺激能够起到镇静、安定、缓解疼痛、增强正常抑制的作用；弱刺激则能够起到促进生理功能提高、缓解过度抑制、唤起正常兴奋的作用。朱琏根据这种神经反应原理创立了"兴奋型"和"抑制型"针法。兴奋型针法频率快，能够兴奋、补虚、辅助正气，具有阳的属性；抑制型针法频率慢，能够抑制、镇静、止痛和解除痉挛，具有阴的属性。

（2）阴阳的互根与互用：人体的兴奋功能与抑制功能是相辅相成的，正常的兴奋是以充分的抑制作为前提，正常的抑制是以充分的兴奋作为保障。当机体出现运动、感觉、分泌功能减弱，表现出四肢麻木、肌肉张力降低的"阴"的表现时，可使用朱琏兴奋型针法扶助阳气；若机体出现运动、感觉、分泌功能亢进，表现出肌肉痉挛疼痛、肌肉张力增强的"阳"的表现时，需要使用朱琏抑制型针法扶助阴气。若阴阳皆已失衡，要根据疾病标本、先后和主次来选择针法。在临床上，同一种疾病在不同发展阶段选择的针法有异，如月经不调，根据"经前勿补，经后勿泻"的治疗原则，月经期前血海充盈，宜予朱琏抑制型针法疏导；月经期后血海空虚，可用朱琏兴奋型针法调补。

（3）阴阳的消长与平衡：朱琏针法的最终目的是使人体达到"阴平阳秘"的最佳状态。朱琏针法分阴阳，人体内部也分阴阳，阴阳又可再分阴阳。在多囊卵巢综合征伴胰岛素抵抗大鼠动物实验中，朱琏抑制 II 型针法能够使血清空腹胰岛素（Fasting Insulin，FINS）水平下降，FINS 偏高提示胰岛素抵抗，FINS 指标属于"阳"，朱琏抑制 II 型针法治疗多囊卵巢综合征伴胰岛素抵抗的机制可概括为"阴长阳消"的过程。同时针刺后卵巢组织胰岛素受体底物 -1（Insulin Receptor Substrate-1，IRS-1）和胰岛素受体底物 -2（Insulin Receptor Substrate-2，IRS-2）蛋白表达升高，IRS-1 和 IRS-2 参与胰岛素信号传导，促进葡萄糖的转运和利用，属于"阴"，与朱琏抑制 II 型针法存在"此长彼长"的关系。在治疗新陈代谢功能障碍的痛风病时，可同时使用朱琏兴奋型和抑制型针法，通过抑制型针法减轻局部疼痛，通过兴奋型针法促进新陈代谢，两者合用，以维持机体的整体协调。

二、适用范围

朱琏针法适用范围广，临床常运用于内科、外科、妇产科、儿科、五官科、皮肤科、传染科疾病，尤其对消化系统疾病、呼吸系统疾病、循环系统疾病、泌尿生殖系统疾病、内分泌系统疾病等疗效显著。

1.传染科疾病

血吸虫病、流行性腮腺炎、流行性乙型脑炎、传染性肝炎、痢疾、霍乱等。

2.内科疾病

（1）消化系统疾病：食管炎、食管狭窄、食管扩张、幽门狭窄、反流性食管炎、急慢性胃炎、胃癌、胃下垂、急慢性肠炎、胃肠神经症、肝硬化、腹水等。

（2）呼吸系统疾病：急慢性支气管炎、支气管哮喘、大叶性肺炎、肺结核、肺气肿、胸膜炎、胸腔积液等。

（3）循环系统疾病：急性细菌性心内膜炎、风湿性心脏病、心脏神经症、阵发性心动过速、心包炎、高血压、动脉硬化等。

（4）泌尿生殖系统疾病：急慢性肾炎、肾盂肾炎、慢性肾功能衰竭、膀胱炎、遗精、阳痿等。

（5）血液系统疾病：贫血、红细胞增多症、淋巴结核等。

（6）内分泌系统疾病：单纯性甲状腺肿、糖尿病、痛风等。

（7）神经系统疾病：脑出血、脑缺血、三叉神经痛、面神经麻痹、坐骨神经痛、头痛、偏头痛、精神分裂症等。

3.骨伤科疾病

风湿性关节炎、类风湿关节炎、结核性关节炎、颈椎病、膝骨性关节炎、痉挛性斜颈、腰椎间盘突出症、落枕、肩关节周围炎等。

4. 外科疾病

疗痈、静脉炎、静脉曲张、血栓闭塞性脉管炎、阑尾炎、腱鞘囊肿、痔疮、直肠脱垂、急性腹膜炎、胆结石、肾结石、膀胱结石、睾丸炎、破伤风等。

5. 妇产科疾病

乳腺炎、乳腺增生症、妊娠水肿、妊娠呕吐、滞产、流产、子宫复旧不全、子宫内膜炎、痛经、月经不调、阴道炎、外阴瘙痒、围绝经期综合征、多囊卵巢综合征等。

6. 儿科疾病

小儿惊厥、小儿消化不良、小儿麻痹症、小儿遗尿症等。

7. 五官科疾病

（1）眼科：结膜炎、夜盲症、白内障、青光眼、沙眼、视神经炎、视网膜出血、巩膜炎、角膜白斑等。

（2）耳鼻喉科：中耳炎、神经性耳鸣、耳聋、梅尼埃病、嗅觉障碍、鼻衄、急慢性鼻炎、急慢性咽炎、扁桃体炎、急慢性喉炎等。

（3）口腔科：牙痛、鹅口疮、口腔溃疡等。

8. 皮肤科疾病

毛囊炎、荨麻疹、湿疹、神经性皮炎、银屑病、多汗症、痤疮、酒渣鼻、带状疱疹等。

三、技术操作

1. 施术前准备

（1）环境的要求：卫生要求符合《医院消毒卫生标准》（GB15982—2012）的规定，保持环境安静，清洁卫生，避免污染，温度适宜。

（2）针具的选择：以毫针为主，根据不同的针法、施术部位、患者体形选择不同型号规格的毫针。同时，施术前应检查针具是否在有效期内，是否存在包装破损、针尖过钝、针身弯曲等问题。

① 根据针法选择规格

朱琏抑制 I 型针法：3 寸 /75 mm，2 寸 /50 mm，1.5 寸 /40 mm；

朱琏抑制 II 型针法：1 寸 /25 mm，1.5 寸 /40 mm；

朱琏兴奋 I 型针法：1 寸 /25 mm；

朱琏兴奋 II 型针法：1 寸 /25 mm。

② 根据施术部位选择规格：肌肉厚实的部位，如环跳、秩边等穴，应选择 3 寸 /75 mm 毫针；肌肉较厚实的部位，如阴陵泉、地机等穴，可选择 2 寸 /50 mm 毫针和（或）1.5 寸 /40 mm 毫针；肌肉浅薄部位，如百会、三阴交、太冲等穴，应选择 1 寸 /25 mm 毫针（仅供参考，可根据实际情况选择针具）。

（3）辅助用品：消毒棉签、75% 乙醇等（具体根据临床操作需求准备）。

（4）腧穴定位和选取：腧穴的定位应符合 GB/T12346 的规定。具体疾病选穴可根据临床具体情况选取。

①呼吸系统疾病

上呼吸道疾病：上肢肘关节以下掌面桡侧线、手背面桡侧线和正中线的腧穴（经渠、孔最、列缺、鱼际等），以及口鼻区、颈前区的腧穴（迎香、天突等）。

肺部疾病：背部第一至第五胸椎间各线腧穴（大杼、风门、肺俞、定喘、大椎等），胸部乳房以上的腧穴（缺盆、中府等），上肢掌面桡侧线腧穴（太渊、尺泽等）。

②循环系统疾病：上肢肘部和肘部以下掌面、背面正中线、尺侧线的腧穴（内关、神门、大陵、外关等），下肢前正中线和前外侧线的腧穴（足三里、丰隆等），以及下肢膝部后正中线的腧穴（委中、承山等）。

③消化系统疾病

胃部疾病：脐以上腹部各线的腧穴（中脘、下脘、上脘等），下肢前正中线上的腧穴（足三里等）。

大肠、小肠疾病：平脐和脐以下腹部的腧穴（关元、天枢、中极等）。

食管疾病：胸部正中线的腧穴（膻中等）。

肝胆疾病：背部、上腹部和右侧乳以下胸部的腧穴（肝俞、胆俞、期门、日月等）。

④ 泌尿生殖系统疾病：下腹部和腰骶部的腧穴（中极、关元、腰阳关、命门等），以及下肢内侧面的腧穴（阴陵泉、三阴交等）。

⑤ 神经系统疾病：头部、头顶部和后颈部的腧穴（印堂、百会、四神聪、风池等），四肢远端的腧穴（太冲、合谷、十宣、照海等）。

⑥ 五官科疾病

眼病：眼区（太阳、阳白等）、后颈部、头部和背部第七至第十一胸椎间各线的腧穴（肝俞、胆俞、脾俞、胃俞等），手背面尺侧线的腧穴（养老），膝部以下前外侧线的腧穴（光明）。

耳病：主要取耳区、颞区、头后区耳郭附近的腧穴（耳门、听宫、听会、悬厘、翳风等），肘关节以下手背面桡侧线和正中线上的腧穴（合谷、外关等）。

（5）体位选择：根据施术的部位，选择患者舒适、医者便于操作的体位。朱琏针法可用的体位为卧位（包括仰卧位、侧卧位、侧卧屈膝位、俯卧位、截石位）、坐位（包括仰靠位、俯伏位、侧伏位、托位、平坐位）和上肢取穴体位（包括伸肘仰掌位、屈肘仰掌位、屈肘俯掌位、屈肘拱手位）。其中仰卧位、侧卧位、俯卧位为临床常用体位。

（6）消毒的要求

①术者消毒：施术者双手应用肥皂或洗手液清洗干净，再用速干手消毒剂消毒。

②部位消毒：施术前应该对患者施术的部位进行消毒，采用蘸有75%乙醇的棉签或棉球在施术部位由中心向外做环形擦拭消毒。经消毒的腧穴，在乙醇微干后方能进针。

2. 具体操作

（1）朱琏抑制Ⅰ型针法：取穴1～2个，局部腧穴常规消毒后，刺手指尖紧捏针柄，针尖对准腧穴用缓慢捻进法进针，缓慢均匀地将针捻入皮肤，缓慢下插，退法与进法相结合，直至骨膜，缓慢均匀地捻转行针，捻转频率约 20 转 / 分，将针进行前后左右捣动，扩大刺激范围，当患者有持续的针感后留针，留针 30 分钟以上，再缓慢轻捻出针。

（2）朱琏抑制Ⅱ型针法：取穴 2 ～ 4 个，局部腧穴常规消毒后，刺手指尖紧捏针柄，针尖对准腧穴用缓慢捻进法进针，缓慢均匀地将针捻入皮肤，缓慢下插，退法与进法相结合，进至筋膜、肌腱，当患者有酸、麻、胀感后留针，留针 15 分钟左右，后缓慢平拔出针。

（3）朱琏兴奋Ⅰ型针法：取穴 4 ～ 10 个，局部腧穴常规消毒后，刺手指尖紧捏针柄，快速刺入法进针，轻快地将针捻入皮肤，使患者产生短促的痛、胀或触电样感觉，小幅度做提插手法，频率为 3 ～ 5 次 / 秒，1 ～ 2 秒后迅速抖出针。

（4）朱琏兴奋Ⅱ型针法：取穴较多，局部腧穴常规消毒后，刺手指尖紧捏针柄，快速刺入法进针，快速将针捻入皮肤，针尖透过真皮层，轻快、小幅度地将针往下插，进至肌肉层后，小幅度快速均匀地虚捻，捻捻停停，停停捻捻，捻转频率为 120 ～ 180 转 / 分，当患者有稍胀而舒适的针感后留针，留针 5 分钟后快速出针。

3. 施术后处理

（1）施术后的正常反应：针法操作过程中，施术部位周围皮肤微微发红，这是针刺后局部皮肤温度上升的表现，是针刺得气的一个标志，属于正常现象，无须任何处理，取针后红晕自然消失。针刺时除了有酸、麻、胀、痛、痒、凉、热、压重、抓紧、舒松、牵扯样、触电样、线条样徐徐波动等针感，有些患者还会出现肢体困重、乏力、欲睡的现象，这也是一种正常的机体反应。如若针刺后施术局部出现疼痛，而无红肿、紫暗，一般 1 ～ 2 天会自然消失，无须处理。

（2）施术后的异常反应

① 晕针：是指在针刺过程中患者发生晕厥的现象。主要表现为在针刺过程中，患者突然出现神志异常、头晕目眩、恶心欲吐等症状；甚至出现心慌气短、面色苍白、冷汗出、四肢厥冷、脉沉细等症状；重者出现神志昏迷、唇甲青紫、大汗淋漓、二便失禁、脉微欲绝等症状。与患者体质虚

弱，精神过于紧张、劳累过度、空腹、大汗、大渴、大泻、失血过多、体位不当，施术者手法过重，诊室内温度过高或过低等因素密切相关。

患者出现晕针后应立即停止针刺，迅速起针。令患者平卧，取头低足高位，松解衣带，注意保暖。轻者喝些温开水、糖类饮料或制品（可能影响患者自身原有疾病者慎用），静卧片刻即可缓解。稍重者在行上述处理后，可针刺或按揉水沟、合谷、内关、足三里、涌泉等穴位，对于出冷汗的患者，也可艾灸涌泉、气海、关元、足三里、百会等穴。若上述办法处理后患者仍不省人事、呼吸微弱、脉微欲绝，可配合西医的急救措施。

施术者对晕针要重视预防，如初次接受针灸治疗者，施术者要做好解释工作，解除其恐惧心理。正确选取舒适持久的体位，尽量采用卧位。选穴宜少，手法宜轻。对过度疲劳、饥饿、大渴的患者，嘱其休息、进食、饮水后，再予针刺治疗。在针刺过程中，应随时注意观察患者的神态，询问针后情况，如有不适，须立即处理。此外，注意室内空气流通，消除过热、过冷等因素。

②滞针：是指在行针或出针时，施术者感觉针下涩滞，捻转、提插、出针均感困难，且患者感觉疼痛或疼痛加剧的现象。患者在针刺过程中过度紧张导致肌肉强烈收缩；或针后患者随意变换体位；或施术者针刺操作不当，如捻转过度使肌纤维缠绕针体；或与留针过久密切相关。滞针时患者没有针感，只有疼痛，若处理不当，有可能出现弯针、断针等危险情况。

滞针时切勿强硬取针，若因患者紧张、肌肉痉挛所致，施术者可在滞针部位附近轻轻拍打，以缓解肌肉紧张；也可弹动针柄，或在滞针的邻近部位再刺一针，以宣散邪气、解除滞针；若因单向捻转幅度过大，可将针体向反方向捻转，待针体松动后再取针；若因患者移动体位，需帮助患者恢复原来的体位。

③弯针：在操作时，由于针身过长，或施术者手法操作不熟练，进针力度过猛过快，或针下碰到坚硬组织，针身受到挤压而弯曲；或进针后患者改变了体位，挤压到针身；或外力碰击或压迫针柄；或针刺部位处于痉挛状态；或滞针处理不当等。此时应停止针刺手法操作，查看针身弯曲程

度，若是轻度弯曲，可将针缓慢退出；若针身弯曲角度过大，应顺着弯曲的方向，缓慢逐渐地将针取出。若因患者体位改变所致，应帮助患者慢慢恢复到原来的体位，使其局部肌肉放松，再缓慢退针，切忌强行拔针、退针，以防造成针刺局部出血、疼痛等。

④ 出血、血肿：穴位皮下毛细血管丰富，针刺操作时需行不同程度的小幅度提插、捻转，或者是操作过程中的手法使用不当，损伤了皮下的毛细血管而引起出血、肿痛。

如若是可见的出血，直接用无菌干棉签按压局部，压迫止血即可。若局部皮肤因微量出血而形成皮下小血肿，可不处理，待其自行消退即可；若局部皮肤青紫面积大，肿胀疼痛较剧烈，建议先冷敷，24 小时后热敷，以助瘀血吸收。同时告知患者，瘀青、瘀斑 7 ~ 12 天内可自然消退，无须过度担心。对于有凝血机制障碍的患者，建议减少针刺治疗的次数。

⑤ 刺伤重要脏器：在重要脏器的体表进针过深易伤及内脏，发生医疗事故。刺伤胸壁和肺脏，可造成气胸；刺伤脊髓、延髓，可危及生命；刺伤肝、脾、肾，可造成内脏出血，甚至发生出血性休克。对于这类针刺意外，应及时处理，请专科医生会诊治疗。

施术者应注意，在针刺背腰部脊椎两侧的腧穴时，禁止直刺、深刺，以免刺伤心、肺、肾，尤其对肺气肿患者，更需谨慎，防止发生气胸；一旦发生气胸，应立即出针；患者取半卧位休息，避免屏气、用力、高声呼喊，应平复心情，尽量减少体位翻转。一般轻者可自行吸收；如有咳嗽症状，予镇咳、消炎等药物，防止因咳嗽扩大创孔而加重和感染。如出现呼吸困难、发绀、休克等现象，应立即组织抢救。针刺督脉、头颈部及背腰部的腧穴，特别是风池、风府、哑门等穴时，不可刺之过深。医师应认真掌握进针的深度、方向和角度。如进针的角度、深度不适当，误伤延髓和脊髓，造成严重后果。行针时必须密切注意针感，尽量避免选用提插等手法。针刺神经干附近的穴位时，手法宜轻，如患者出现触电感并向四肢或全身扩散，应立即退针，切忌捣针。

四、注意事项

1. 施术者应对患者态度温和。施术前应基本了解病情，向患者耐心讲解施术要求，消除其恐慌、抵触心理，取得患者的信任。操作时要聚精会神、胆大心细、不急不躁，不能三心二意、轻浮暴躁。施术后认真观察患者病情，审察感觉。

2. 施术者应提前引导患者摆好合适的体位，以舒适轻松为宜，方能保证针法的顺利操作。

3. 患者在留针期间需养心宁神，故施术的诊室环境应干净、整洁、安静、温度适宜，切忌喧闹嘈杂。

4. 朱琏抑制型针法为强刺激，若患者处于饥饿、疲劳、精神紧张等状态时，不宜立即进行针法操作。对于妇女或老年体虚者，应选择朱琏兴奋型针法或者朱琏抑制Ⅱ型针法，切忌手法刺激过强。

5. 朱琏抑制Ⅱ型针法的针刺深度较深，取穴较少（朱琏抑制Ⅰ型针法 1～2 个腧穴；朱琏抑制Ⅱ型针法 2～4 个腧穴），针法操作应以四肢上的腧穴为主，更加安全有效。

6. 手法操作的禁忌

（1）眼区的睛明、四白、球后，颈项部的风府、哑门、风池、人迎，肩部的肩井，背部夹脊穴等危险腧穴以及胸、胁、腰、背部脏腑所居之处禁止使用抑制型手法操作，以免伤及重要脏器，造成严重的不良后果。

（2）怀孕期女性的腹部、腰骶部以及活血动气的腧穴（三阴交、合谷、昆仑等），禁止手法操作。

（3）精神异常不能配合针刺者，具有传染性疾病者，凝血功能障碍者，禁止手法操作。

（4）皮肤有感染、溃疡、瘢痕、皮疹的部位不宜手法操作。

五、临床验案

验案1：三叉神经痛案

马某，男，48岁。主诉：反复右侧面痛2月余，加重3天。现病史：患者自诉2个月余前在无明显诱因下出现右侧面部疼痛，无口眼歪斜，无流泪、流涎，曾在私人诊所就诊，予药物、电针治疗（具体不详），效果不明显。3天前上述症状加重，影响说话、进食，遂来就诊。现症见：右侧面部疼痛，呈刀割样、放射性，夜间尤甚，纳可，寐差，二便调，舌质暗红，苔薄白，脉涩。

诊断：西医诊断：三叉神经痛。

中医诊断：面痛。

辨证：血瘀证。

治法：疏通经络，活血止痛。

处方：朱琏抑制Ⅰ型针法。

操作：取右侧天容穴，局部常规消毒后，用缓慢捻进法进针，缓慢、均匀地将针捻入皮肤，刺入1.2cm左右，捻转频率约20转/分，将针前后左右捣动，直至针感由局部放射至下唇和耳前，留针60分钟。留针期间，每20分钟行针1次。连续针刺1周后，患者面部疼痛明显减轻。针刺治疗20次后，疼痛消失，未再复发。

按语：患者体质盛实，然气血阻滞，经络不通，不通则痛。病位在面部，选天容穴。"天"取上部之义，"容"为容貌、受盛，此穴可治头面五官疾病。朱琏抑制Ⅰ型针法能够镇静、止痛和缓解痉挛，抑制损伤性刺激反应，促进神经功能的恢复。

验案2：慢性咽炎案

李某，女，40岁。主诉：反复咽部疼痛1年。现病史：患者自诉1年前因食用辛辣食物后出现咽部疼痛，曾在当地医院就诊，予注射维生素B_1、

维生素 B_2 治疗，经治疗后咽痛稍好转，而后咽部疼痛症状反复发作，为求进一步治疗遂来就诊。现症见：咽部疼痛，时有异物感。纳寐一般，大便秘结，小便黄，舌红、苔黄，脉数。检查：咽黏膜充血，咽后壁有散在的淋巴滤泡。

诊断：西医诊断：慢性咽炎。

中医诊断：喉痹。

辨证：实热证。

治法：清热利咽，消肿止痛。

处方：朱琏抑制Ⅱ型针法。

操作：取双侧合谷、大肠俞，局部常规消毒后，用缓慢捻进法进针，缓慢、均匀地将针捻入皮肤，以退、留和捻法行针，留针 15 分钟，用平稳拔出法出针。连续针刺 5 次后，患者咽痛消失，嘱咐患者清淡饮食。

半个月后随访，患者咽痛未再发作。

按语：患者喜食辛辣，胃肠积热，火热上灼咽部。本病病位在咽，咽部通于胃，胃以降为顺、以通为用。又有"面口合谷收"，以手阳明大肠经原穴合谷清泻实热。大肠俞与大肠相应，"刺本穴者，泻大肠也"，能泻下通便。朱琏抑制Ⅱ型针法止痛效果好，相较于朱琏抑制Ⅰ型针法刺激弱，适合程度较轻的运动、感觉、分泌功能亢进的病证。

附 1：朱琏针法要求

一、朱琏抑制Ⅰ型手法

取穴数量：取穴少，1～2 个腧穴，首选四肢部的安全腧穴。

针刺深度：针刺部位深，可操作至骨膜。

针刺速度：缓慢。

留针时间：30 分钟以上，可留针 1 小时，甚至安全留针 24～48 小时。

针刺操作：以缓慢捻进法进针，行针可使用退、留、捣和捻法，以轻捻提出法出针。施术期间可配合温和灸或熨热灸，灸法时间为 10 分钟以上，甚至几十分钟。

适应证：运动、感觉、分泌功能亢进的病证，如疼痛、痉挛、哮喘发作期、炎症急性期，尤其适合体强患者和针刺不敏感者；消除过敏反应。

二、朱琏抑制Ⅱ型手法

取穴数量：取穴较少，2～4个腧穴，首选四肢部的安全腧穴。

针刺深度：针刺部位较深，可至筋膜、肌腱。

针刺速度：缓慢。

留针时间：15分钟左右。

针刺操作：以缓慢捻进法进针，用退、留和捻法行针，以平稳拔出法出针，配合温和灸或熨热灸，灸法时间控制在10分钟以内。

适应证：程度较轻的运动、感觉、分泌功能亢进的病证，如一般疼痛、痉挛、肌张力增强、高血压、乳腺增生等，尤其适合年老、体弱患者。

三、朱琏兴奋Ⅰ型手法

取穴数量：取穴多，4～10个腧穴，以具有急救作用的腧穴或敏感腧穴为主。

针刺深度：刺浅，主要深度在皮肤。

针刺速度：快而短促。

针刺时间：几秒或1～2分钟，不留针。

针刺操作：以快速刺入法进针，以进法、捻法操作为主，出针采用迅速抖出法，配合雀啄灸，灸30～50下，时间0.5～2分钟。

适应证：运动、感觉、分泌功能衰退或丧失的病证。如休克、虚脱的急救，弛缓性麻痹、肌张力不足、反应迟钝等。

四、朱琏兴奋Ⅱ型手法

取穴数量：较多。

针刺深度：较浅，刺入肌肉。

针刺速度：较快。

针刺时间：留针5分钟左右（一般3～5分钟）。

针刺操作：以快速刺入法进针，用进法、捻法行针，以快速出针法出针，可配合雀啄灸（50 下左右）、温和灸或熨热灸 3 ～ 5 分钟。

适应证：运动、感觉、分泌功能减弱的病证，如四肢麻木、肺痿、肾衰竭等；局部肿胀、末梢血管循环障碍的疾病，如急性踝关节扭伤等。

附 2：朱琏针法的进针、行针、出针

一、进针法

1. 缓慢捻进法

基本操作方法：刺手的拇、食、中三指或拇、食二指捏紧针柄执针，注意保持平肘、举腕和抬手的手臂姿势，腕部为持针力量的重心。针尖垂直接触皮肤，做到近、轻、稳（针尖离皮肤近；接触皮肤要轻；用力要稳）。针尖接触皮肤后，执针手指稍微放松，开始左右捻转（捻捻停停，停停捻捻，反复几次），向下稍加用力，逐渐将针捻进皮下，操作时间为 10 秒，当针下出现麻、痒等针感后停止操作。

适用人群：慢性病和老年体虚患者。

2. 快速刺入法

基本操作方法：刺手的拇、食两指的指尖紧捏针柄，手势如同执钢笔，针尖对准腧穴快速有力地刺入皮肤，刺入皮下 0.5cm 左右，刺入时间在 1 ～ 2 秒。进针后不捻、不进，随即快速抖出针（朱琏兴奋 I 型针法），或进针后捻针，捻后留针，再出针（朱琏兴奋 II 型针法）。

适用范围：短毫针、圆利针和三棱针的进针；危重症的急救；不能配合针刺的小儿。

3. 刺入捻进法

基本操作方法：用棉球或乙醇棉球裹住针体，刺手的拇、食两指的指尖紧捏针体，手势如同执钢笔，露出针尖 0.5 ～ 1cm，针尖对准腧穴，垂直接触皮肤，快速刺入皮下，刺入后可稍留针，再缓慢捻进，停停捻捻，捻捻停停，向下用力，逐渐将针捻进深层，当针刺皮薄肉少处，如印堂穴，可

配合提捏进针法进行针刺。

适用范围：较长毫针或长毫针的进针，如肌肉肥厚部位的针刺，用 3 寸针刺环跳穴；皮肤敏感者、急需止痛者深刺。

二、行针法

1. 进法

进法为朱琏手法的主要行针法之一。

基本操作方法：捏着针柄或捻着针柄，把针往下插。

2. 退法

退法为朱琏抑制型手法的主要行针法。

基本操作方法：捏着针柄或捻着针柄，把针往上提。

3. 捻法

捻法贯穿朱琏手法操作的全过程。

基本操作方法：刺手的拇、食指相互搓动，使针不停地捻转。当指实捻针时，捻动速度快，捻转角度大，连续捻动次数多，针感较重，为强刺激；指虚捻针时，捻动速度慢，捻转角度小，捻动次数少，针感较轻，为弱刺激。

4. 留法

留法是朱琏抑制型针法中常用行针法之一，朱琏兴奋Ⅱ型针法也会适当使用留法。

基本操作方法：进针至一定深度后，不进、不退、不捻、不捣，暂时停留在局部不动。朱琏兴奋Ⅱ型针法留针 5 分钟左右，朱琏抑制Ⅱ型针法留针 15 分钟左右，朱琏抑制Ⅰ型针法留针 30 分钟以上，安全留针法可留针几天。

5. 捣法

捣法是朱琏抑制型针法中常用的一种行针法。

基本操作方法：针尖向上下、左右、前后捣动。根据捣针方向的不同分为直捣、斜捣、混合捣三种。针尖上下捣动为直捣，针尖前后、左右捣动为斜捣，直捣和斜捣同时使用为混合捣。

三、起针法

1. 轻捻提出法

基本操作方法：刺手的拇、食二指或拇、食、中三指执针柄，稍微捻动针柄，将针轻捻轻提，边捻边提，捻捻留留，分筋骨、肌肉、皮肤三层逐段取针，逐渐将针缓慢轻松地取出。

适用范围：直刺或斜刺方向的深刺出针；长毫针刺入深部后出针。

2. 平稳拔出法

基本操作方法：刺手拇、食二指或拇、食、中三指紧捏针柄，轻巧稳健地将针体垂直拔出。可配合押手，押手两指夹着针体压在周围皮肤上，另一手出针。

适用范围：较长毫针刺入深部的出针。

3. 迅速抖出法

基本操作方法：刺手的拇、食二指或拇、食、中三指紧捏针柄，在针刺入 0.4 ～ 0.6cm 后，快速地提插点刺，随即把针抖出。

适用范围：短针速刺浅刺后起针；危重症的急救；不能配合针刺的患儿。

（莫智珍　贺　彩）

第四章　范氏浅刺针法

一、技术简介

范氏浅刺针法是广西名中医范郁山教授创立的无痛浅刺疗法。范郁山教授为朱琏第三代弟子，先后跟随肖继芳、王登旗等多位广西针灸名家学习针法技术，钻研发展朱琏针法，在朱琏快速刺入法和缓慢捻进法的基础上创立了皮下浅刺针法和垂直浅刺针法，统称为范氏浅刺针法。

1.技术特点

范郁山教授博采众长，从《黄帝内经》《难经》《针灸甲乙经》等古籍中探求浅刺针法的理论依据，在多年临床实践中，总结出无痛浅刺针法的运用经验，结合朱琏针法技术，形成了范氏浅刺针法体系。

（1）针刺深度——浅刺："浅刺不入肌层"为范氏浅刺针法最关键的内容。《素问·刺要论》曰："病有浮沉，刺有浅深，各至其理，无过其道。"毫针浅刺腧穴，给予适当的针刺量，避免过多地刺伤组织，一能保护经气不受损伤，二能保护深层组织和脏腑器官不受伤害。《灵枢·终始》曰："脉虚者，浅刺之，使精气无得出，以养其脉，独出其邪气。"毫针浅刺能够激发人体卫阳，增强人体正气，祛除病邪。《灵枢·逆顺肥瘦》曰："瘦人者，皮薄色少……其血清气滑，易脱于气，易损于血，刺此者，浅而疾之。"毫针浅刺不入肌肉，不伤筋骨，不损气血。

（2）针刺角度——平刺、直刺：范氏浅刺针法主要分为皮下浅刺针法和垂直浅刺针法两大模块。范郁山教授根据明代针灸家凌汉章的十二皮部刺法的操作要点把握这两种针法的技术操作，提出了"斜可深，直插宜浅，斜不过一寸，直不过五分"的原则。皮下浅刺针法又称为沿皮浅刺针法，以快速刺入法进针，进针角度为15°～30°；垂直浅刺针法以缓慢捻进法进针，进针角度为90°，两者针刺深度皆仅至皮层，以不刺进肌层为度。

皮下浅刺针法适用于皮肤浅薄之处，如头面部的太阳、阳白、攒竹等穴；垂直浅刺针法更适用于皮肤稍厚而韧的腧穴，如足三里、天枢等穴。平刺较直刺进针长度更长，但两者留针皆在皮肤浅层，不入肌层。

（3）针刺感觉——无痛、微胀：皮下浅刺针法进针较为迅速，"浅而疾之"，针刺深度浅，针刺速度快，刺激量弱，患者感觉不重，能减少针刺疼痛感，可起到镇静止痛的作用。垂直浅刺针法以缓慢捻进法进针，捻转频率慢，垂直进针，辐射面大，针刺疼痛感较小或无痛感。对一些痛阈值低的敏感患者，浅刺疗法因刺激弱、针感弱的特点，更易被患者接受，尤其是对一些初次针刺的患者，在一定程度上能够消除紧张、恐惧的心理，从而更好地配合针刺治疗。范郁山教授认为："针刺疗法创伤性疗法，深度绝非越深越好，针刺感应也并非越强越好。"浅刺针法以得气为度，患者没有针刺痛感，但有微微的胀感，或针刺时没有感觉，但一加电针会有胀感，或一出针患者有轻松而舒适的感觉。

（4）针刺环节——守神：《灵枢·九针十二原》云："小针之道，易陈而难入，粗守形，上守神……"守神是范氏浅刺针法针刺过程中的重要环节。"守"，即"收"之意。其一，要求医者在针刺前能够和患者沟通交流，以取得患者的信任。其二，医者手法操作时要做到聚精会神、心无旁骛，用心体会针法操作的每一个步骤，感受针下传感的变化，细心审查患者的气血变化。其三，诊室环境要安静舒适，为患者提供"静以养神""静则神藏"的治疗环境。医者通过"守神"以调节患者紧张、焦虑的心理状态，用医者自己的"神"调动患者的"神"，最终达到形与神俱、心身并调、和谐统一。

2. 理论基础

范氏浅刺针法受到巴甫洛夫的高级神经活动学说的启发，巴甫洛夫认为："某些神经细胞的兴奋，导致了其他神经细胞的抑制"，深部神经血管的某些强烈反应可以抑制浅部组织中显性经络感传的出现，影响浅部组织的经络生理功能的发挥。现代生理学认为，皮肤的某一点，在大脑皮层上有它相应的代表点，沿皮浅刺和垂直浅刺通过刺激皮肤，产生针刺信号，影响大脑皮层，从而产生一定的治疗作用。

（1）卫气学说:《针灸大成》曰:"百病所起,皆始于荣卫,然后淫于皮肉筋脉……是以刺法中但举荣卫,盖取荣卫逆顺,则皮骨肉筋之治在其中矣。"卫气由水谷悍气化生,"循皮肤之中,分肉之间",布散全身,分布于体表,具有护卫肌表、防御外邪的作用。叶桂创立卫气营血辨证,认为温热病邪侵犯人体,由卫分进入气分,由气分进入营分,再进入血分。卫分属于表,病在卫分则病势轻浅,邪气尚未深入。卫气是防御外邪的第一屏障,通过激发卫气,固护肌表,防邪入内;同时,卫气能调理腠理开合,控制汗液排泄,发汗祛邪,调和气血,从而维持机体内外环境的阴阳平衡。故针刺浅表部位能够激发卫气,固护正气,从而提高人体的免疫力。

"营在脉中,卫在脉外,营周不休",营气和卫气皆来源于水谷精微,同源异流,营气行于脉中,主内守;卫气行于脉外,主卫表;营气化生血液,卫气温煦肌肤;营气和卫气,一阴一阳,表里相随,内外相贯,相互依从,协调互济。故浅刺针法"刺卫出气"的同时,能够刺激营气入血,发挥营养的作用,最终达到激发人体经气、疏通经络、运行气血的作用。

（2）皮部学说:浅刺针法起源于《黄帝内经》,其中载述的多种浅刺法:毛刺、扬刺、浮刺、半刺等,皆以浅刺至皮部为目标,并以毫针为主要施术针具。"毛刺者,刺浮痹于皮肤也。""扬刺者,正内一,傍内四,而浮之,以治寒气之博大者也。""浮刺者,傍入而浮之,以治肌急而寒者也。""半刺者,浅内而疾发针,无针伤肉,如拔毛状,以取皮气,此肺之应也。"十二皮部是根据十二经脉的循行分布所划分的体表皮肤区域,是人体经络系统的重要组成部分。十二皮部是人体最外层的区域,其间分布着无数的络脉,具有保护机体、抵御外邪、传导信息的作用。《素问·皮部论》曰:"凡十二经络脉者,皮之部也。"十二皮部是经脉之气布散于体表的部位,各皮肤区域都能找到对应的经脉和脏腑。

皮部与五脏关系密切。《素问·咳论》曰:"皮毛者,肺之合也,皮毛先受邪气,邪气以从其合也。"指出了肺与皮毛存在生理上的密切联系。皮毛,指皮肤和毛发,即覆盖于体表的皮肤和玄府、毫毛等附属器,为一身之表,具有防御外邪、辅助呼吸、排泄汗液、调节体温等功能,是护卫机体的外在屏障。《针灸大成·经络迎随设为问答》曰："入皮三分，心肺之部，阳气所行。"《类经·十二官》曰："肺与心皆居膈上，位高近君，犹之宰辅，故称相傅之官。"肺为相傅之官，心为君主之官，心主血，肺主气，肺能助心行血，故浅刺皮部，能够调理心肺，运行气血。《素问·阴阳应象大论》说"皮毛生肾"，皮肤腠理之温煦，津液之滋润，全赖肾之气化。又肝藏血、脾统血，血能营养、滋润皮肤，故皮肤与人体五脏关系密切。同时，五脏的病理变化可以反映于皮部，古人常通过皮部的望诊了解五脏内在情况，《素问·皮部论》曰："其色多青则痛，多黑则痹，黄赤则热，多白则寒，五色皆见，则寒热也。"可见，皮部是五脏的外在反映区域。由此可见，浅刺手法可以通过刺激皮部调节内在的脏腑功能。

（3）络脉学说：《灵枢·脉度》曰："经脉为里，支而横者为络，络之别者为孙。"《灵枢·经脉》曰："诸脉之浮而常见者，皆络脉也。"可见，络脉是经脉的分支，具有沟通表里、加强经脉与体表联系的作用。同时，络脉可以反映内在疾病的病性和病情，《灵枢·经脉》曰："凡诊络脉，脉色青则寒且痛，赤则有热。胃中寒，手鱼之络多青矣；胃中有热，鱼际络赤。"孙络是络脉中最细小的部分，浮络是浮现于体表皮肤的部分，现代医学认识到孙络、浮络是人体微循环系统的一部分，分布广泛。故浅刺针法是通过刺激浮络、孙络，渗濡灌注，输布气血，濡养全身，以祛邪扶正、调和阴阳。

又有"久病入络""久则血伤入络"之说，即病邪侵犯人体，日久不治，邪气从表入里，由大入小，从经入络，外在可见肌肤甲错、舌质紫黯的瘀血表现。由此可见，浅刺疗法既能治疗邪气初犯卫表的新病和外感病，又可通过络脉系统，治疗邪气缠绵的慢性疾病和瘀血所致的疾病。

（4）生物全息学说：生物全息理论认为，每个生物体的每一个具有生命功能又相对独立的局部，都包含了整体的全部信息。这体现了"以小见大"的中医整体观。朱琏教授认为，"皮肤的某一点，在人脑皮层上有它相应的代表点，利用这种刺激而产生的皮肤感觉，就会影响大脑皮层，从而产生一定的治疗作用"。现代研究认为，腧穴主要分布于皮肤的结缔组织聚集部，此处聚集了大量的神经末梢、淋巴管、毛细血管，浅刺疗法通过刺激皮肤上的浅表器官组织，调整血管的舒缩活动和毛细血管的通透性，改善针刺局部的微循环和淋巴循环，激发生物学效应。同时，针刺刺激通过皮肤感受器和神经末梢，传入冲动至中枢神经系统，中枢神经系统做出判断和指挥，调节机体的功能状态，维持机体的平衡和协调。

二、适用范围

范氏浅刺针法适用范围广泛，临床常用于内科、外科、妇科、儿科、五官科、皮肤科等疾病，对循环系统、呼吸系统、消化系统、泌尿生殖系统、内分泌系统、神经系统、风湿免疫系统等疾病有显著疗效。

1. 内科疾病

（1）循环系统疾病：高血压、心脏神经症、心律失常、心肌缺血、冠状动脉粥样硬化性心脏病等。

（2）呼吸系统疾病：肺部感染、急慢性支气管炎、支气管哮喘、慢性阻塞性肺疾病等。

（3）消化系统疾病：胃食管反流病、慢性胃炎、功能性消化不良、肠梗阻、胃肠神经症、黄疸、腹泻等。

（4）泌尿生殖系统疾病：肾小球肾炎、肾盂肾炎、膀胱炎、尿潴留、遗精、男子不育症等。

（5）内分泌系统疾病：高脂血症、单纯性甲状腺肿、甲状腺功能减退症、甲状腺功能亢进症、糖尿病等。

（6）神经系统疾病：帕金森病、重症肌无力、失眠、头痛、脑梗死后遗症等。

（7）风湿免疫系统疾病：纤维肌痛综合征、干燥综合征、痛风、类风湿关节炎等。

2. 外科疾病

静脉曲张、胆囊炎、腱鞘囊肿、肱骨外上髁炎、骨关节炎、腰椎间盘突出症、颈椎病等。

3.妇科疾病

痛经、月经不调、崩漏、围绝经期综合征、多囊卵巢综合征、不孕症、卵巢早衰、子宫肌瘤等。

4.儿科疾病

小儿脑性瘫痪、小儿遗尿症、小儿孤独症、小儿多动症等。

5.五官科

睑腺炎、急性结膜炎、眼干燥症、青光眼、视力下降、神经性耳鸣、突发性耳聋、耳源性眩晕、鼻窦炎、过敏性鼻炎、慢性咽炎、慢性喉炎、牙痛、急性化脓性扁桃体炎、腺样体肥大、口腔溃疡等。

6.皮肤科

荨麻疹、痤疮、带状疱疹、黄褐斑等。

7.其他

周围性面瘫、三叉神经痛、面肌痉挛、肥胖、落枕等。

三、技术操作

1.施术前准备

（1）环境：诊室环境卫生要求符合《医院消毒卫生标准》（GB15982—2012）的规定，保持环境安静，清洁卫生，空气清新，光线充足，避免污染，温度适宜。针刺治疗过程中，若患者身体暴露部位较多，注意防止患者受凉，以免影响治疗效果。

（2）针具的选择

①以毫针为主，一般使用0.5寸（0.18mm×13mm）或1寸（0.25mm×25mm）毫针。1寸毫针用于大部分的腧穴，0.5寸毫针常用于面部浅薄敏感部位。也可根据实际条件和操作的需要，选择合适的针具型号。

②提前检查针具是否存在过期、包装破损、针尖过钝、针身弯曲等问题。

③一般使用一次性不锈钢针。

（3）辅助用品：消毒棉签或棉球、75% 乙醇等（具体根据临床操作需求准备）。

（4）腧穴定位和选取：腧穴的定位应符合 GB/T12346 的规定。

附：范郁山教授治疗常见疾病用穴经验

① 头面躯体痛证

颈椎病：风池、大椎、大杼、颈百劳、肩井、曲池、外关、合谷等；

头痛：百会、印堂、太阳等；

焦虑：百会、印堂、翳风等；

肘劳：手三里、曲池、天井等；

腰痛：命门、肾俞、腰阳关、委中、大肠俞、十七椎等；

臀痛：秩边、环跳等；

腰骶痛：上髎、次髎等；

腿痛：环跳、承扶、鹤顶、曲泉、阳陵泉等；

膝关节痛：血海、梁丘、鹤顶、犊鼻、内膝眼、阳陵泉等。

② 内科病证

高血压：百会、太溪、太冲、三阴交、曲池等；

中风后遗症：百会、四神聪、印堂、翳风、极泉、肘中、合谷、中脘、天枢、关元、太溪等；

不寐：百会、印堂、翳风、内关等；

郁证：百会、印堂、翳风、内关、太冲等；

感冒：大椎、大杼、风门等；

咳嗽：定喘、肺俞或尺泽等；

腹胀：中脘、梁门、天枢、关元等；

便秘：天枢、支沟、上巨虚等；

糖尿病：上脘、中脘、下脘、天枢等；

水肿：阴陵泉、三阴交、太溪等。

③妇科病证

月经不调：天枢、关元、归来、三阴交等；

乳腺增生症：乳中上下左右各旁开1寸、膻中、足三里、丰隆、太冲等；

卵巢早衰：天枢、关元、水道、水分等；

不孕症：水分、气海、归来、子宫、三阴交等；

痛经：天枢、关元、三阴交等；

阴挺：百会、足三里等。

④儿科病证

小儿脑性瘫痪：头针配合印堂、外关、合谷、足三里、悬钟等。

孤独症：头针配合印堂、曲池、外关、足三里、丰隆等。

⑤皮外伤科病证

荨麻疹：天枢、下脘、气海等；

痤疮：颧髎等；

带状疱疹：浅刺针法局部围刺结合壮医药线点灸；

斑秃：浅刺针法局部围刺结合壮医药线点灸；

皮肤瘙痒症：血海、三阴交等；

腱鞘囊肿：浅刺针法局部围刺配合温和灸；

甲状腺结节：天突、人迎、水突等；

踝关节扭伤：丘墟、解溪、昆仑等；

痔疮：承山等。

⑥五官科病证

近视：睛明、太阳等；

眼睑下垂：睛明、阳白、鱼腰、丝竹空、四白等；

白内障：太阳、睛明等；

耳鸣、耳聋：耳门、听会、翳风、角孙等；

鼻塞：印堂、迎香等；

颞颌关节炎：颊车、合谷等。

⑦ 其他病证

周围性面瘫：阳白、四白、颧髎、下关、迎香、地仓、颊车、承浆、合谷等；

肥胖：大横、天枢、关元、水道、箕门、足三里等；

黄褐斑：颧髎、巨髎、太阳等。

（5）体位选择：根据施术部位，选择患者感觉舒适、医者便于操作的治疗体位。范氏浅刺针法常选用仰卧位、侧卧位、俯卧位和坐位。

① 仰卧位：患者自然平躺于床上，双上肢自然平放于身体两侧。此体位有利于针刺头面部、胸部、腹部、双上肢及双下肢前侧、内侧等处的腧穴。此体位较侧卧位和俯卧位更为舒适。如若需要重点针刺膝关节，可将枕头放于膝下，抬高膝部，以减轻患者的不适感。

② 侧卧位：患者侧卧于床上，同侧的下肢自然伸直，对侧的膝关节屈曲，双上肢自然屈曲放于身体前侧。此体位有利于针刺侧头部、侧胸部、侧腹部、单侧肩臂、臀部、下肢的后外侧等处的腧穴。

③ 俯卧位：前额、胸口垫一薄枕，患者俯卧于床上，双上肢自然放于身体两侧。此体位有利于针刺头后部、颈项部、背腰部、臀部、双下肢后侧等处的腧穴。

④ 坐位：患者倒骑于带靠背的椅子上，双上肢自然重叠，抱于椅背上。有利于针刺头颈部、肩胛部、腰背部等处的腧穴。

（6）消毒的要求：参照前面章节的消毒要求处理。

2. 具体操作

（1）皮下浅刺针法：又称沿皮浅刺针法。腧穴局部皮肤常规消毒后，毫针与皮肤平面成15°～30°，快速进入皮下，沿皮下刺入5～10mm，不刺入肌层，将针体留在皮下组织浅层，不提插，不捻转，患者有酸、胀、麻感，或无感觉，留针20～30分钟。

（2）垂直浅刺针法：腧穴局部皮肤常规消毒后，毫针与皮肤平面成

90°，缓慢捻入皮肤，刺入皮下 0.2 cm，不刺入肌层，将针留在皮下组织浅层，不提插，不捻转，患者有酸、胀、麻感，或无感觉，留针 20～30 分钟。

3. 施术后处理

（1）施术后的正常反应

① 针法操作过程中，施术部位周围皮肤微微发红，这是针刺得气的一个标志，属于正常现象，无须任何处理。

② 出针后施术局部残留有针感，属于正常现象，数分钟后自然消失。

③ 施术后，患者有头晕欲睡的感觉，但无难受的感觉，为疾病好转的倾向，嘱其休息片刻即可。

（2）施术后的异常反应

如出现晕针、滞针、弯针、血肿、出血、刺伤重要脏器等针刺意外，参照前面章节处理。

四、注意事项

1. 施术前

（1）患者处于大饿、大渴、精神紧张等状态时，不宜立即进行针法操作。嘱患者先饮水、进食，休息数分钟，放松后再行针刺。嘱咐患者排空膀胱。

（2）施术者应主动询问病史，基本了解病情，对患者耐心讲解施术要求，温和有礼，以取得患者的信任。主动帮助患者摆好合适的体位，以舒适轻松为宜。

（3）保持诊室环境安静、整洁，温度适宜。

2. 施术中

（1）施术者应正确判断腧穴的定位，若腧穴处有红肿、溃烂、瘢痕、皮疹等，应尽量避开该处进行针刺。

（2）对延髓部、眼区、胸腹部、背腰部的腧穴，由于穴位所在处有重要脏腑、器官，要掌握好针刺的角度、方向和深度，以防针刺意外的发生。

（3）怀孕期女性的腹部、腰骶部以及活血动气的腧穴，如三阴交、合谷、昆仑、至阴等，禁止手法操作。尿潴留患者针刺小腹时应注意针刺深度，以免误伤膀胱等器官。不能配合针刺的小儿，尽量在其家属的辅助下进行针刺。

3. 施术后

（1）出针时，认真按压针孔，防止出血、皮肿，若发现有出血情况，应延长按压时间。出针后，反复检查，核对针数，避免漏针。

（2）观察患者病情变化，审察其感觉。

五、临床验案

验案1：周围性面神经麻痹案

张某，女，27岁。主诉：右侧眼睑闭合不全，伴口角歪斜1天。现病史：患者前日夜里开空调睡觉，次日晨起出现右侧眼睑闭合不全，口角歪斜。由于患者是孕妇，考虑药物可能影响腹中胎儿，故求针灸治疗。现症见：右侧眼睑闭合不全，右眼裂变大，露睛流泪，右侧额纹消失，右侧鼻唇沟变浅，鼓腮漏气，口角下垂歪向左侧，耳后跳痛剧烈，未见味觉减退或消失、听觉过敏等症，纳寐一般，二便可，舌质淡，苔薄白，脉浮紧。

诊断：西医诊断：周围性面神经麻痹。

中医诊断：口㖞。

辨证：风寒证。

治法：祛风散寒，通经活络。

处方：沿皮浅刺针法。

操作：取患侧的阳白、太阳、承浆、迎香、地仓、颊车、大迎，均使用沿皮浅刺针法，浅刺0.3～0.4寸，并直刺健侧的合谷穴，留针30分钟，艾条温和灸患侧翳风穴，针后患侧面部走罐至皮肤潮红。

7 日后患者口眼歪斜症状明显好转，1 个疗程后基本痊愈。

按语： 患者处于孕期，气血聚养胎儿，"正气存内，邪不可干"，正气不足，风寒乘虚而入，凝滞面部筋脉，故口眼歪斜。手足阳明经多气多血，循行分布于头面，故以足阳明胃经腧穴（地仓、频车、大迎）配合阳白、太阳、承浆、迎香以疏调面部经筋，益气活血。又"面口合谷收"，以手阳明大肠经原穴合谷祛风通络。配合艾条灸和局部走罐，温通经络，运行气血。

验案 2：带状疱疹案

玉某，女，60 岁。主诉：右侧胸背部疼痛 6 天，起疱疹 1 天。现病史：6 天前患者无明显诱因出现右侧胸背及右侧腋窝部疼痛，呈放电样、灼热样疼痛，疼痛剧烈，不能触摸，服用止痛药后未见明显好转。1 天前右侧后背部及右前胸部出现水疱疹，疱液透亮，疱壁完整，曾在外院就诊，诊断为带状疱疹，给予口服抗病毒药、止痛药等治疗，但症状未见好转。现为进一步治疗遂至我门诊就诊。现症见：神清，精神差，右侧前胸部见 2 处及右侧肩胛处见 2 处成簇状水疱疹，疱液透亮，疱壁完整，未见溃破。纳寐一般，大便黏，舌质红，苔黄腻，脉滑数。

诊断： 西医诊断：带状疱疹。

中医诊断：蛇串疮。

辨证： 肝胆湿热证。

治法： 清热利湿，解毒止痒。

处方： 以沿皮浅刺针法围刺为基础，结合电针、温和灸、壮医药线点灸、火罐等综合治疗。

操作： 患者取左侧卧位，暴露前胸及后背。围刺、电针与温和灸同时进行，具体操作如下：①局部围刺：患者局部皮肤消毒，选用 0.25mm×25mm 一次性毫针，围绕聚集成片的疱疹外缘，向疱疹团中心方向与皮肤成 15° 快速刺入皮下，针尖朝向疱疹中央，沿皮下刺入约 10 mm，将针体留在皮下组织浅层，患者有酸、胀、麻，或无感觉均可，其间不行针，留针 30 分钟；②电针：选择疱疹团的上下或左右的毫针接电针，连续波，频率由低到高（3～100Hz）调整，以患者舒适度为宜，通电30分钟；③温和灸：艾条置于距疱疹团中心3～5cm处，灸30分钟。30分钟后撤下艾条、电针机，取下毫针，进行壮医药线点灸治疗。④壮医药线点灸：右手拇、食指持于药线头1cm处，将药线头在酒精灯上点燃，待药线头出现火星，对准施灸部位快速点按，火灭即起，一按为1壮，再燃再按，如此反复。以梅花状围点疱疹团，随后点灸疱疹团中心的较大疱疹，每处3壮。围刺、电针、温和灸联合壮医药线点灸法，每日1次，7日为1个疗程，连续2个疗程。⑤拔罐：肩背部大椎、肩井、肩贞等穴处拔罐，注意避开疱疹患处，隔日1次，每周3次。嘱患者清淡饮食，勿抓挠患处。

治疗1次后，疱疹处皮肤潮红消退，患者诉疱疹处疼痛减轻。治疗1周后，疱疹干燥，患者诉夜间仍有些许疼痛。治疗2周后，疱疹干燥脱痂，患者诉疼痛消失。1个月后随访，患者诉疱疹消失，未曾再发。

按语：带状疱疹是由水痘－带状疱疹病毒感染引起的急性感染性皮肤病，中医名为"蛇串疮"，其病因病机为感染邪毒、湿热蕴结肌肤。本案以沿皮浅刺针法围刺为基础，结合电针、温和灸、壮医药线点灸、火罐等方法治疗带状疱疹，围刺使邪毒聚而不散，温和灸引热外出，火罐拔毒利湿，壮医药线点灸调节气血、缓解疼痛，电针加强局部经络气血运行，扶正祛邪。本案以多种针灸疗法结合，共奏清利湿热、止痛止痒之功。

验案3：三叉神经痛案

伍某，男，64岁。主诉：右侧面部疼痛1个月余。现病史：患者自诉1个月余前吹空调受凉后出现右侧面部疼痛，曾至外院就诊，口服血塞通胶囊，效果欠佳，遂至针灸科门诊就诊。现症见：右侧面部疼痛，以胀痛为主，时有刺痛，疼痛部位以耳前、颞部为主，纳可，夜寐欠佳，二便调。舌质红，苔薄白，脉弦紧。

诊断：西医诊断：三叉神经痛。

中医诊断：面痛。

辨证：风寒阻络证。

治法：祛风散寒，温经通络。

处方：沿皮浅刺针法。

操作：取印堂、承浆、水沟，右侧的听宫、听会、耳门、下关、颊车、大迎、太阳、角孙、率谷，均使用沿皮浅刺针法，浅刺 0.2～0.5 寸，留针 30 分钟，温和灸阿是穴和双侧三阴交。取针后，背部足太阳膀胱经拔火罐。每日 1 次，10 次为 1 个疗程。嘱其避风寒，畅情志，清淡饮食，禁食发物。

治疗 2 次后右侧面部疼痛症状明显缓解，3 次后基本痊愈。

按语：三叉神经痛属于中医"面痛"范畴，面痛又称为"面风痛"。患者因感受风寒邪气得病，风为百病之长，寒性收引凝滞，其基本病机为风寒邪气侵袭面部，阻滞经脉，气血凝滞，不通则痛。在解剖学上，三叉神经分为三支，第一支神经是沿着耳前区域，向眼眉和额头区域分布，包括眼眶周围，称为三叉神经的眼支；第二支神经是从耳前向上颌、上嘴唇、眼眶下面的区域，这个区域称为三叉神经上颌支；第三支神经是向下走行，走到下颌骨，这个区域称为三叉神经下颌支。耳前区域用听宫、耳门、听会、下关；眼眉和额头区域选用太阳和印堂；下颌骨为足阳明胃经循行之处，选用颊车、大迎；水沟分布于上唇，以应上颌支；承浆分布于下唇，以应下颌支，皆以疏通局部气血。角孙、率谷止头痛，降血压。患者脉弦紧，弦为肝主病，肝主筋，紧为风寒邪气之征象，温和灸以温通局部经脉，灸三阴交以养血柔肝缓筋。伤寒六经辨证中，太阳主一身之表，首先受邪，故予足太阳膀胱经拔罐以祛风寒。

（贺　彩）

第五章　益肾调督针法

一、技术简介

"益肾调督针法"是由广西名中医庞勇教授根据《黄帝内经》（简称《内经》）、《难经》、《医林改错》等古籍记载，结合中风的发病特点及临床实践，首次提出的以"益肾调督"为手段，达到"补肾气，充髓海，通督脉，调气血，养脑和肢体"之目的的针刺方法，常用于脑梗死恢复期的临床治疗，于 2010 年被广西壮族自治区中医药管理局收录在《中医壮医临床适宜技术》中。

1. 技术特点

"益肾调督针法"主要应用于脑梗死的恢复期。其是以中医理论为指导，针对缺血性中风"元气亏虚，瘀血阻络，气血运行不畅"的主要病机进行治疗的针法。"病虽在肢节，病源实在脑"，在治疗上，选取肾之背俞穴肾俞、肾经之原穴太溪、元气所系穴命门，用补法以益肾；取督脉之风府、大椎及筋缩以调节督脉经气，配合患肢手足少阳、阳明经之络穴以疏通经气，活血通络。现代研究结果证实，"益肾调督针法"可明显改善脑梗死恢复期患者的神经缺损功能、肢体功能和日常生活能力，并能缩短脑梗死恢复期的疗程，提高疗效，降低致残率。"益肾调督针法"具有简、便、验、廉、无毒副作用等优势，便于基层卫生部门推广，能被广大患者接受。进行广泛推广应用后，预期可降低脑梗死患者的复发率，提高其生活质量，降低其医疗费用，具有显著的经济效益及社会意义。

2. 理论基础

（1）督脉的生理功能

① 络脑通髓，总督神明：脑为奇恒之腑，为精髓汇聚之处，元神所居之腑。《黄帝内经素问集注》曰："诸阳之神气，上会于头，诸髓之精，上

聚于脑，故头为精髓神明之府。"《素问·脉要精微论》记载"头者，精明之府"，可见，人体的精神活动与脑密切相关。督脉起于小腹内，下出于会阴部，向后、向上行于脊柱的内部，上达项后风府，进入脑内，上行颠顶，沿前额下行至鼻柱，止于上唇内龈交穴。《难经·第二十八难》曰："督脉者，起于下极之俞，并于脊里，上至风府，入属于脑。"《素问·骨空论》曰："督脉者，起于少腹以下骨中央……与太阳起于目内眦，上额交颠上，入脑络，还出别下项……上系两目之下中央。"从循行上分析，督脉不仅主干直接入属于脑，其分支又络于脑，可见督脉与脑有着直接或间接的联系。明代医家李时珍精辟地指出"脑为元神之府"，是人体一切生命活动的中枢。《锦囊秘录》曰："脑为元神之府，主持五神，以调节脏腑阴阳，四肢百骸之用。"头为精明之府，脑位于颅内，由精髓汇集而成，又有"髓海"之称，其功能的发挥有赖于肾精的濡养。《灵枢·海论》对此有云："髓海有余，则轻劲多力，自过其度；髓海不足，则脑转耳鸣，胫酸眩冒，目无所见，懈怠安卧。"而督脉能通髓达脑，是转输精气的重要途径。

② 调节脏腑功能，总督诸阳：督脉除与脑有直接联系外，其功能的发挥还以脏腑功能及经脉联系为基础。《灵枢·经脉》云"肝足厥阴之脉……上入颃颡，连目系，上出额，与督脉会于颠"，督脉得肝气以为用，肝藏血而内寄相火，体阴而用阳；《素问·骨空论》载督脉"合少阴上股内后廉，贯脊属肾"，与肾相通，而得肾中命火温养；又其脉"上贯心入喉"，与心相通，而得君火之助。此外，督脉起于少腹胞中，由阴部尾闾骨端的长强穴，循脊中上行，至大椎穴，与手、足三阳经相交会；上行至哑门穴，与阳维脉相交会；至百会穴与太阳经相交会；再下行至鼻柱、人中，与阳明经相交会。交诸阳经，又得相火、命火、君火之助，使督脉内蕴一身之阳，成为调节阴阳，推动十二经气血运行的纲领及动力，故《难经本义》有云："督之言督也，为阳脉之海，所以都纲乎阳脉也。"

③ 关乎诸经，主司动力：《说文解字》曰："筋，肉之力也。"又言"腱"为"筋之本"。通过伸缩产生力量的肌肉为"筋"，附着于骨骼的部分为"腱"。十二经筋即十二经脉之气结聚、濡养筋肉骨节的体系，具有约束

骨骼、屈伸关节、维持人体正常运动功能的作用。从《灵枢·经脉》等篇关于十二经脉与十二经筋的分布及病候的论述中不难发现，手足三阳经脉、经筋与督脉均有着直接或间接的联系。如《灵枢·经脉》篇云"大肠手阳明之脉……出髃骨之前廉，上出柱骨之会上"，《灵枢·经筋》篇记载手阳明经筋的分支"绕肩胛，夹脊"，可见，督脉在主持人体运动功能方面亦有着重要的作用。

（2）肾与督脉的关系：唐代王冰整理《素问》时提出："然任脉督脉冲脉者，一源而三歧也……其实乃始于肾下……"《灵枢·经脉》中记载："肾足少阴之脉……贯脊，属肾络膀胱……"《素问·骨空论》云："督脉者……别绕臀，至少阴与巨阳中络者合少阴上股内后廉，贯脊属肾……"由此可见，督脉从肾下胞宫出行后，与肾经分支相交而"贯脊属肾"，所以肾与督脉息息相关。《外经微言·考订经脉》记载："名之为足少阴者……贯脊，乃河车之路，即任督之路也。然俱属于肾，有肾水而河车之路通，无肾水而河车之路塞……是二经之路相通相行，全责于肾，故河车之路、督脉之路，即肾经之路也。"进一步探讨了两者的关系。肾为元阴元阳之根，督脉斡旋气机升降，为肾精、肾气流通的主要桥梁和通道，其顺畅与否直接关系到肾精、肾气向全身各处的输送，从而影响机体各器官生理功能的发挥。督脉循行于背部正中线，总督手、足三阳经，为"阳脉之总纲"和"阳脉之海"。故通过调补督脉，可益肾温阳、补益命门之火，补充元阴元阳。

（3）肾与脑的关系：肾与脑相关联的理论早在《内经》中就有所论述，只是没有明确提出"肾通于脑"，而是通过经脉的循行走向间接阐述了二者的相互联系。《灵枢·经脉》记载："膀胱足太阳之脉……上额交颠……其直者，从颠入络脑……夹脊抵腰中，入循膂，络肾属膀胱……"另一方面，肾与脑又通过督脉紧密相连，《难经·第二十八难》曰："督脉者，起于下极之俞，并于脊里，上至风府，入属于脑。"肾与脑不仅在经脉循行上联系密切，在生理功能上也相互影响。《类经·经络类》有云："精藏于肾，肾通于脑，脑者阴也，髓者骨之充也，诸髓皆属于脑，故精成而后脑髓生。"可见脑为髓之海，髓海生于肾，肾精充足则脑髓得以充实，从而脑功能得以正常发挥。

二、适用范围

"益肾调督针法"具有益气活血、通调脑络等作用，符合西医"脑梗死恢复期（发病2周至6个月）"诊断及中医"中风"诊断，半身不遂、阴阳偏废、气虚血亏者，在排除禁忌证后均可应用。

三、技术操作

1. 施术前准备

（1）诊疗环境：诊室环境卫生要求符合《医院消毒卫生标准》（GB15982—2012）的规定，保持环境安静，清洁卫生，空气清新，光线充足，避免污染，温度适宜。针刺治疗过程中，若患者身体暴露部位较多，注意防止患者受凉，以免影响治疗效果。

（2）针具的选择

① 毫针的检查：使用一次性不锈钢材质的无菌针灸针，毫针在使用前要严格检查其包装及有效期，包装完好方可使用。检查毫针针尖有无钩曲现象；针身是否光滑，有无弯曲、折痕、锈蚀等现象；针根有无剥蚀损伤。

② 毫针的规格：一般使用1寸（0.25mm×25mm）、1.5寸（0.25mm×40mm）和2寸（0.30mm×50mm）毫针。根据患者的体质、年龄、病情、腧穴的部位及针刺方法选取合适的针具。

（3）穴位的选取

① "益肾调督针法"的选穴依据：取肾之背俞穴肾俞、肾经之原穴太溪、元气所系穴命门，针用补法以益肾；取督脉之百会、风府、大椎及筋缩以调节督脉经气，配合手足少阳、阳明经之络穴以疏通经气，活血通络。如此配合治疗，肾气充，肾精足，机体元气充沛，经脉气血运行流畅，脑

和肢体有所养，有利于患肢的康复。

②"益肾调督针法"的穴位处方

主穴：百会、风府、大椎、筋缩、命门、肾俞、太溪。

随症配穴：昏迷加水沟；血压升高配曲池透少海、十二井穴点刺放血；言语不利配哑门、廉泉；肩关节疼痛、挛急配肩三针、肩髃透臂臑；足下垂配解溪透中封；足底麻木配太冲透涌泉；对于病久气血亏虚的患者，可配合艾灸关元、气海、足三里等穴位。

（4）体位选择：根据施术的部位，选择患者感觉舒适、医者便于操作的治疗体位。常用的治疗体位有仰卧位、俯卧位、仰靠坐位和正坐位。

（5）定位与消毒

①穴位定位：施术前，施术者按照腧穴的定位方法，用拇指或食指指甲掐"十"字定准施术腧穴的位置。若施术者在腧穴体表定位的基础上，在腧穴区进行触摸、按压，寻找酸、麻、胀、痛等敏感点进行针刺，临床效果更好。

②消毒：参照前面章节的消毒要求处理。

2.具体操作

毫针刺法，快速捻转进针。命门、肾俞、太溪用补法，百会、风府、大椎、筋缩用平补平泻法，得气后留针30分钟，每10分钟行针1次。风府穴针刺时，取患者坐位，常规消毒后快速刺入皮下，针尖朝哑门透刺，缓慢捻转分层刺入1.2～1.5寸，行平补平泻法，使针感向项部或枕部传导。大椎穴针刺时，采用"合谷刺"，患者头向前俯，快速直刺进入皮下，针尖略向上，刺入棘间韧带，行平补平泻法，使针感向项部放射，得气后将针退至皮下浅层，然后针尖朝向两侧，以45°角斜刺，行平补平泻法，使针感向两侧肩胛放射，得气后退至皮下浅层，再行直刺，得气后留针。太溪针刺时，先用左手触摸并压住太溪脉，常规消毒后，取1.5寸针，右手持针从太溪脉旁快速刺入皮下，针尖朝向涌泉穴，行补法，使针感向足底传导，以足心（涌泉）或足背（太冲）出现微热感并足部抽动3次为佳。

3. 施术后处理

（1）正常反应与处理

①针刺的施术中，患者出现酸、麻、胀、重、蚁行感和不自主的肢体活动或针刺处出现皮肤红晕等均为得气表现，为最佳针刺效果，往往提示疗效良好，无须任何处理。

②部分患者起针后穴位局部会出现残留针感，属正常现象，无须任何处理，休息后可自行缓解。

（2）异常反应及处理

如出现晕针、滞针、弯针、血肿、出血、刺伤重要脏器等针刺意外，参照前面章节处理。

四、注意事项

1. 保持诊室环境清洁卫生，空气清新，光线充足，温度适宜。针刺治疗过程中患者身体暴露部位较多，注意防止患者受凉，以免影响治疗效果。

2. 注意严格消毒，防止感染。

3. 施术前应对患者做好解释工作，提前说明施术中的感觉和注意事项，消除患者的紧张心理。

4. 患者在过饥、过饱、过劳、大汗、大渴、精神过度紧张时，不宜立即进行针刺。对身体虚弱、气血亏虚的患者，注意针刺手法不宜过强，并尽量选用仰卧位。

5. 根据施术的部位，指导患者确定治疗体位，以患者感到舒适安稳、针刺穴位能够充分暴露、施术者便于取穴操作为原则。

6. 施术者辨证要正确，选穴要准确，施术时注意针刺的方向、深度及行针手法，令气至病所。

7. 施术者操作时要掌握人体解剖部位，手法轻柔适中，掌握针刺的深度、角度，不可用力过猛，防止损害其他组织。

8. 禁忌证：①中风急性期，生命体征尚未平稳以及出现高热、神昏、心衰、颅内压增高、上消化道出血等情况不宜针刺；②有出血倾向的疾病，如血小板减少症、白血病、过敏性紫癜等禁针；③皮肤有感染、溃疡、瘢痕或肿瘤的部位不宜针刺；④过于饥饿、疲劳、精神过度紧张者，不宜立即进行针刺。

五、临床验案

验案：脑梗死案

农某，男，63 岁。主诉：右侧肢体乏力 2 年，昏迷 12 小时。现病史：患者家属代述患者 2 年前在无明显诱因下出现右侧肢体乏力，不能行走，曾在某院针灸科住院治疗，诊断为"脑梗死"，经西药（改善循环、营养神经等，具体不详）、针灸等治疗后，可下地扶拐行走，生活能自理。12 小时前突然出现昏迷，呼之不应，家属呼叫"120"将其送至我院急诊就诊并收入院。现症见：昏迷，面红赤，脉沉细。血压 150/91mmHg。头颅 CT 提示：两侧额叶、基底节脑梗死；左枕叶脑软化灶形成。

诊断：西医诊断：脑梗死。

中医诊断：中风（中脏腑—闭证）。

辨证：肝肾不足夹瘀证。

治法：益肾调督，活血化瘀。

处方：在促醒、降压、改善循环药物治疗的基础上行益肾调督针法治疗。

操作：在患者家属的帮助下，使患者处于左侧卧位，取风府、大椎、筋缩、命门、肾俞、太溪、百会、水沟、右足三里、右阳陵泉等穴进行针刺。风府朝哑门透刺，大椎采用"合谷刺"，右足三里、右阳陵泉按传统针刺常规操作，均行平补平泻法；筋缩、肾俞、太溪、命门均用捻转补法；百会顺着督脉循行方向平刺 0.5 ～ 0.8 寸；水沟穴用雀啄法针刺。得气后留针 30 分钟，每 10 分钟行针 1 次。每日 1 次，15 次为 1 个疗程。

针刺治疗 3 天后，患者神志转清，但仍有右侧肢体活动不利，言语謇涩，偏身汗出。守上方继续治疗 1 个疗程后，患者应答尚欠流利，偏身汗出消失，病情好转。针刺治疗 3 个疗程后，患者可下床，在家人搀扶下缓慢行走，病情稳定后，患者遂出院在家自行调养。

按语：脑梗死属于中医"中风"范畴，是以猝然昏仆，不省人事，半身不遂，口眼歪斜，言语不利为主症的一类疾病。本例患者证属肝肾不足夹瘀证，以机体肾气亏虚为本，瘀血阻络、脑脉不通、神机失养为标。本病病位在脑，瘀血痹阻脑络时，脑之所属者督脉经气首当其冲，故治疗以益肾调督、活血化瘀为法，取风府、大椎、筋缩、命门、百会、水沟以调节督脉经气，取肾俞、太溪以补肾阴，取右足三里、右阳陵泉可补益气血、疏通经络，如此配合，肾气充，髓海足，督脉通，气血通畅，脑和肢体有所养，有利于患者元神及肢体功能的恢复。

（戴　健）

第六章 乔氏辨证穴位伏贴法

一、技术简介

三伏贴疗法又称"冬病夏治穴位贴敷",是根据《黄帝内经》中"春夏养阳""择时施治"的原则,以中医基础理论为指导,在夏季最热的"三伏天"(头伏、中伏、末伏)将特殊调配的中药贴敷于特定穴位上,借助夏季气温高,机体阳气充沛,体表经络气血旺盛的有利时机,以鼓舞正气、调节脏腑功能、恢复阴阳平衡,从而防治疾病的方法。

乔氏辨证穴位伏贴法是在辨证分型、辨证用药和辨证选穴的基础上,运用三伏贴疗法来调节人体阴阳平衡,以达到防治疾病目的的方法。广西中医药大学乔赟教授在博采《黄帝内经》"春夏养阳""壮火食气""少火生气",《增广补注黄帝内经素问》"春食凉,夏食寒,以养于阳"和《针灸资生经》等中医经典中有关"冬病夏治"理论的基础上,通过深入研究总结提出了中医"养阳"具有三层内涵,即调养阳气、补养阳气和护养阳气,从而确立了辨证穴位伏贴法的理论基础。在此理论指导下,其结合30余年、数万例三伏穴位贴敷临床病例的经验,总结创立了乔氏辨证穴位伏贴法。该疗法首次明确将"冬病夏治穴位贴敷"的主治范围扩大至"热证",这对"热证"的治疗具有重要的临床意义。并率先将穴位伏贴疗法应用于疾病的急性发作期,打破了"冬病夏治穴位贴敷"只适用于疾病缓解期、气虚证与阳虚证的局限。

1.技术特点

(1)精准辨证论治:严格遵循中医辨证论治理论,依据疾病的"阴、阳、寒、热、表、里、虚、实"证型,精确匹配药物与穴位。在药物选择上,阳虚或实寒证用黄芪等温补,实热证、阴虚证用射干、麦冬等清热养阴;穴位选取则打破传统固定模式,实现"穴药对证、穴药统一",实施一人一处方的个性化治疗方案，显著提升治疗精准度与效果。

（2）拓宽适用范围：突破传统三伏贴主要针对素体虚寒或实寒证的局限，将"冬病夏治穴位贴敷"适宜证型创新性地扩展至"热证"。通过临床实践验证，对肺系疾病热证患者采用寒凉养阴药物进行三伏穴位贴敷，可收获良好的短期疗效与远期预防效果，进一步完善了"冬病夏治"的理论体系。

（3）创新应用时机：传统三伏穴位贴敷多针对缓解期患者以预防为主，而乔氏辨证穴位伏贴法除重症急性发作期外，对急性发作期患者同样适用，且能有效调整机体免疫功能，充分调动人体内在的防病抗病能力，为急性发作期患者开辟了新的治疗途径。

2. 理论基础

（1）"春夏养阳"理论："春夏养阳"理论是三伏贴的理论依据，"春夏养阳"理论源于《素问·四气调神大论》："夫四时阴阳者，万物之根本也，所以圣人春夏养阳，秋冬养阴，以从其根，故与万物沉浮于生长之门。""春夏养阳"说的是春夏之时，自然界阳气升发，养生者宜顺时而养，护养体内阳气，使之保持充沛。因此，顺应阳长的气化趋势养阳，效果就会比其他季节好，所以春夏要养阳，这是中医因时制宜的养生原则之一。但如何养才能达到"养阳"目的？ 目前，各医院使用三伏贴时虽然用药有所差异，但总体以辛温散寒类药物为主，片面地认为"春夏养阳"就是补养阳气。"春夏养阳"的目的是调节人体的阴阳平衡，即让机体达到"阴平阳秘"的状态。因此，乔赟教授认为"养阳"具有三层内涵，即生理状态下的调养阳气、病理状态下的补养阳气和护养阳气。

① 调养阳气：调养即调摄培养之义，也就是说当夏之季要从生活起居、饮食宜忌等方面调摄培养人体的阳气，不令任意耗伤。《灵枢》中记载"且夫人生于天地之间，六合之内""人以天地之气生，四时之法成""人与天地相参也，与日月相应也"，提示天、地、人是一个整体，人与天、地是相应的，也就是说，人要顺应四季阴阳气化的规律来调养体内阳气。正如《素问·四气调神论》曰："故阴阳四时者，万物之终始也，死生之本也，逆

之则灾害生，从之则苛疾不起，是谓得道。"夏三月该如何调养阳气呢？《素问·四气调神大论》记载"夏三月，此谓蕃秀，天地气交，万物华实，夜卧早起，无厌于日，使志无怒，使华英成秀，使气得泄，若所爱在外"，提示夏季调养阳气要夜卧早起，不要抱怨天气太热，而过度饮用冰水、凉茶损伤脾胃之阳；不要怕出汗，适当出汗才能使体内阳气宣通于外，但也不可过度运动，大汗淋漓，否则阳随汗泄，汗多亡阳；不要总待在空调房等阴凉环境，应适当到户外活动。这说的是人体阴阳处于相对调和状态下的养生保健。当人体出现阳气不足或亏虚的时候，单靠养是不够的，此时需要补养阳气。

②补养阳气：补养即调补滋养之意，即在调养的同时，可使用辛温类中药或针灸特定穴位等方法来温补滋养人体的阳气。根据"天人相应"的理论，春季万物始生，人体内阳气逐渐生发，到夏季时阳气旺盛，尤其是"三伏天"，自然界阳盛达到极点，人体阳气外浮而体内阳气亏虚，是调补滋养阳气的最佳时机，这就是我们通常所说的"冬病夏治"穴位贴敷的理论依据。"冬病夏治"是针对因阳气不足而在秋冬季节加重或多发的病证进行的一种以预防为主的治疗方法。因此，"阳气不足"是"冬病夏治"的前提条件。但目前，全国大部分地方的"冬病夏治"不辨阳气充足与否，来者不拒，这种"冬病夏治"疗法，对不同患者使用几乎相同的药物、相同的穴位。乔赟教授在早期临床中发现，有部分患者在穴位贴敷之后，症状反而加重了，究其原因，就是缺少辨证。乔赟教授通过对三伏贴防治最有效的呼吸系统疾病进行辨证分析发现，这类患者除阳气不足这一证型外，更多的是痰热咳喘（热哮）或气虚夹痰热，尤其是儿童，有的患者甚至属阴虚证型。若对痰热咳喘（热哮）或阴虚证患者仍然使用辛温的药物贴敷，无异于火上浇油。因此，乔赟教授在此基础上创立了辨证穴位伏贴法。然而，"冬病夏治"的理论依据是"夏养阳"，寒凉的药物伏贴能否"养阳"，如何"养阳"？针对此问题，乔赟教授提出了"养阳"的第三层内涵，即护养阳气。

③护养阳气：护养即保护、保养之意，保养并维护人体之阳气。《素

问·阴阳应象大论》记载:"壮火之气衰……壮火食气……壮火散气……"张景岳在《类经》中注:"但阳和之火则生物,亢烈之火反害物,故火太过则气反衰,火和平则气乃壮。"说明火太过了就会气衰,就会消耗阳气、耗散阳气,正如李东垣在《脾胃论》中所说:"火与元气不两立,一胜则一负。"三伏天是一年之中阳热最旺之时,而此时患者痰热壅肺或阴虚内热,已是里外皆热,"壮火"之势已然,此时不用辛温之药去贴敷就已经是"壮火之气衰"了,若再人为加以辛温之药敷之,势必造成"壮火食气""壮火散气",所以这部分患者"养阳"需要用寒凉或凉润之药贴敷,直取内热则可变"壮火"为"少火"而生气,此为护养阳气,即保养并维护人体之阳气,免遭"壮火""食"之、"散"之。这就是辨证伏贴的理论根据。根据这一理论,乔赟教授将"三伏贴"的适应证从只针对阳气不足或虚寒证扩展至热证。

(2)经络腧穴理论:中医学理论认为,经络"内属于脏腑,外络于肢节,沟通表里,贯穿上下",将人体联系成一个整体。《灵枢·本脏》记载:"经脉者,所以行血气而营阴阳,濡筋骨,利关节者也。"提示经脉的基本功能是运行气血、调和阴阳。穴位是脏腑经络气血输注于体表的特殊部位,是疾病的反应点,也是针灸、拔罐、穴位贴敷等治法的作用点。因此,刺激穴位可通过经络运行气血、调和阴阳,促进脏腑气血调和、阴平阳秘,改善脏腑的生理功能和病理状态,从而防治疾病。《灵枢·终始》云:"春气在毫毛,夏气在皮肤,秋气在分肉,冬气在筋骨。"表明夏季经络气血不仅运行充盛,且趋于体表,此时在穴位上进行穴位贴敷,能最大限度地调节气血阴阳,改善脏腑功能,达到防治疾病的目的。

二、适用范围

1.适用的疾病

(1)呼吸系统疾病:反复感冒、哮喘、慢性支气管炎、慢性咳嗽、慢性阻塞性肺气肿、慢性鼻炎、慢性咽炎等。

（2）消化系统疾病：慢性胃炎、慢性肠炎、慢性腹泻、功能性消化不良等。

（3）妇科疾病：痛经、月经不调、慢性盆腔炎、白带多、宫寒等。

（4）运动系统疾病：寒湿型颈椎病、腰腿痛、肩周炎、各种关节炎等。

2.适用的体质

（1）阳虚体质：畏寒怕冷、手脚冰冷、吃冷食不适等。

（2）亚健康状态：免疫功能下降、易感冒、疲劳、精神状态差等。

三、技术操作

1.药膏制作

（1）药材选择：依据疾病情况选用相应配方，准备好配方中的药材，注意检查药材有无霉变、虫蛀、杂物、潮湿等情况。

（2）药粉制作：将治疗所需的药材按要求进行炮制。药材的炮制方法与临床疗效密切相关，如白芥子需炮制，且炮制的火候很重要，炮过了疗效大减，炮制不到位起疱厉害，延胡索醋制最佳，甘遂生用。备好药材后混合加工研成细末过筛（过 80 ～ 100 目细筛），或将配方中的单味药材单独打粉过筛（过 80 ～ 100 目细筛），再根据处方混合拌匀。药粉瓶装或袋装密封备用，并放置于干燥、温度适宜处保存。

（3）药贴制作

①基质辅料的配比：根据需要取适量的凡士林；固体石蜡的用量为凡士林的 50% ～ 55%；羊毛脂的用量为凡士林用量的 10%；甘油的用量为凡士林用量的 2%；液体石蜡的用量为凡士林用量的 2%；不同处方的冬青油的用量不同，可按该处方基质和药粉总量的 1% 添加；香兰基丁醚按基质和药粉总量的 0.2% ～ 0.3% 比例添加。其中，热哮贴、肺炎贴、鼻炎贴不加香兰基丁醚。

②各个处方药粉的用量：不同处方药粉的用量不同，可根据情况适量添加，药粉的用量为基质的 1 ～ 2 倍。

③制作流程：称取计算所得的固体石蜡，水浴加热溶解；依次把计算所得的凡士林、羊毛脂、甘油、液体石蜡加入已溶解的固体石蜡，水浴加热，搅拌均匀；将计算所得的冬青油和香兰基丁醚（两者称重后混合均匀）再加入上述溶液中，水浴加热，搅拌均匀，其中，热哮贴、肺炎贴、鼻炎贴不加香兰基丁醚；将药粉加入上述溶液，水浴加热，搅拌均匀，药粉应以少量多次的原则加入，保证搅拌均匀，药粉添加完成后放置冷却。

④切片包装：将上述药膏制成直径为 2.0cm 的圆柱体，然后切成 0.2cm 薄片，压制成直径为 2cm、厚度为 0.2cm 的药饼，放在防渗圈内制成 6cm×6cm 的贴敷药膏。（图 6-1）

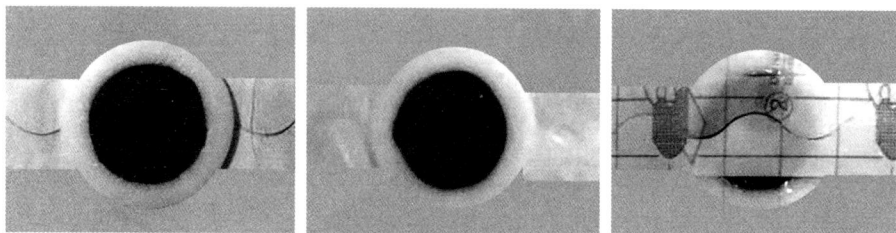

图 6-1 伏贴药贴

2. 施术前准备

（1）诊疗环境：三伏天是夏季气候最闷热的时候，临床贴敷的患者较多，所以贴敷诊室的环境需清洁卫生、空气清新、光线充足、温度适宜，不可过热，以防汗出，影响贴敷时的固定，也不可过凉，以免患者受凉，影响治疗效果。

（2）穴位的选取：遵循近部选穴、远部选穴、辨证选穴和对症选穴的选穴原则，以及按经配穴和按部配穴的配穴方法。但由于穴位贴敷的特殊性，所选穴位在保证临床疗效的同时，更需要方便贴敷和固定，以确保贴敷期间不因出汗及活动而脱落。

（3）体位：根据穴位贴敷的部位，指导患者确定贴敷的体位，以患者感到舒适、施术者便于取穴操作、药物能贴敷稳妥为原则。

本法临床常用的贴敷体位：仰卧位（适用于前胸腹部穴位贴敷，如膻中、神阙、气海、关元等）、俯卧位（适用于背腰部穴位贴敷，如肺俞、风门、脾俞、肾俞等）、仰靠坐位（适用于前颈、上胸、肩臂、腿膝、足踝等部位的穴位贴敷，如天突、曲池、孔最、足三里等）、俯伏坐位（适用于后颈项及肩背部穴位贴敷，如大椎、定喘等）。

（4）定位与消毒

①穴位定位：施术前，施术者按照腧穴的定位方法，用拇指或食指指甲掐"十"字定准施术腧穴的位置。若施术者在腧穴体表定位的基础上，在腧穴穴区进行触摸、按压，寻找酸、麻、胀、痛等敏感点进行贴敷，临床效果更好。

②消毒：参照前面章节的消毒要求处理。

3. 施术方式

穴位贴敷时，施术者应认真对待，将制作好的贴敷药膏对准穴位，确保膏药固定，不易脱落。若无穴位贴敷胶布，可将药膏敷在无菌纱布或清洁布带上，再用医用胶带贴紧固定；若患者对胶带过敏，也可用绷带或宽布条束紧固定。

4. 贴敷时间

三伏贴于每年入伏到末伏期间，每 5～10 天贴 1 次，成人一般每次贴敷 6～8 小时，儿童每次贴敷 4～6 小时（以上贴敷时间是在对贴敷中药进行严格的配伍比例及炮制加工的前提下才能执行。如白芥子，在处方中占比过大或炮制不到位，即便是贴敷时间很短，均有可能导致局部皮肤起疱等不良反应），也可以根据皮肤感觉和耐受程度适当延长或缩短贴敷时间，连续贴敷，3 年为 1 个疗程。

5. 施术后的正常反应与处理

（1）潮红、灼热、瘙痒：局部皮肤出现轻度潮红、灼热、瘙痒等，是穴位贴敷后最常见的反应。三伏贴中的白芥子、甘遂、生姜汁等药物对皮肤有一定的刺激作用。白芥子的主要化学成分为白芥子苷，白芥子苷本身无刺激作用，但遇水后可催化出白芥子酶，生成具有挥发性的白芥子油，对皮肤有较强的刺激作用，可令皮肤局部充血，有温热感，甚至起疱；甘遂中含有巨大戟二萜醇型化合物，对皮肤有很强的刺激作用；生姜汁辛、辣，其主要有效成分包括姜辣素、姜精油等，二者对皮肤黏膜有轻微的刺激作用，并有较好的扩张局部血管、抗过敏和抗菌作用。

一般情况下，轻度的皮肤潮红、灼热、瘙痒均为正常反应，无须特殊处理。皮肤发红较明显者可涂少许万花油，若皮肤瘙痒难以忍受，嘱患者切勿抓挠，可在局部涂擦炉甘石洗剂等止痒药物。若局部皮肤有剧烈的灼热、瘙痒感，患者难以忍受，应立即揭去药物。若患者对胶布过敏，可更换其他品牌的胶布或改用纱布、绷带固定。

（2）水疱：辨证穴位伏贴一般不会出现水疱，较大水疱更是少见。偶有出现，多是由药物（如白芥子、甘遂等）配伍比例或炮制方法不当所致。现代研究发现，贴敷起疱与否、疱的大小除了与白芥子、甘遂等的比例、炮制方法有关外，还与患者的年龄、贴敷时间、贴敷次数及贴敷局部压力的大小等因素有关。一般情况下，生白芥子的比例越大，皮肤反应越重，起疱比例越高，水疱常较大；儿童、女性及皮肤敏感者起疱的概率大，水疱也较大；贴敷的时间越长、局部压力越大，起疱的可能性就越大，反之则小。

若患者皮肤起疱，水疱较小者，应保护创面，避免抓破引起感染，不必特殊处理，可让其自然吸收，一般 7 ~ 14 天水疱可吸收结痂。

（3）疼痛：偶有患者出现疼痛感，属穴位贴敷后的正常反应。一般而言，疼痛范围仅限于贴敷局部，呈针刺样、烧灼样疼痛，在贴敷几分钟之后即可产生，去除药物后即可消失，个别患者可能持续较短时间。疼痛的程度与性别、年龄、个人体质有关，若疼痛程度较轻，无须特殊处理；若疼痛较重，患者无法忍受，可提前揭去药物终止贴敷。

（4）瘢痕或色素沉着：部分患者穴位贴敷局部可能伴有明显的色素沉着，此为正常反应，无须特殊处理，一般会在 1 ~ 3 个月内自行消退。偶有极少部分患者发疱后，局部皮肤会形成永久性瘢痕，这主要与患者的瘢痕体质密切相关。

四、注意事项

1. 久病体弱者、孕妇、2 岁以下婴幼儿、糖尿病患者及严重的心肾功能不全者、过敏体质患及对发疱有恐惧心理者慎用该疗法。

2. 眼部、乳头、会阴等部位禁用该疗法；皮肤破溃或红肿的部位禁用该疗法。

3. 对于首次贴敷的患者，应详细询问患者的过敏史或家族过敏史，尤其是中药过敏史、胶布过敏史。此外，还应询问患者是否为瘢痕体质或有无瘢痕体质的家族史等，以确认患者是否适合该疗法。若治疗过程中出现严重的过敏反应，应立即停止贴敷，患者应及时到医院就诊。

4. 三伏天气候炎热，加上贴敷的患者较多，所以贴敷诊室应宽敞舒适、温度适宜。贴敷时应选择患者舒适安稳、施术者便于操作、药物能稳妥贴敷的治疗体位。

5. 正确掌握贴敷时间，成人一般贴 6～8 小时，儿童一般贴 4～6 小时，贴敷后皮肤会有不同程度的感觉，以皮肤感觉和耐受程度为准。若局部有剧烈的针刺样烧灼或疼痛感，应提前揭掉药物，避免皮肤起疱；若局部有微痒、微热等舒适感，可适量延长贴敷时间以增强疗效。

6. 贴敷后皮肤出现红晕或水疱属于正常反应。如出现水疱，水疱较小者，一般不必特殊处理，可让其自然吸收。水疱较大者可用消毒针具从水疱下端挑破，排尽液体，消毒，可涂湿润烧伤膏，外用无菌纱布覆盖，注意不要擦破皮肤，保持局部干燥，避免感染，并忌食牛、羊、鹅、鸭、花生、芋头、豆类等食物，避免化脓。

7. 儿童贴敷后，家长应每隔 20 分钟观察贴敷局部皮肤一次，发现异常现象应及时揭掉药膏，严重者应到医院就诊。

8. 贴敷后 24 小时内，应禁食生冷食物、海鲜及刺激性食物，6 小时后可以热水浴，贴敷期间少食生冷食物、海产品及喝凉水；贴敷当天不可游泳，可适当运动，但不要剧烈运动，不可让空调、电扇直吹贴敷处；不可将室内温度调得太低，以免影响治疗效果。

9.部分贴敷药物含有毒成分，贴敷后药物应妥善处理，防止小儿误食。若小儿误食，应立即到医院就诊。

五、临床验案

验案 1：支气管哮喘案

李某，女，9 岁。主诉：反复感冒咳嗽、气喘 5 年余，复发 4 天。现病史：患者家属代诉患者 5 年前经常出现感冒咳嗽，咳后喘息严重，甚则边咳边喘。4 天前感冒后出现咳嗽、喘息、痰多、鼻塞等症，遂来我院就诊。现症见：咳嗽，气喘，喉中痰鸣，痰多色黄难咳，鼻痒喷嚏，鼻黏膜充血，鼻塞，流涕清浊相兼，面色少华，乏力，纳差，口干多饮，自汗，大便稀，2 次 / 日，小便黄，舌质红，苔黄腻，脉双寸滑数，余脉细缓。

诊断： 西医诊断：支气管哮喘。

中医诊断：哮病（热哮）。

辨证： 痰热壅肺、肺脾气虚证。

治法： 化痰清热，健脾补肺。

处方： ①肺俞、膻中、孔最、中脘、神阙、天突贴敷热哮贴；②气海、足三里贴敷增免贴。

二诊（初诊后 5 日）： 气喘，喉中痰鸣消失，咳嗽减少，但仍有少量淡黄色黏痰，鼻痒喷嚏减轻，纳增，大便成形，小便淡黄，舌质红苔薄黄，脉细滑数。

处方： ①肺俞、膻中、孔最、中脘、神阙贴敷热哮贴；②气海、脾俞贴敷增免贴。

三诊（初诊后 10 日）： 偶咳有痰，鼻痒喷嚏，面色少华，乏力好转，二便正常，舌质淡红、苔薄白，脉细缓。此肺部余热未清，肺脾气虚仍未恢复，取穴用药当以温脾益气补阳为主，兼清肺部余热。

处方： ①肺俞、膻中、神阙、气海、脾俞贴敷增免贴；②孔最、内关贴敷热哮贴。

四诊（初诊后 15 日）：上述症状均已消失，面色红润，纳食正常，二便调，舌质淡红、苔薄白，脉细。

处方：肺俞、膻中、大椎、神阙、气海、足三里贴敷增免贴。

五诊（初诊后 20 日）、六诊（初诊后 30 日）两次均按四诊时的穴位贴敷。

经上述伏贴治疗后，随访 1 年，哮喘未复发。后继续贴敷 2 年，至今未复发。

按语：哮喘属于中医学"哮病"范畴，此病多虚实寒热夹杂并见，且儿童患者发作期以热哮证最为多见。本例患儿证属热哮，痰热壅肺为标，肺脾虚衰、无力祛邪为本，因此，鼓动正气祛邪外出是治疗本病的关键。初诊时患儿处于急性发作期，痰热壅肺的症状明显，急则治标，取穴用药以清热宣肺、化痰定喘为主，辅以健脾益气以补土生金。二诊时患儿气喘、喉中痰鸣消失，说明邪实已去，但仍有痰热，继守前方。三诊时患儿偶咳有痰、鼻痒喷嚏、面色少华，舌质淡红、苔薄白、脉细缓，说明肺部余热未清，肺脾气虚仍未恢复，取穴用药当以温脾益气补阳为主，兼清肺部余热。四诊诸症俱消，疾病已进入恢复期，应以治肺脾气虚之本为务，继续于肺俞、膻中等穴贴敷增免贴 2 年，以健脾益气，增强机体的免疫力，防止哮病复发。

验案 2：哮喘案（寒哮）

刘某，男，10 岁。主诉：反复咳嗽、喘鸣 7 年余，复发加重 5 天。现病史：患儿因天热吹空调受凉及大量进食冰西瓜而发病。外院诊断为哮喘，用中西药物治疗 4 天（具体不详），未见明显好转而由人介绍来诊。现症见：咳嗽，喉间哮鸣，痰多色白清稀，呼吸气促，伴鼻塞流涕清，面色㿠白，畏风，四肢不温，倦怠，口不干苦，食少，大便不成形，2 次 / 日，小便正常，舌质淡，苔薄白，脉浮弦滑。

诊断：西医诊断：哮喘。

中医诊断：哮病（寒哮）。

辨证：风寒束表，痰饮壅肺，脾肾阳虚。

治法：宣肺散寒，化痰平喘。

处方：贴敷中药处方：寒哮贴、增免贴。①肺俞、膻中、孔最、中脘、大椎、天突贴敷寒哮贴；②神阙、关元、肾俞贴敷增免贴。

二诊（初诊后第 5 日）：咳嗽、喉间哮鸣、痰多及呼吸气促均明显减轻，鼻塞流涕消失，仍面色㿠白、畏风、四肢欠温、食少、倦怠，大便已成形，1 次 / 日，小便正常，舌质淡、苔薄白，脉弦滑。

处方：①肺俞、膻中、孔最、中脘、天突、风门贴敷寒哮贴；②神阙、气海、脾俞贴敷增免贴。

三诊（初诊后第 10 日）：喉间哮鸣、呼吸气促消失，偶有咳嗽，痰少色白，面色好转，四肢已温，饮食体力增加，大小便正常，舌质淡红、苔薄白，脉沉细滑。

处方：①肺俞、膻中、神阙、关元、肾俞、足三里贴敷增免贴；②孔最、中脘、丰隆贴敷寒哮贴。

四诊（初诊后第 15 日）：上述症状继续好转，面色红润，纳食正常，二便调，舌质淡红苔薄白，脉沉细。病已进入恢复期，应以治脾肾阳虚之本为务。

处方：①肺俞、膻中、大椎、神阙、气海、足三里、脾俞贴敷增免贴。②肺俞、膻中、风门、神阙、关元、肾俞、膏肓贴敷增免贴。

以上两组穴药处方交替使用，每隔 5 日贴 1 次，一直贴至末伏结束。

经上述伏贴治疗后，患儿当年冬天受凉后出现咳嗽，但未诱发哮喘。之后坚持贴敷 2 年，至今未复发。

按语：本例患儿因受寒引动"伏痰"，痰气相搏，痰因气升，气因痰阻，发为哮喘，证属寒哮，痰饮壅肺为标，脾肾阳虚为本。患儿初诊时疾病处于急性发作期，此时应"急则治其标"，治疗以宣肺解表散寒、温肺化饮平喘为主，辅以温补脾肾之阳以杜痰饮之源。二诊时患儿外寒已解、痰饮未除，脾肾阳虚短时间内难以恢复，上方已奏效，击鼓再进。三诊时患儿痰饮基本清除，脾肾之阳复而未壮，取穴用药以温补脾肾之阳，治本为主，兼化余痰。四诊时患儿症状继续好转，病已进入恢复期，治疗应以治脾肾阳虚之本为务，继续于肺俞、肾俞等穴位贴敷增免贴 2 年，以健脾益肾，防止哮病复发。

附 1：乔氏辨证穴位伏贴常用药贴配方

1. 寒实贴：麻黄 10g，杏仁 20g，细辛 40g，炒白芥子 40g，甘遂 15g，元胡 15g 等。用于哮喘、过敏性咳嗽、支气管炎、慢性肺炎、支原体肺炎、鼻炎及颈椎病、腰椎病、关节疼痛等属寒实证者。

2. 增免贴：黄芪 24g，党参 12g，白术 12g，川芎 10g，当归 15g，细辛 20g，生甘遂 10g，炒白芥子 30g 等。用于因机体免疫功能下降引起的虚寒性病证。

3. 热哮贴：麻黄 10g，黄芩 20g，杏仁 20g，射干 15g，僵蚕 10g，麦冬 20g，地龙 10g，蝉蜕 10g，炒白芥子 15g 等。用于哮喘、支气管肺炎、支气管炎、支原体肺炎等属热证者。

4. 寒哮贴：生麻黄 10g，桂枝 8g，白芍 8g，杏仁 10g，细辛 6g，姜夏 6g，陈皮 10g，苏子 10g，炒白芥子 15g，炒莱菔子 10g，炙甘草 6g 等。用于哮喘、过敏性咳嗽、支气管炎、慢性肺炎、支原体肺炎等属寒证者。

5. 肺炎贴：生麻黄 15g，杏仁 10g，生石膏 40g，桔梗 8g，射干 10g，炒莱菔子 15g，矮地茶 12g，桑白皮 10g，炒白芥子 15g，黄芩 15g，甘草 6g 等。用于支气管肺炎、支气管炎、支原体肺炎等属热证者。

6. 鼻炎贴：生麻黄 18g，杏仁 10g，桔梗 10g，蝉蜕 10g，辛夷 10g，苍耳子 10g，僵蚕 10g，川芎 10g，白芷 6g，浙贝 10g，甘草 6g，生石膏 30g，黄芩 15g 等。用于过敏性鼻炎、鼻窦炎、副鼻窦炎、腺样体肥大等属热证者。

附2：乔氏辨证穴位伏贴常用穴位处方

1. 哮喘、过敏性咳嗽、支气管炎、慢性肺炎、支原体肺炎、各类鼻炎等属寒实证：肺俞、膻中、大椎、天突、神阙；痰多加中脘、丰隆。

2. 机体各种免疫功能下降引起的虚寒性病证：肺俞、膻中、神阙、关元或气海、肾俞或脾俞、足三里、风门。

3. 哮喘、过敏性咳嗽、支气管炎、慢性肺炎、支原体肺炎等属热证：肺俞、膻中、大椎、天突、神阙、孔最、中府；痰多加中脘、丰隆。

4. 哮喘、支气管肺炎、支气管炎、支原体肺炎等属寒饮证者：肺俞、膻中、大椎、天突、孔最、神阙；痰多加中脘、丰隆。

5. 过敏性鼻炎、鼻窦炎、副鼻窦炎、腺样体肥大等属热证者：肺俞、膻中、大椎、曲池、孔最、神阙。

（戴　健）

第七章 壮医脐环针法

一、技术简介

脐环穴是壮医针刺的特定穴位，具有补诸虚、通畅三部之气、调和气血的功效。壮医脐环针法是以壮医学"三气同步"理论和天阴阳理论为指导，以"三道两路"学说为基础，以调气为法、调神为本，患者调息静息后采用微针浅刺术针刺脐环穴为主的综合性针刺疗法。

1.技术特点

（1）以壮医学"三气同步"理论和天阴阳理论为指导：天阴阳理论是在古壮医"公母"分类认识的基础上，汲取中医阴阳概念形成。壮医认为，天地气逆、三气失常可致病，通过呼吸调气针法可恢复三道两路气机通畅。脐环穴是广西黄氏壮医针灸流派天阴阳针法中调节人体天阴阳的重要穴位组群，以脐环穴组为代表的壮医传统穴位的应用是天阴阳针法的重要内容之一。

脐部为胎儿接受母体供养的重要通道，内与母体胞宫连接，联系先天；外与三道两路关联广泛，联系后天。脐环穴是连通人体先后天的重要枢纽，因此黄瑾明教授在壮医针灸诸多穴位中尤为重视脐环穴。

（2）临床特色

①疗法优势：取材简单、疗效确切、方便使用，具有简、便、廉、验、捷等优点。

②调气作用：脐环穴的调气作用突出，可疏通三道两路，调节气血，促进三气同步，对多种疾病尤其是内科疾病效果较好。

③无痛针灸：由黄瑾明教授提出，注重患者主观感受，以舒适为要，进针、运针、留针、出针过程均无痛苦，让患者把针灸治疗当作享受。

（3）选穴特色：在脐部进行针灸。脐部，位于腹部前壁中部的窝状结构，是胎儿在母体子宫内吸收养分及进行物质代谢的通道。中医学认为，脐是人体先天之命蒂，是连接先天与后天的枢纽，是人体元气生成及汇聚之处。脐中部有一个穴位，名为"神阙"，其位于任脉途经之处；而任脉与三阴经相连，与督脉相表里，故脐能与五脏六腑相通，与十二经脉相连。壮医将脐部命名为"塞能"，认为人体各部器官组织均在脐部有相对应的投影，脐部是许多医家察知人体健康状况及诊疗疾病的窗口。壮医理论将人体分成三部，即天部（上部）、人部（中部）、地部（下部）；而脐位于人部，是承接天部精气下降及地部津液升发之枢纽，其正常与否直接关乎人体气机的升降及功能运作。脐环穴由《中国壮医针灸学》首次提出，壮医学认为，刺激脐部的特定穴位，可疏通气机，调节龙路及火路，进而调节相应脏腑功能。黄瑾明教授认为脐部可分为天、人、地三部：以脐水平线为界，此线为人部（中部），主治肝、胆、脾、胃等脏腑疾病；此线以上者为天部（上部），主治心、脑、肺、上肢等病证；此线以下者为地部（下部），主治肾、膀胱、卵巢、胞宫、睾丸、前列腺、下肢等病证。

2.理论基础

（1）对脐部独特的认识：北宋年间的《欧希范五脏图》，是我国医学史上第一张实绘人体解剖图，对壮医在人体解剖以及生理方面的认识具有很大的促进作用。壮医认为，脐不但可以灸，还可以作为常规的针灸穴位。现存第一部以壮医命名的著作《壮医药线点灸疗法》有"脐周四穴"的描述。20世纪80年代，壮医临床奠基人、壮医药线点灸疗法国家级非物质文化遗产代表性传承人、全国名老中医黄瑾明教授带领团队深入壮族民间，挖掘整理肚脐疗法治疗疾病并进行临床观察验证，逐渐整理出一套壮医脐环穴理论体系，并在其编著的第一部壮医针灸学专著《中国壮医针灸学》中第一次明确提出脐环穴的穴名。

①脐为道路系统的特殊网结：壮医认为人体内存在谷道、水道、气道、龙路、火路（合称三道两路），三道主化生气血，两路主运载气血，这些通道均与体表相通应，尤其是龙路和火路，内有气血流行，其网络分支密布全身，连接谷道、水道、气道，并在体表一定部位交叉成结，壮医称为网

结（即穴位），肚脐正是三道两路在体表的特殊网结。脐周密布龙路、火路的网络分支，其位置浅表而显露，与全身脏腑组织密切相关，三道两路之精气皆外注于脐，人整体在肚脐上的投影犹如一个正立位的胎儿，脏腑的生理功能、病理变化，均可通过道路的传导反映在肚脐上，故可观脐诊病。而刺激肚脐也可以作用于相应的道路及脏腑。因此，肚脐既是人体的"微诊系统"，同时也是人体的"治疗部位"，壮医针灸脐环穴就是通过刺激肚脐这一独特的网结，通过道路系统的传导，作用于相应的脏腑组织，达到畅通三道两路、调节五脏六腑和平衡气血的目的。

②脐是天地人三部之气的枢纽：壮医把人作为一个整体，并将其分为天部（即上部）、人部（即中部）、地部（即下部）三个部分，而三道两路将三部联结成一个整体，从而将天部之气、人部之气、地部之气贯通起来，使天气下降、地气上升、人气升降有常。脐位于连接人体人部和地部的枢纽位置，上通人气、天气，下接地气，是天部精气下降、地部阴津上升的必经之路。因此，脐是天、地、人三部之气的枢纽，脐气正常，则天气下降，地气上升；人气调和，则气血均衡，人体安康。故脐在人体气机运动中的作用非常关键，调气作用显著。针灸脐环穴治疗全身疾病就是取其调气的作用。

③脐是全身血脉的汇集点：解剖学表明脐部有丰富的血管网，从浅往深依次为脐动脉、脐旁动静脉、腹壁动静脉、脐周毛细血管网。脐静脉均起于脐周静脉网，并有向上、向下和向内的三套系统，分别汇入上腔静脉系、下腔静脉系和肝门静脉。因此，脐是全身血脉的汇集点，以脐中为中点作一条水平线，水平线以上为天部；水平线为人部；水平线以下为地部，刺激脐部的不同位置，就可以通过相应血脉的沟通连接，作用于相应的脏腑器官组织，从而调节全身疾病。

（2）气血平衡理论和三道两路学说

①气血平衡理论认为：气和血一阴一阳，是构成人体和涵养生命的最基本物质，气调则道路自通，路通则气血自畅，气血平衡调畅，三道两路通畅，人体内部的天、地、人三部之气同步运行，且能与大自然的天气、地

气保持同步运行，化生不息，人体则处于健康状态。气血均衡协调是维系人体健康的基本条件，气血失衡则疾病丛生。气血平衡理论是广西黄氏壮医针灸流派理论的核心，黄氏流派据此提出"平衡气血"的疾病治疗总原则，具体包括"调气、解毒、补虚、祛瘀"四大治疗原则。

②三道两路学说：壮医认为，三道两路系统把人体各部联结成一个有机的整体，道路与体表相通。在体表有很多穴位，通过针刺或点灸刺激体表穴位，可以疏通人体道路系统，调节、激发和通畅人体的气血，增强正气，提高人体抗病能力，祛除病邪，使天地人三气复归同步，恢复气血阴阳平衡，恢复健康。壮医的针刺以浅刺为主，进针后不要求产生"酸、麻、胀"等针感。

二、适用范围

适用于内科、外科、儿科、妇产科、皮肤科、男科、眼科、口腔科、耳鼻喉科等临床常见病、多发病以及疑难杂症。常见适应证主要有核尹（腰痛）、活邀尹（颈椎病）、年闹诺（失眠）、发旺（风湿病）、麻抹（麻木不仁）、奔墨（气喘）、奔鹿（呕吐）、腊胴尹（腹痛）、嗪佛（肿块）、嗪尹（疼痛）、能啥能累（瘙痒、湿疹）、麦蛮（风疹）、巧尹（头痛）等。

三、技术操作

1. 施术前准备

（1）诊疗环境：环境卫生要求应符合 GB15982—2012《医院消毒卫生标准》的规定，保持环境安静，清洁卫生，避免污染，室内温度保持在22 ～ 25℃，注意保暖。

（2）针具：0.25mm×25mm（1 寸）或 0.25mm×40mm（1.5 寸）一次性毫针或管针。

辅助用品：75% 乙醇、棉签、大浴巾、一次性利器盒。

　　根据患者的性别、年龄、胖瘦、体质、病情、病位选穴位，选取适宜规格的针具。如男性、体壮、形胖且病位较深者，可选取 0.25mm×40 mm（1.5 寸）一次性毫针或管针；女性、体弱、形瘦而病位较浅者，可选取 0.25mm×25 mm（1 寸）一次性毫针或管针。

　　（3）穴位定位：取穴以脐窝的外侧缘旁开 0.2 寸作一圆环，环线上均是穴位。将脐内环看成一个钟表，以脐中央（神阙穴）为钟表的中心，根据脏腑归属分别在 12 点时位、1 点 30 分时位、3 点时位、4 点 30 分时位、6 点时位、7 点 30 分时位、9 点时位、10 点 30 分时位八个点上取穴（图 7–1）。

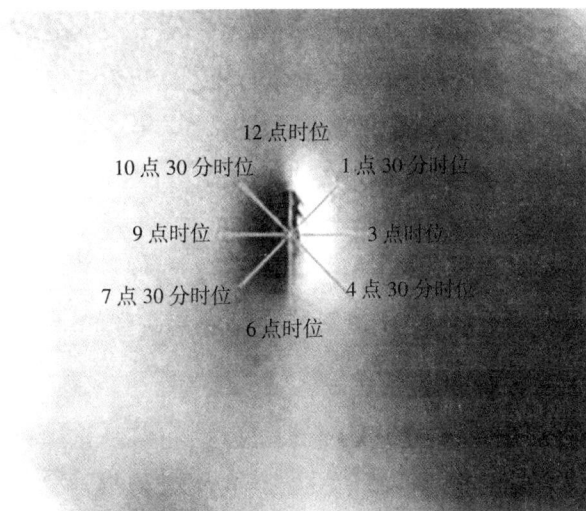

图 7–1　脐环针穴位定位图

　　（4）体位选择：嘱患者取仰卧位，协助患者松开衣着，暴露施术部位，方便操作，同时注意保暖。

　　（5）消毒：参照前面章节的消毒要求处理。

　3. 施术方式

　　（1）进针前，嘱患者先做腹式吐纳运动，调整好呼吸，平稳情绪，消除紧张感，然后采用无痛进针法。该疗法效果最佳状态为无痛进针，如有酸、麻、胀、痛、沉、紧、涩等感觉，均属于正常针感。

（2）以脐为中心，向外呈 10°放射状平刺，进针深度约为 0.8 寸，针柄露在皮肤外（图 7-2）；依 8 个时位刺 8 针（图 7-3）。

（3）进针后嘱患者继续做腹式吐纳运动 3 ~ 5 分钟，医者手掌向下置于患者脐部之上 20 ~ 30cm 处，做顺时针方向回旋手法，直至患者感觉脐部出现温暖感（图 7-4）。

（4）留针 30 ~ 60 分钟。出针，将针轻柔地慢慢拔出。如果针孔出血，立即用棉签按压止血。

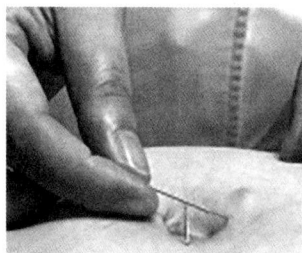

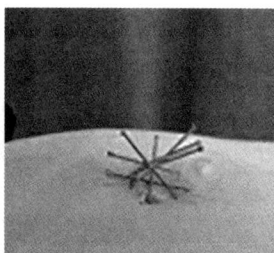

图 7-2　进针操作　　　图 7-3　脐内环 8 针　　　图 7-4　回旋手法

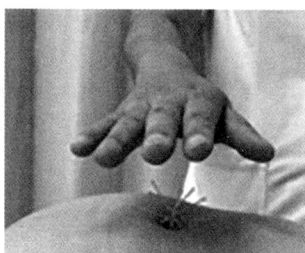

4. 施术的异常情况与处理

如出现晕针、滞针、弯针、血肿、出血等针刺意外，参照前面章节处理。

四、注意事项

1. 术前了解患者情况，如当前症状、发病部位及相关因素。

2. 向患者耐心解释，以消除患者的紧张心理，放松心情，配合治疗。告知患者针刺时可能出现疼痛、血肿、滞针、弯针等情况，患者不必紧张，医务人员会妥善处理。

3. 严格执行无菌操作技术。

4. 准确取穴，掌握进针角度和深度，勿将针身全部刺入，以防弯针、断针等意外情况的发生。

5. 针刺过程中应观察患者面色、神情，询问有无不适反应，了解患者心理、生理感受，发现病情变化，立即处理。

6.起针时要核对穴位和针数，以免将毫针遗留在患者体内。治疗后避免立即剧烈活动。

五、临床验案

验案1：失眠案

于某，女，56岁，干部。主诉：入睡困难3年。现病史：患者3年前在无明显诱因下出现入睡困难，半夜基本不能入睡，直到凌晨2点以后才能入睡。自行长期服用阿普唑仑片助眠。平素自觉神疲乏力，右侧偏头痛，心悸，心烦易怒。现症见：入睡困难，纳一般，二便调，舌体胖，舌质淡，苔薄白，脉滑。

诊断： 西医诊断：失眠症。

　　　　壮医诊断：嫩卟叻。

　　　　中医诊断：不寐。

辨证： 心肾不交证。

治法： 交通心肾，滋阴降火。

处方： 拟单独用壮医针灸。

取穴： 脐内环穴（心、肝、肾、脾）、安眠三穴、发旋。

操作： 针脐内环穴，运用壮医针灸调气法。如果在此留针过程中，身体某个部位出现疼痛，提示三道两路受阻，随即在痛点加1针，疼痛即可缓解，利于调气继续进行。其他穴位用无痛进针法，进针后不做提插捻转，不强求酸麻胀等针感，随即留针30分钟。尽可能做到在治疗过程中毫无痛感。每天针灸1次，10次为1个疗程。

二诊（初诊后第2日）： 接受上述治疗后，晚上从12点以后即睡，直到第二天天亮方醒。但因害怕入睡困难，仍服用阿普唑仑片。所以未能如实评价壮医针灸的疗效。按上述方法继续针灸2次。

三诊（初诊后第 4 日）：从前日起停服阿普唑仑片，单纯采用壮医针灸治疗。两晚均在晚上 12 点左右入睡，直到第二天天亮方醒，睡眠质量较好。继续按上述方法进行针灸治疗，每天 1 次。

四诊（初诊后 1 周）：自针灸治疗以来，患者睡眠质量得到改善，神疲乏力、偏头痛等症状已逐渐消除，自觉神清气爽。为了巩固疗效，每天仍坚持针灸治疗 1 次。

五诊（初诊后第 20 日）：经针灸治疗 2 个疗程（20 次）后，睡眠质量提升，疗效巩固。

按语：失眠症，壮医称为嫩卟叻，是指龙路功能失调的以"经常不能获得正常睡眠"为特征的疾病，中医称为"不寐"。正常睡眠依赖人体的"阴平阳秘"。调节有度，化而为精，内藏于咪腰（肾），上承于咪心头（心），阴精内收，卫阳护外，阴阳协调，三道两路畅通，三气同步，故可恬然入梦乡。反之，咪心头（心）之火无法下到咪腰（肾），咪腰（肾）之水无法上来制约咪心头（心）之火，水火无法既济，则出现嫩卟叻。清代医家汪文绮于《杂症会心录》中所述："不寐一证，责在营卫之偏胜，阴阳之离合。医家于卫气不得入于阴之旨，而细心体会之，则治内虚不寐也，亦何难之有哉！"疾病的产生不外虚实两端，不寐亦是如此，治疗当遵从《内经》"调其虚实，以通其道，而去其邪"的治疗大法，结合"卫气不得入阴，常留于阳"的具体病因，补正气之不足，祛邪气之壅塞，待气血旺盛，气道通利，卫气得以入阴，则不寐可愈。

验案 2：脑梗死恢复期案

钟某某，男，55 岁。主诉：语言障碍 2 个月。现病史：患者曾于 2 个月前因"语言障碍"至某医院就诊，当时舌体僵硬、语言障碍，无半身不遂、头晕头痛等症，诊断为"脑梗死"。经住院治疗两周，疗效不显，出院后，来院要求壮医治疗。现症见：舌体僵硬，语言障碍，纳寐一般，二便调，舌质淡，苔白腻，脉浮滑。血压为 161/103mmHg。

诊断：西医诊断：脑梗死恢复期。

　　壮医诊断：甭裆呷。

　　中医诊断：中风（中经络）。

辨证： 风痰阻络证。

治法： 息风化痰，活血通络。

处方： 壮医针灸治疗。

取穴： 下脐行、关元、脐内环（心、肾）、内关、神门、复溜、大椎、阳陵泉、风府、风池、百会、脑户、丰隆、飞扬、曲池等。

操作： 针复溜、关元，用吐纳补法，每穴补 4 次。针脐内环（心、肾），向外斜刺，用平补平泻手法。其余穴位用壮医药线点灸，每穴点灸 3 壮，均用泻法。每周行针灸治疗 2 ～ 4 次。

二诊（初诊后第 3 日）： 经上述针灸治疗后，血压降为 150/80 mmHg。自觉下颌累，舌根僵硬明显。继续针灸 1 次，取穴及手法同上。

三诊（初诊后第 4 日）： 血压 139/90 mmHg。下巴及舌根仍累，语言较前清楚。继续针灸 1 次，取穴及手法同上。

四诊（初诊后第 9 日）： 血压 142/80mmHg。下巴及舌根累减轻，语言较前清楚。继续针灸 1 次，取穴及手法同上。

五诊（初诊后 2 周）： 血压 129/81mmHg。下巴及舌根累明显减轻，说话比以前更加清楚。继续针灸 1 次，取穴及手法同上。

六诊（初诊后 3 周）： 血压 130/75mmHg。下巴及舌根累基本消失，说话清楚。继续针灸 1 次，以巩固疗效。

按语： 甭裆呷，中医称为中风，是指猝然昏仆，不省人事，半身不遂，口舌㖞斜，言语不利为主证的病证，属于壮医"巧坞病（大脑）"范畴。《金匮要略·中风历节病脉证并治》认为"夫风之为病，当半身不遂""络脉空虚，贼邪不泻"，并有"邪在于络""邪在于经"和"邪入于腑""邪入于脏"之分类。《素问·通评虚实论》曾明确指出"凡治消瘅、仆击、偏枯、痿厥、气满发逆，肥贵人则高粱之疾也"，本病源于患者恣食肥甘厚腻之品，损伤谷道、水道，使水液代谢障碍，聚则成痰，阻滞于龙路、火路，导致巧坞龙路、火路分支不通，三气不同步，三道两路不通而发病。病位在巧坞，其标为风痰，其本为肾虚，故本案予阳陵泉、风府、风池、飞扬、丰隆息风化痰，大椎、曲池泄热降压，脑户、百会疏通头窍以治其标，又予内关、神门养心，复溜滋养肾阴，脐内环（心、肾）交通心肾，下脐行、关元扶正固本以养其本。

（潘明甫）

第八章　壮医针挑疗法

一、技术简介

壮医针挑疗法广泛流行于壮族民间，是采用一种特制的针具挑破浅层皮肤反应点或挑出皮下纤维的一种壮医特色外治法。

1.技术特点

针挑疗法，又称"挑刺"，是一种民间疗法。"针挑"一词，首见于晋代的《肘后备急方·沙虱毒方》，其载："比见岭南人，初有此者，即以茅叶，茗茗，刮去……已深者，针挑取虫子，正如疥虫，着爪映光方见行动也。"针挑疗法起源于《黄帝内经》，是由九针中的"络刺"演变而来，利用特制针具在选定的人体部位或穴位进行快速、连续地挑刺，以挑断皮下白色纤维为佳。针挑是古时壮族人民在利用植物长刺挑治体表脓肿、疔疮等基础上发展起来的，其取穴简单、手法独特、疗效显著，壮族民间将这种简便经济快捷的医疗技术称为"开针"。壮医针挑疗法运用三棱针或银针等针具，根据所患病证，在患者体表选择相关部位或穴位（网结），运用不同挑刺手法（操作手法分轻、中、重），病情轻者则使用较轻、较柔和的手法挑破浅层皮肤异点，病情较重者则重挑，挑断皮下纤维，以通龙路、火路，调三道气机，逐瘀毒外出，从而达到治疗疾病目的的一种壮医外治法。此疗法是流传于广西壮族地区并被广泛使用的一种古老治病方法，具有取材容易、施治方便、适应证广、疗效确切、副作用少、容易学习、方便推广等优点。

（1）取材容易：壮医针挑疗法所需的辅助工具比较简单，仅需一枚针具即可操作，壮族民间常以一枚绣花针进行治疗。

（2）施治方便：壮医针挑疗法所需的针具体型较小，携带方便，操作时不受场所限制，随时随地均可治疗。

（3）适应证广：针挑疗法的治疗范围较广，内容涉及内科、外科、妇科、儿科、五官科、皮肤科、男科等科的常见病、多发病和疑难病。

（4）疗效确切：壮医针挑疗法在壮族地区有着悠久的历史且运用甚广，其疗效确切经得起临床的考验。

（5）副作用少：壮医针挑疗法用三棱针或银针等针具在身体患处或特定部位进行挑刺，挑断或挑出皮下纤维，创口小，副作用小，安全可靠。

（6）容易学习，方便推广：操作简单，用材简便，疗效确切，费用低廉，容易学习及掌握，因而特别适合在广大农村和边远山区推广。

2. 理论基础

壮医认为，毒和虚是导致疾病发生的主要原因。而"毒"是壮医对引发疾病的物质的统称，如风毒、寒毒、湿毒、热毒等。人体感毒后是否发病，取决于两个方面，即毒力的大小与正气的强弱。毒之致病，一是因为毒性本身与人体正气相互对立，正气强盛可以祛邪毒，邪毒强盛则损伤正气，两者争斗，正不胜邪，邪气乘机侵袭机体，正虚而毒胜，使三气失调而致病；二是某些邪毒在人体内阻滞"三道、两路"，使三气不能同步而致病。

"疾病并非无中生有，乃系嘘勒不均衡。"嘘（气）和勒（血）是指涵养生命的两种基本物质。嘘和勒保持均衡是维系人体健康的基本条件之一，如果嘘和勒失去均衡，三道两路不通畅，使三气不能同步，进而导致疾病的发生。针挑疗法是一种古老而又新兴的治疗方法，由我国传统医学中的砭刺术发展而来。壮医针挑疗法是在壮医学理论指导下的一种壮族特色治疗方法，主要以三气同步理论、三道两路理论、气血平衡理论、针灸皮部理论等为理论基础。壮医针挑疗法起源于壮族，壮族先民在从事劳动中被异物刺入肌肉，或创伤感染化脓时，就地取材，利用温带、亚热带地区有刺植物的长刺，将异物或脓血挑取或挑放出来。所以，针挑疗法又称为挑治疗法。由此可知，植物刺（针）挑治疗法，其历史远比骨针、陶针、金属针更为久远。人体作为一个有机的整体，其四肢百骸、五脏六腑等都不是独立存在的，而是共同组成了一个整体，并且作为这个整体的一部分。它们之间内外相通、表里相应，使气血通畅、阴阳平衡，机体能够进行正常的生理活动。经络布散于人的全身，沟通人体内外，因而当人体内部发生某些疾病时，可以在皮肤相应的部位找到反应点。西医认为，当刺激信号引起人体的各种变化反应时，各种刺激信息都有其相应的变化及表现。壮医针挑疗法的整个治疗过程包括针刺、刺血、负压拔罐、按摩、肌肉剥离松解术及机体组织损伤后的多种刺激效应，是集多种效应于一体的复合型治疗方法。此法可以激发人体正气，疏通体内不畅的"三道两路"，将阻滞"三道两路"的有形或无形之毒邪从体表针挑点祛除，达到"天、地、人"三气同步、气血平衡的健康状态。

（1）三气同步理论：三气同步理论源于壮医对天地的认识，与远古壮族先民对天地起源的看法及当时朴素的宇宙观有关。壮族民间流传着"人不得逆天地，人必须顺天地"的谚语。壮医认为，人禀天地之气而生，天地之气涵养和制约着人的生命周期，即人的生老病死离不开天地之气。人与自然是相通的，天地之气的变化让万物之灵的人类产生了一定的主动适应能力，在天地之气造就的"常度"内，人能健康生存，超出"常度"之外，人不能适应则会致病。壮医将人体分为三部：上部为"天"，与人体头部对应（壮语称为"巧"）；中部为"人"，与人体的胸腹部对应（壮语称为"廊"）；下部为"地"，与人体双下肢对应（壮语称为"胴"）。壮医认识到人与自然是一个统一的整体，自然界有天、地、人三气不断交感、运行，而三气的运行又源于阴阳二气。如果三气协调运行，三气同步则生机畅达，三气失调则百病丛生。其次，人本身也是一个整体，壮医效法大自然将人体分为三部，即上部为天、中部为人、下部为地。大体上，天气主降，地气主升，人气宜和。但不能只升不降或只降不升，而是升降适宜，中和涵育，则气血调和，脏腑自安，生机健壮。倘升降失宜，出入窒碍，气血运行失调，脏腑不宁，百节受累，则疾病丛生。自然界的天气主降、地气主升，而人气主和，升降有常，中枢以和，则气血调和，阴阳平衡，人体自安。就人与天地的关系而言，人不得违背天地运行的规律，须与天地之气同步运行；就人体内部而言，天地人三部需保持协调平衡，三气同步，人才会健康无病。壮医针挑疗法是在广西壮族地区民间广为流传的特色疗法之一，是通过使用特制的针具，根据病情轻重选择轻挑挑破浅层皮肤异点或重挑挑断皮下纤维，达到三气同步、促进疾病转归的目的。

（2）三道两路理论：壮医认为人体失常，疾病乃生，皆与三道不行、两路不通有着直接关系。三道包含：谷道（壮语称为"条根埃"，是五谷杂粮进入人体并得以消化吸收的通道）、气道（壮语称"条西河"，是人体之气与大自然之气相互联系交换的通道）、水道（是人体水液代谢出入的通道）；两路者实乃龙路、火路也。"龙路"是人体内血液运行和输送的通道，又称为"血脉""龙脉"；"火路"是人体内信息传导的通道。龙路、火路和三道一起，共同完成协调脏腑、气血骨肉的功能。人体"嘘"（气）、"勒"（血）、精、津等营养物质在气道、谷道内化生，通过龙路、火路的输布滋养脏腑骨肉。同时，龙路、火路也是邪毒内侵的主要途径。三道和两路一起，共同完成协调脏腑气血骨肉的功能。三道两路畅通，调节有度，则身体健康；三道两路阻塞或调节失度，则疾病丛生。天气主降，地气主升，人气主和，龙路传输血液，火路传输信息。三道两路重在通，三气升降适宜，中和涵养则气血调和，阴阳平衡则脏腑自安。若三道两路不通、调节失常，三气不能同步则发此病。因此，两路受阻，则三道不通；三道不通，则三气不能同步而生病。壮医认为，脏腑病变皆与三道不行、两路不通直接相关。龙路、火路和谷道、气道、水道共同完成协调脏腑、嘘勒、骨肉的功能。但凡痛者、胀者，通常表现为三道功能失调、两路不通畅，导致机体功能紊乱，毒盛体虚，机体筋肉胀痛，活动受限。针挑疗法通过对异常肿痛点进行治疗，挑断异常增生的纤维组织及瘀滞结节等阳性反应物，排出瘀毒，进而刺激神经肌肉或机械松解恢复肌力平衡，使三道两路得以通畅。

壮医针挑疗法就是通过针挑龙路、火路的体表网结，疏经隧之滞，鼓舞正气，逐毒外出，促进"三道"通畅、"两路"运行正常，使人体恢复正常功能。壮医针挑疗法所选择的穴位（即挑点）是龙路、火路网络在人体体表的网结，通过在这些网结上针挑放血，拔出或逐出阻滞于人体体表的气聚部位（穴位）中龙路和火路的邪毒，从而疏通经隧之瘀滞，鼓舞人体正气，恢复人体三气同步而达到排毒逐瘀的目的，毒去瘀尽，则龙路、火路的气机畅通，"路通则病除"。

（3）气血平衡理论：壮医认为，血液（壮语称为"勒"）是营养全身骨肉脏腑、四肢百骸的关键物质，血液的变化反映了人体的生理病理变化。壮医极其重视"人体之气"，认为气（壮语称为"嘘"）是人的生死界限，人体生命以气为原、以气为要，生病则以气为治。壮医认为，正常成人，人体分为三部，上部对应天，中部对应人，下部对应地。此即小周天，小周天保持阴阳平衡而得以正常运行。人体内脏腑也互为阴阳，阴中有阳、阳中有阴，若脏腑阴阳失去平衡，则气血功能失调。壮医认为气为阳、血为阴，气是构成人体的本原、功能与动力，血由气所生，是构成人体、涵养生命和维持人体生命活动的最基本物质。气血平衡调畅则道路通畅，人体内部的天、地、人三部之气就能同步协调运行。壮医针挑疗法通过在反应点挑治浅表皮肤及浅纤维挑断时，挑刺并放出血液，可以迅速疏通脏腑经络，达到泻热解毒、祛瘀通络、调和气血的功效，可以促进气血运行，具有调理气血的作用。针挑能刺激毛孔和促进毛细血管扩张，促进风、寒、湿、热等毒素的排泄，从而达到解毒的效果。

（4）针灸皮部理论：针挑疗法又称"挑草子""挑痧毒"。宋代古籍《桂海虞衡志》记载："草子，即寒热时疫，南中吏卒小民，不问病源，但头痛体不佳，便谓之草子，不服药，使人以小锥刺唇及舌尖出血，谓之挑草子。"《岭外代答》曰："南人热瘴发一二日，以针刺其上下唇，其法卷唇之里，刺其正中，以手捻去唇血……应手而愈。""发瘴过经，病已入里而濒死，刺患者阴茎而愈。"针挑疗法对痧、瘴有较好的疗效。皮部在外，脏腑在内，通过经络通道使内外相连，相互影响，相互依赖。外邪侵入，皮部首当其冲，并可循经传入相应脏腑。壮医特色针挑疗法是通过对不同穴位皮肤浅层的轻微损伤刺激来治疗疾病，是古代针灸皮部理论在民间疗法中的发挥。《灵枢·小针解》中记载"菀陈则除之者，去血脉也"。在人体体表皮层的"特定"位置，给予适当的针挑刺激，能有效地修复和调整已经发生的病理变化，振奋并激发体内的潜在功能，发挥疏通经络、通畅气血的功效，使血行旺盛、阴阳调和进而达到治愈疾病的目的。壮医针挑疗法就是采用挑点、挑筋、挑液、挑罐等不同方法，挑破表皮进行排液挤血，拔出纤维，对皮肤特定位置给予一种柔和持续的良性刺激，以调整经络、气血、荣卫的虚实和逆乱，助其荣卫运行，起到疏通经络、推动血行，调整阴阳的功效。此疗法能刺激毛孔和促进毛细血管扩张，促进风、寒、湿、热等毒素的排泄，从而达到解毒的目的；还能调动机体本身所具有的抗病能力，与机体内正在发生的病理变化相抗争，以达到祛邪扶正、治愈疾病的目的。

二、适用范围

壮医针挑疗法的治疗范围较广，内科、外科、妇科、儿科、五官科、皮肤科、男性科各种常见病、多发病和疑难病均可使用本疗法治疗，尤以各种痧病，如羊毛痧、五梅痧等；内科疾病，如头痛、痧病、失眠、胃痛、哮喘、面神经麻痹、甲亢等；妇科疾病，如痛经、盆腔炎、不孕症等；外科疾病，如肩周炎、颈椎病、类风湿关节炎、痛风性关节炎急性期、强直性脊柱炎等。

三、技术操作

1. 施术前准备

（1）诊疗环境：环境卫生应符合 GB15982—2012《医院消毒卫生标准》的规定，保持环境安静、清洁卫生，避免污染，温度适宜。

（2）针挑工具选择

① 基本要求：针尖端正不偏，光洁度高，锐利适度。针身要光滑挺直、圆正匀称、坚韧而富有弹性。针根处不可有剥蚀伤痕，整个针体均没有锈

蚀和弯曲的痕迹。判断针尖有无钩曲，可通过旋转针身时查看，也可用针尖钩挂棉花，如有纤维带出则为有钩曲。

②针具规格：三棱针（1.6mm×65 mm）或者一次性注射针头（7号针头：0.7mm×32 mm），见图8-1。

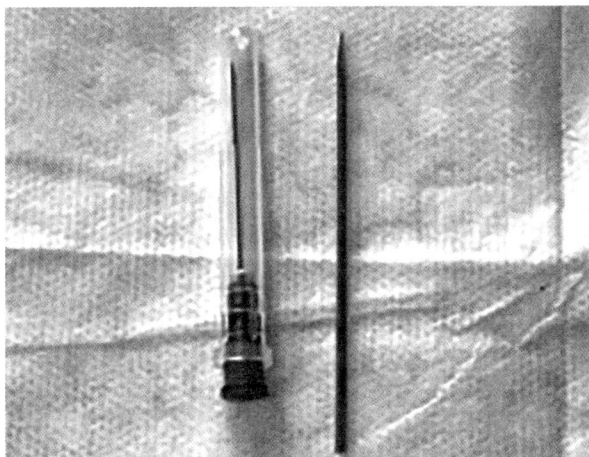

图 8-1　针具

（3）辅助用品：无菌手术刀片、消毒真空抽气罐或玻璃罐、复合碘皮肤消毒液、医用棉签、无菌方纱、一次性无菌手套、口罩、帽子等。

（4）针挑点选取及壮医取穴方法

①针挑点选取

固定针挑点：运用中医取穴法，针挑点（穴位）的定位应符合 GB/T12346 及 GB/T13734 的规定。

非固定针挑点：运用独特的壮医取穴法，在体表上选取具有一定特征、代表一定病理变化的反应点，而这个反应点随疾病的不同而位置不同，随病情的变化而变化，因此称为非固定针挑点，又称病理阳性反应点，也叫"皮肤异点""皮下和肌肉反应点"。

皮肤异点的特征：其形如斑点，不突出表皮，抚不碍手，形状大小不一，如针帽或芝麻大小，颜色有红、黄、蓝、白、褐、紫等，以红、褐色为常见，多无光泽，压之不痛且不褪色。

皮肤异点的好发部位：随疾病而异。一切热性病、流感、痧症在胸、背、颈前后；胃病在上腹部偏左；肝疾在右侧锁骨中线与腋后线之间的腋窝下区域；胸膜炎初期在口腔黏膜、头面、胸、背和四肢内侧可见红色斑疹；痔疮在腰背部；生殖器疾患在骶椎两侧骶孔旁开区域；眼疾在背部的肩胛区。

皮肤异点的寻找方法：根据疾病常见反应范围去寻找，可节省时间和有目的地缩小寻找范围。充分暴露寻找部位，在自然光充足的情况下寻找，如在常见的范围内找不到异点时，应该扩大寻找范围，同时要与瘢痕、毛囊炎、痣点相区别，如果异点特征显露不清楚，可用手指在预定范围内的皮肤上按摩几下使局部充血，或在挑点上用指尖做一压一放的动作，使皮肤在瞬间变苍白后又充血，这样皮肤异点便被显示出来。

皮肤异点的临床意义：皮肤异点的临床意义可概括为从外知内、从外治内，有辅助诊断和治疗的作用。人体对应天地之气而生，类似一个小宇宙，是一个有机的整体，所以皮肤和内脏存在着非常密切的联系，人体出现病变后可以在相应的体表皮肤肌肉上找到异常反应点，这是内外相应的结果。如在胸背部心区、心经经络区域及肘臂内侧有红紫痧点，舌尖区有芒痧，可推断心脏有郁热瘀滞；在膀胱经背腰部第一侧线心俞、神道、厥阴俞、膏肓、肝俞、胆俞、脾俞、胃俞、肾俞等腧穴上出现敏感点、结节和条索状物，可推断为不寐；在胸、背胁肋部肝胆区、肝经经络区域及右侧腋前线及腋后线之间的区内可发现红斑点，可推断为肝病；在胸背部脾胃区、脾胃经经络区域有斑点，可推断为脾胃病；在胸背部肺区及其经络区域留下一至数点白斑，可推断为肺病，如肺结核；在腰骶部、臀部、腹股沟、外阴部、腘窝附近及膀胱经经络区域见红色痧疹点，可推断为肾脏或膀胱病；在胸、背、颈前后和肘腘窝部位出现痧疹、羊毛疔点，可推断为热性病、流感及痧症等；如果血分热毒炽盛者，可出现皮肤有黑色斑块，四肢有青筋，五心（即心窝，两手心与两足心）有红斑，二甲（指、趾甲）有痧点；在骶部出现皮肤异点，可推断是生殖器疾患；在口腔黏膜、头面、胸、背和四肢内侧可见红疹斑点，可推断是胸膜炎初期，热毒在卫分；巩膜结膜有蓝褐色斑、腮颊内有红斑点，可推断是肠道寄生虫病；在肩胛区、耳尖、耳垂出现红疹点或红斑点，可推断是眼疾；在上起第 7 颈椎棘突平面，下至第 5 腰椎棘突平面，两侧至腋后线的区域出现灰白、暗红、棕褐或淡红色似疹样突起，可推断是痔疮；在四缝出现白斑点或黄色透明点，可推断是小儿疳积症。（注：具体疾病选穴可根据临床具体情况选取）

② 壮医取穴方法：一般是以疾病所在部位为取穴点，施术者先用右手中指指甲在患者患处皮肤划出一条隆起线，再在隆起线两端或中间取穴。

臀部旁边取穴：用手在患处按压，观察腿部伸缩情况，当腿部出现挛缩现象时，所按压的部位即为有效穴。

臀上部取穴：用手在患者患处按压，观察背部，若背部肌肉收缩处或有反应点（肌肉跳动），即为有效穴。

背部取穴：在脊柱两旁取穴，有一定规律，每穴间隔食指（中节）两指宽。起点视具体病情而定，病情复杂者，多采取交叉取穴法，即以脊柱为中线，由上而下，先左后右，走"之"字形取穴。

（5）体位选择：根据患者情况选取体位，选取体位的原则是能充分暴露针挑的部位，便于施术者的操作，使患者舒适，并能坚持较长时间不移动体位。常用体位：仰卧位、侧卧位、俯卧位或坐位，避免采取强迫体位。如操作部位为头后、颈后和上背部时，取俯伏坐位；操作部位为下背部、腰部时，取俯伏坐位或俯卧位；操作部位为身前时取仰卧位；操作部位为身侧时取侧卧位。

（6）消毒

①部位消毒：施术前应对施术部位的皮肤进行消毒，用 0.5% ~ 1% 的碘伏棉球在施术部位由中心向外做环形擦拭消毒，消毒直径大于施术部位 5cm。

②术者消毒：施术者双手应用肥皂或洗手液清洗干净，再用速干手消毒剂消毒，戴口罩、帽子及无菌手套。

2.施术方式

（1）选挑点：一般选取皮肤反应点或阿是穴作为挑点。

（2）持针：左手食指轻压挑点一侧以固定皮肤，右手拇、食、中三指持针身，露出针尖 1 ~ 2cm，无名指在针尾上部支持和调节运针（见图 8-2）。持针的手指，不能拿在针体过前或过后的部位，以免下针时用力不均匀，而影响疗效和污染针尖。

（3）行针：针身应按不同的针挑手法与皮肤成 15° ~ 35°，对准挑点迅速入针，针尖挑起皮下纤维，以无名指压低针身，提高针尖向上挑起，然后慢慢摇摆针体，挑出或挑断皮下组织中的白色纤维状物质。初下针时，持针要稳定，用力要均匀，不可用力过猛。针挑过程中，针体与皮肤表面的夹角尽量以最小角度为宜。针挑后立即用双手捏提起所针部位的肌肉，然后挤出几滴血。可视是否出血、血液颜色、血液黏稠度、体态变化等情况作为诊断、治疗及预后的参考依据。如遇出血量较多，可用干棉签或棉球把血擦净，再继续进行针挑（图 8-3）。

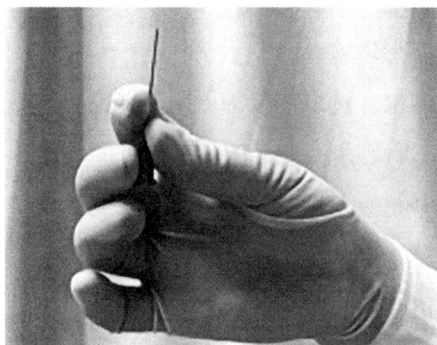
图 8-2　持针

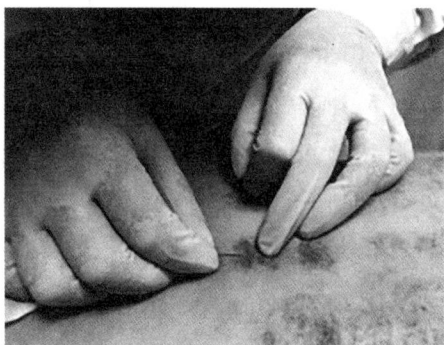
图 8-3　行针

（4）摆针：在挑治过程中，如纤维较粗，可先将皮下白色纤维状物质拉至针口，然后一边做前后摇摆，一边向上用力缓慢拉出纤维（图 8-4）。反复挑尽挑点周围皮肤的皮下纤维（以挑点为中心，直径 0.5 ~ 1.0 cm 范围），顺序由上往下。如挑出的纤维较多且不易挑断时，可用刀片割断，随挑随割（图 8-5）。

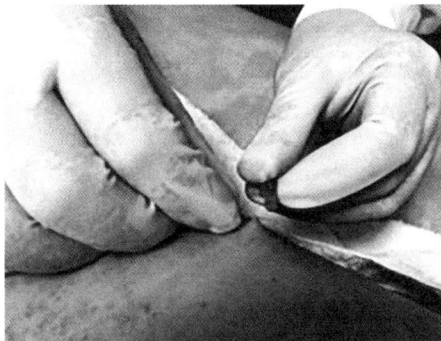

图 8-4　摆针

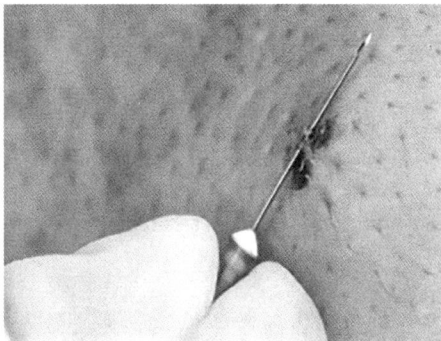

图 8-5　挑割

（5）拔罐：挑尽所有挑点，依据病情可在挑点处给予拔罐（图 8-6），即将真空抽气罐或玻璃罐扣压在挑点处。以真空抽气罐为例：右手持真空抽气枪连接真空罐气嘴进行抽气，使罐内形成负压，抽气次数以患者耐受为度，然后撤去真空抽气枪，留罐 10 ～ 15 分钟。

（6）术毕：常规用碘伏消毒所有针挑点，创面较大者可予贴创可贴保护创面。

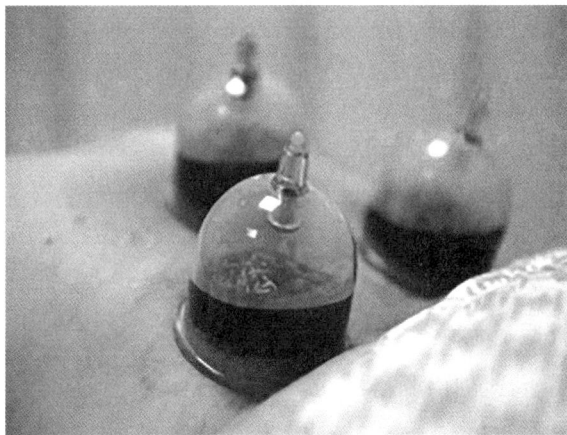

图 8-6　拔罐

3. 施术后处理

（1）施术后的正常反应：针挑后，施针局部皮肤会有轻微疼痛感及出血点。若出血量少，观察血液后予压迫止血即可；若出血较多，必要时给予止血药肌注止血。

（2）施术的异常情况与处理：如出现晕针、血肿、出血等针刺意外，参照前面章节处理。

四、注意事项

1. 施术者应严肃认真，专心致志，精心操作。针挑前应向患者说明施术要求，消除恐惧心理，取得患者的合作。患者情绪紧张、过度饥饿或过度虚弱时不能操作。

2. 临床针挑应选择正确的体位，要求患者的体位舒适，既有利于准确选定穴位，又有利于防止晕针。

3. 暴露施术部位时，应注意保护患者的隐私及保暖。

4. 针挑过程中，必须注意患者的感觉，反复询问患者有无头晕、恶心、胸闷等不适，观察其颜面色泽有无变化，特别要注意久病体虚的患者，以防发生晕挑。

5. 施术宜轻、巧、准、疾（迅速），刺入深浅要适度，避免损伤龙路、火路及内脏，针头切忌在创口下乱刺、乱戳，针点要避开局部皮肤溃疡处及血管曲张处。

6. 对于出血性疾病患者或有出血倾向者、身体极度虚弱、神经过敏者慎用或不用。恶病质、急性传染病、精神病、过度疲劳、饥饿者，以及极度虚弱者、孕妇、婴幼儿、严重心脏病患者禁用。

7. 操作后针眼处必须严格规范消毒，保持施术部位皮肤清洁干燥，24小时内不宜淋浴，以防伤口感染。

8. 必须向患者交代，挑治后局部皮肤会出现红晕或红肿。挑治后有热痛感，停止针挑后 1 ～ 2 周可自行消失。若出现局部发痒，应避免用手搔抓针挑口，以免引起感染；若不小心抓破，不必惊慌，应注意保持清洁，用复合碘皮肤消毒液消毒即可。

9. 针挑后当日不宜剧烈运动和劳作，应注意休息。

10.治疗期间应清淡饮食，避免进食辛辣、油腻等食物。

五、临床验案

验案1：痤疮案

患者，女，26岁。主诉：面部出现红色丘疹15天。现病史：患者自诉15天前因食用辛辣食物后出现面部丘疹，以口周尤为明显，色暗红，伴疼痛。未曾系统治疗，现为求进一步治疗，遂来就诊。现症见：面部丘疹疼痛，色暗红，多发于口周，可见少量脓疱，面部油腻。月经周期可，量少，经前时有乳胀，无痛经，平素脾气暴躁，白带稍黄，口干口苦，出汗多，寐差，大便偏干，2日一行，食欲佳；舌尖红、苔黄腻，脉滑数。

诊断：西医诊断：痤疮。

　　　　壮医诊断：叻仇。

　　　　中医诊断：痤疮。

辨证：心肝火旺证。

治法：清肝泻火，凉血清心。

处方：壮医针挑疗法配合中药内服。

操作：挑治背部皮肤异常反应点4点、双肺俞、双肝俞、双脾俞。治疗时可见白色纤维状物，较粗，不易挑断。

中药内服：荆芥连翘汤加减，10剂，每日1剂，分2次服用。

二诊（初诊后1周）：丘疹颜色变淡，但仍有少量新发丘疹，大便调；舌淡红、苔薄黄，脉弦。取背部异常反应点6个，与第1次挑点无重复。此次白色纤维状物较上次减少，且较易挑断。予当归芍药散加桂枝茯苓丸加减，10剂，每日1剂，分2次服用。

三诊（初诊后2周）：丘疹大部分消失，面色红润，未有新的丘疹出现，大便正常，心情舒畅；又行3次针挑治疗以巩固疗效。

3个月后随访，患者面色红润光泽，痤疮未再发作。

按语：痤疮是毛囊及皮脂腺的一种慢性炎症性皮肤病。《素问·至真要大论》曰"诸痛痒疮，皆属于心"，意指一般皮肤疮疡，出现焮热疼痛瘙痒的症状，多属于心火炽盛，血分有热。《医宗金鉴·外科心法要诀》对肺风粉刺的记载："此证由肺经血热而成。每发于面鼻，起碎疙瘩，形如黍屑，色赤肿痛，破出白粉汁。"认为痤疮是肺风、肺热郁阻肺经所致。外治多以泻法为主，祛除血中郁热。本案患者正当身体盛壮之时，阳气有余，然情志抑郁，肝失疏泄，气郁化火，母病及子，则易心肝火旺，故见面生痤疮、经期乳胀、脾气暴躁、口苦、舌尖红、大便干等症。肝旺乘脾，脾虚生湿，湿浊下注，郁而化热，故见白带黄、苔黄腻等症。肺合皮毛，故本案挑刺背部反应点、肺俞、肝俞、脾俞以调肺、疏肝、理脾，疏通局部经络。痤疮初期，热毒在表，火郁发之，应以疏风清热为主，故予荆芥连翘汤加减；疱疹后期，皮肤色素沉着，瘀血残留，故予当归芍药散、桂枝茯苓丸活血化瘀以善其后。

验案 2：咳嗽案

患者，男，54 岁。主诉：反复咳嗽 3 个月余，加重 1 周。现病史：患者 3 个月前因受凉后出现咳嗽，夜间咳嗽加重，咳痰，痰黄质黏可咳出，无恶寒发热，无咯血，服用抗生素及止咳药物后症状未见明显好转。为求壮医治疗，遂来就诊。现症见：咳嗽，夜间咳嗽加重，咳痰，痰黄质黏可咳出，纳寐欠佳，大便干结，小便调，舌质红，苔稍黄腻，脉沉滑。查体：心、肺听诊未见异常。血常规、胸部摄片未见明显异常。

诊断： 西医诊断：慢性咳嗽。

壮医诊断：嗳埃。

中医诊断：咳嗽。

辨证： 痰热内蕴证。

治法： 清热肃肺，豁痰止咳。

处方： 壮医针挑疗法。

操作： 嘱患者取俯卧位，充分暴露背部，选取双侧大椎、肺俞、风门附近的针挑点（稍凸起于皮肤，暗红色）进行针挑，可挑出白色透明纤维状物数条，将其逐一挑断，挑尽为止。用无菌消毒纱布按压片刻止血。操作完成后，对穴位、挑治点再次消毒，贴创可贴。嘱患者服药期间禁酒，忌辛辣饮食。

二诊（初诊后第 1 日）：患者咳嗽、咳痰较前明显减少，继续予壮医针挑疗法。

三诊（初诊后 1 周）：患者咳嗽、咳痰基本消失，又行 3 次针挑治疗以巩固疗效。

按语：根据《中国壮医学》，"埃病"（咳嗽）是气道以咳嗽为主症的一种疾病。壮医认为，气道是人体与大自然之气互相交换的通道，进出于口鼻，其交换枢纽脏腑为"咪钵"（肺），病因有毒和虚两大类。故治疗多以"补虚、祛毒"为法。《素问·咳论》中提到对咳嗽病因的认识："皮毛者，肺之合也，皮毛先受邪气，邪气以从其合也。其寒饮食入胃，从肺脉上至于肺则肺寒，肺寒则外内合邪因而客之，则为肺咳"。西医认为慢性咳嗽是咳嗽持续时间超过 8 周，且以咳嗽为唯一或主要症状的疾病，部分患者胸部体格检查和胸片无明显异常。常见病因包括上气道咳嗽综合征、咳嗽变异型哮喘、嗜酸粒细胞性支气管炎、胃食管反流性咳嗽。咳嗽有利于气道清洁，抵御微生物入侵，是呼吸道防御保护反应，但是持续存在的慢性咳嗽会严重影响患者的身心健康及生活质量，所以需要积极治疗。本案患者因风受凉，邪气入里，肺气失宣，津液凝滞，化痰生热，故见咳痰，痰黄质黏，舌质红，苔稍黄腻，脉沉滑之象，故取大椎、肺俞、风门附近的针挑点挑刺以清肃肺部之痰热。

验案 3：颈椎病案

李某，男，45 岁，厨师。主诉：反复右侧颈肩疼痛 5 年。现病史：患者从事厨师工作，低头持勺较多，经常肩部负重，导致右侧颈肩部疼痛，颈部向左转稍受限，曾在外院被诊断为"颈椎病"，平时自行用膏药敷贴止痛，未见明显改善，现为求壮医治疗来我科就诊。现症见：左肩颈疼痛难忍，右手活动时疼痛加剧。纳寐一般，二便调，舌质暗，苔薄白，脉弦涩。

诊断： 西医诊断：颈椎病。

中医诊断：活邀尹。

中医诊断：项痹。

辨证： 气滞血瘀证。

治法： 活血化瘀，行气止痛。

处方： 壮医针挑疗法。

操作： 嘱患者取俯卧位，充分暴露背部，取颈椎 4～6 棘突下压痛点挑刺治疗。

3 天后复诊，患者诉其疼痛大减，颈部活动不再受限。再取颈椎龙脊穴及肩胛冈上肌压痛点针挑治疗。共挑 3 次，诸症消失。

随访半年余，患者自诉颈肩痛未复发。

按语： 壮医认为所有痛证均为龙路或火路阻滞不通而引起的，龙路和火路在人体内虽未直接与大自然相通，但却是维持人体生机和反映疾病动态的两条极为重要的内封闭通道。龙路是血液运行的通道，主要功能是为内脏、骨肉输送营养；火路为传感之道，其中枢在"巧坞"（大脑）。嘘嘞运行不畅，阻滞龙路、火路，即可产生痛证，故在治疗上，通调龙路、火路，疼痛方能消除。本案通过挑断颈部异常增生的纤维组织和瘀滞结节，排出瘀毒，进而刺激神经肌肉松解，使龙路、火路得以通畅，疾病得以治愈。

（贺诗寓）

第九章　壮医火针疗法

一、技术简介

壮医火针古称"焠刺""烧针"。壮医火针疗法是在壮医筋结理论及三道两路理论指导下，结合壮医经筋查灶－消灶法，对局部网结点进行精准定位，将针尖烧红后迅速刺入人体一定穴位或部位，以治疗疾病的一种方法。

1. 技术特点

（1）精准查灶：依据壮医经筋理论，利用"手—肘"对人体经筋节点（条索状筋结）进行诊查，注意筋结形成的特征，临床上分为点、线、面多维性筋结。通过经筋查灶，明确施治部位。

（2）针具便捷：传统火针直径在 0.40mm 以上，而本法使用的是普通的针灸针，常规直径为 0.25mm，方便取材。

（3）重视调气：该疗法的核心技术在握针的技巧，操作全程贵在守气，凝神聚力于指下，手如握虎，即使针体很细，握住针柄进针，也不容易弯针。

（4）配合拔罐：火针施术完毕后，迅速配合气罐局部吸拔，使瘀血快速地被拔出，让气血复归于平衡。

2. 理论基础

（1）调理气血、疏通道路：壮医认为"疾患并非无中生，乃系气血不均衡"，壮医对气血极其重视，气血理论是壮医的生理病理观的重要组成部分。气血的运行与经络息息相关，经络是人体气血运行的通道，外络肢节，贯通上下左右，将内部的脏腑与外部的组织器官联结成一个有机的整体。在正常情况下，人体气血平衡，处于健康状态。壮医学认为，构成人体本源的是气。气能生血，气和血代表一阳一阴，气是构成人体的最基本物质，也是维持人体生命活动的最基本物质。血是人体精神活动的主要物质基础。血液（壮语称为"勒"）得天地之气而化生，赖天地之气以运行，气血并行于龙路，滋润营养全身。壮医火针疗法，上部通龙路、火路，中部通谷道和气道，下部通水道。火路是人体内的传感通道，龙路是人体内血液的通道。龙路内气血循环往来，如环无端，到达机体各个部分，能为机体输送营养，充养全身的脏腑组织。火路有中枢、主干、分支及网络，能贯通人体的谷道、气道、水道及龙路。谷道是气血化生的主要场所，直接与大自然相通，五谷通过口进入人体，通过谷道消化吸收，变成气血化生之源。气道是人体之气与大自然之气相互联系交换的场所和进出通道。人体通过口鼻吸入营养物质，又通过口鼻把代谢物化生的废气排出体外，进而完成气体的交换。若诸毒瘀阻滞了头部龙路、火路网结系统，则气血壅滞、道路不通，导致疾病发生。壮医火针治疗在辨证施穴的基础上，能够调整三道两路气血，使人体最终能够气血同步，归于平衡的健康状态。

（2）清热解毒、祛瘀排脓：明代高武的《针灸聚英》记载："人身诸处皆可行针，面上忌之。凡季夏，大经血盛皆下流两脚，切忌妄行火针于两脚内及足……火针者，宜破痈毒发背，溃脓在内，外皮无头者，但按肿软不坚者以溃脓。"《理瀹骈文》云："夫热症可以用热者，一则得热则行也，一则以热能引热，使热外出也，即从治之法也。"明确了火针有祛瘀排脓、清热的作用。壮医火针疗法就是借助针尖热力引郁热之气外发的功能，而达到解毒通经活血的作用，同时利用炽热的针体以热引热，引邪外出，振奋正气，又可以促进局部毛细血管扩张，促进血液流通，促进炎性组织吸收，减轻病痛。

（3）温通经络、以温达补："温通"，是"以温促通"，"通"具有通畅、通达、通调等含义。火针的温通效应，即通过针尖的温热刺激作用于人体特定部位，产生使人体气血运行通畅的效应。"温补"即"以温达补"，"补"具有补助、补益、补充等含义。火针的温热刺激作用于特定腧穴或部位，可以产生补益人体气血和提高其功能的效应，结合五输穴的五行属性，运用五行相生作用，虚则补其母，进而达到调整经络脏腑功能的作用。如火针点刺太渊穴，起到调补肺气的作用。

（4）经筋查灶、结散脉通：壮医创立的"经筋查灶法"，是利用经筋理论探查病灶的方法。经筋是"联缀百骸""维络周身"的组织结构。其循行分布均起始于四肢末端，结聚于关节骨骼部，走向头面、躯干，行于体表。经筋具有约束骨骼、屈伸关节、维持人体正常运动的作用。经脉气血的滞留和瘀积，使其产生强烈收缩，火针在病灶点施治，可以温通散结，使瘀滞畅达、阴阳调和，达到扶正祛邪的目的。

二、适用范围

壮医火针疗法用于治疗寒凝血滞、经络痹阻引起的各种病证，如风寒湿痹、痛经、经闭、寒疝腹痛等；用于治疗外感风寒表证及中焦虚寒引起的呕吐、腹痛、泄泻等；用于治疗脾肾阳虚、元气暴脱之证，如久泄、久痢、遗尿、遗精、阳痿、早泄、虚脱、休克等；用于治疗气虚下陷、脏器下垂之证，如胃下垂、肾下垂、子宫脱垂、脱肛及崩漏日久不愈等。

三、技术操作

1. 施术前准备

（1）诊疗环境：环境卫生要求应符合 GB15982—2012《医院消毒卫生标准》的规定，保持环境安静，清洁卫生，避免污染，温度适宜。

（2）材料准备

①针具：一般选用 0.25mm×40 mm 或 0.30mm×70 mm 的普通针灸针，对于技术操作不够熟练者，也可选用直径 0.35 mm 的针灸针进行操作。

②气罐：根据不同部位选取大小合适的气罐。

（3）选穴方法

①循经取穴：根据患者病变部位与其所属经络之间的关系，在相应的经络上选取适当的穴位进行治疗。

②邻经局部取穴：在病变局部邻近的经脉上取穴，称为邻经局部取穴。

例如，胃痛可以取章门，目疾可以取风池。

③阿是穴取穴法：是以痛点或按之疼痛之处为施术部位的取穴方法。

④辨证取穴：是在辨证的基础上结合腧穴特点选取穴位的方法。

⑤经验取穴：在长期的治疗实践中积累的治疗经验，发现某些部位对某些病证有特殊的治疗作用。

以上几种选穴方法，在临床上可单独运用，也可以结合应用，视病情而定。

（4）体位选择：患者体位的选择是否恰当，对穴位的准确定位、刺血的施术操作以及防止晕针等，都有很大影响，如病重体弱或精神紧张的患者，采取坐位，易使患者感到疲劳，往往容易发生晕针。因此，施术时患者的体位选择非常重要。临床运用中，常采取仰卧位、侧卧位、俯卧位、仰靠坐位、俯伏坐位、侧伏坐位等。

在临床上，除上述常用体位外，还要根据腧穴的具体要求选取不同的体位。同时，尽可能用一种体位针刺相应的穴位，避免采取两种或两种以上体位。对初次针刺、精神紧张或年老体弱的患者，有条件时，应尽量采取卧位，以防患者感到疲劳或晕针。

（5）消毒

参照前面章节的消毒要求处理。

2. 施术方式

（1）查灶诊病：采用手触诊法，即用拇指的指尖、指腹与其他四指的指合力作为探查工具，对按查部位做各种手法检查，结合"正与异"感觉的对比方法和患者对检查的反应，确定阳性病灶，为诊断提供依据。

常见经筋病灶高发区，包括经筋病灶高发点、经筋病灶高发线、面性反应病灶、多维性反应病灶，其中经筋病灶高发点包括肌筋的起点及终止附着点、肌筋的交会点、肌筋的力学受力点以及游离骨质点，经筋病灶高发线指骨缝沟、线和经筋循行径线连锁反应型病灶等，遵循壮医筋结的"点—线—面"规律。

筋结点，是肌肉长期非生理地收缩，超阈值作用于肌筋受力点，可导致损伤性筋结点的产生。

筋结线，当肌肉附着的一端出现损伤性筋结点时，肌肉另一端的附着点也常伴有轻重不等的损伤点，将两点相连，则成为一条筋结线。

筋结面，是由于机体运动协同肌都居于主动肌两侧，因此，协同肌损伤的痛点就分布于主动肌力线的两旁。将这些协同肌的筋结线与主动肌的筋结线相连，则形成一个"筋结面"。

（2）顺调气息：在操作过程中，要时刻把握一个"顺"字。①体位要顺应。操作者要保持自己的体位处于舒适状态，这样更有利于调整自身气息，凝神聚气。②患者要顺从。患者从心理上接受并顺从施术者，这样在治疗过程中才更顺利。③握针要顺畅。施术者在施术前，持捏针柄的力度要适宜，以稍紧为度，不得过度用力，这样进针才会更顺利、流畅。施术者凝神聚力于指下，手如握虎，因为针体很细，所以对于调气的要求更讲究，需要集中意念、聚精会神，即使握住针柄进针，也不容易造成弯针。

（3）火针消灶：是在筋结病灶或者穴位上，用火针以固灶行针、一孔多针以消灶治病的方法。具体操作：对已定位好的筋结点或穴位进行常规消毒，选择规格适合的针灸针，施术者托住点燃的酒精灯，另一手拿住针柄并将针体烧红 0.5～2 cm，迅速刺入病灶点。与常规针灸疗法相比，针刺消灶法着重于以下 4 点：

①固灶行针，快速进针，一般不留针。

②对病灶局部施行多针疗法，但行针要有次序，轻重有区别，深浅要得当，操作细致，安全施术。

③两手配合，动作协调。

④根据施针术的需要，变动患者的体位，使针刺到达病灶。

火针消灶法的分类：

①腧刺法：于腧穴的位置进行施针。按照经筋病证的临床表现及治疗的需要，选择具有"结灶"明显特征的腧穴，施以"消灶"针术。

②经刺法：以经筋循行的经筋线施治为主，有单经刺疗、多经病变以及两者同时刺疗的方法。施治时，分段于经线"结灶"最显著的部位行火针

刺激。

③ 经穴区带刺疗法：按照"经穴区带"检查，发现经筋病变呈区带性阳性病证时采用的刺疗法。经穴区带刺疗法具有良好的"解锁"功效，同时对心胸相引的胸气街病证及腹气街病证均具有较好的疗效。经筋病灶刺疗法是对不同部位的病灶及不同病灶性质做灵活多变的刺治方法，以"实施要素"的总要求对不同区域性病灶采用不同的刺治方法。例如，刺激颞筋区的病灶，针对头皮薄而紧的特点，重点对颞上线、前颞肌筋、后颞肌筋、小皱眉肌筋及颧肌筋膜查灶刺治，并以点刺为主；对肩部筋区的"消灶"刺治，则根据本区域肌筋的分布特点、肌肉丰厚等情况采用掐持方法，将冈上肌筋、斜方肌筋及小菱形肌筋等作为"消灶"刺治的重点，常用移行针刺法。

④ 点刺疗法：即对施治区域采用针尖点刺，达到治愈疾病的一种治疗方法。此疗法具有使用灵活的优点。

（4）火罐消灶：待火针施术完毕，可根据部位选择大小合适的气罐，迅速吸拔患处，留罐 8 ～ 10 分钟后拔出气罐，使瘀血外散。若出血量少，可摇动气罐，增加出血量，有助于排除体内湿、寒邪毒。

3. 施术后处理

（1）施术后的正常反应：施治后，火针局部皮肤多有灼热感。若无红肿、起疱，则无须特殊处理，保持部位洁净，避免表皮溃疡引发感染。

（2）施术的善后与处理：如出现晕针、血肿、出血、刺伤重要脏器等针刺意外，参照前面章节处理。

四、注意事项

1. 外感温病、阴虚内热、实热证一般不宜施治。

2. 过劳、过饥、醉酒、大渴、大汗、大惊、大恐者不宜施治。

3. 施术前应向患者解释操作目的，详细介绍操作内容，解除患者的思想顾虑，消除紧张心理，取得患者的配合后，方可进行治疗。

4. 操作过程中应小心、谨慎、迅速，刺入深浅要适度，避开血管、肌腱、神经干及内脏器官，以防损伤。

5.针刺后要严格消毒针孔，防止感染（壮医称为"染毒"）。

6.针刺后，局部呈现红晕或红肿未能完全消失时，应避免洗浴，以防感染。

7.针刺后局部发痒，不能用手搔抓，以防感染。

8.一般无不良反应，但由于体质和症状不同，部分患者在开始治疗时可有微热、口干等情况，无须处理。

9.面部针刺时应慎重本疗法。

五、临床验案

验案1：膝关节骨性关节炎案

患者，男，69岁。主诉：反复双膝关节疼痛、活动受限1年余。现病史：患者自诉1年余前在无明显诱因出现双膝关节疼痛，未系统治疗。现为进一步治疗遂至我科门诊就诊。现症见：双膝关节疼痛，双膝关节局部无肿胀、无瘀点瘀斑，局部肤温正常，双膝关节缝隙及膝眼部压痛明显，双膝关节活动受限，浮髌试验阴性，回旋挤压试验阴性，研磨试验阴性，双膝内翻试验阳性，双膝外翻试验阴性，末端血运、感觉、活动正常。

诊断：西医诊断：双膝关节骨性关节炎。

　　　　中医诊断：痹证。

辨证：寒瘀痹阻证。

治法：温经通脉，活血止痛。

处方：予壮医火针疗法。

操作：在腘筋区腘窝浅中深层肌筋及其上下左右角附着的肌筋施行火针，按操作规范施术。术后告知患者火针当天的正常反应为针孔发红、发痒，注意不能搔抓，当天不能洗澡，清淡饮食。

隔7天1次，共治疗8次后，患者疼痛症状消失，随访9个月未再复发。

按语： 膝关节骨性关节炎属于中医学"痹证"范畴。《素问·痹论》曰："风寒湿三气杂至，合而为痹。"《灵枢·寿夭刚柔》曰："久痹不去身者，视其血络，尽出其血。"本案患者发病1年多，病情较久，所以运用火针配合局部气罐吸拔，不仅结合了火针的温通作用，还有气罐放血的祛瘀效果，两者相结合，以达到治病的目的。

验案2：偏头痛案

患者，女，43岁。主诉：反复右侧头痛17年。患者自诉17年前无明显诱因下出现右侧偏头痛，每于月经前7～10天发作，发作时，剧痛难忍，痛有定处，月经过后头痛消失。未曾系统治疗，现为求壮医治疗遂来我科就诊。现症见：右侧头痛，平素月经规律，有血块，色暗，量正常，偶有痛经，舌质暗，苔薄白，边瘀紫，脉弦细涩。壮医筋结查灶法诊查：右侧颞中线筋结（++）、右侧肩胛上神经筋结（++）、颈斜角肌筋结压痛（+++），余查体未见异常。辅助检查：颅脑CT未见异常。

诊断： 西医诊断：偏头痛。

中医诊断：头痛。

辨证： 冲任虚寒、瘀血阻滞证。

治法： 温经通脉，活血化瘀。

处方： 给予筋结点壮医火针治疗。

操作： 在右侧颞中线筋结及右侧肩胛上神经筋结施行火针。火针操作后，在右侧肩胛神经筋结处快速用气罐吸拔，加强温通化瘀效果。

隔7天1次，共治疗5次，患者头痛症状消失，随访半年未再复发。

按语： 患者每于月经前开始出现头痛，疼痛部位以少阳经为主；其平素月经有血块，色暗，偶有痛经，舌质暗，苔薄，边瘀紫，脉弦细涩，乃属冲任虚寒、瘀血阻滞所致。月经前冲脉、任脉气血不足，失于温煦，气血不畅，不通则痛。采取局灶点进行火针放血，不仅能增强人体阳气，调节体内脏腑，同时也能祛瘀生新，出血少许，有利于邪气排出。

验案 3：痛经案

患者，女，30 岁。主诉：反复经行腹痛 10 余年，再发加重 3 个月。再发现病史：患者自诉 14 岁初潮后开始出现经期小腹疼痛，痛尚可忍，近 3 个月疼痛加重，痛时汗出，下肢无力，伴有腰酸、头晕。未曾系统治疗，现为求壮医治疗遂来我科就诊。现症见：经行腹痛，伴腰酸、头晕，月经周期推迟 3 ~ 4 天，量少，色暗，有血块。寐可，二便调，舌质暗，苔白，脉弦细。查体：小腹部压痛。壮医筋结查灶法诊查：右侧腹筋区筋结（++），骶尾部（八髎区）筋结（+++）。辅助检查：彩超示：子宫、附件未见异常。

诊断： 西医诊断：原发性痛经。

中医诊断：经行腹痛。

辨证： 血虚寒凝证。

治法： 温经散寒，理气止痛。

处方： 予壮医火针疗法。

操作： ①火针穴位点刺法，天枢、气街、中极、血海、足三里、地机、次髎、合谷、三阴交；②壮医筋结火针消灶法，在右侧腹筋结、骶尾部筋结施术；③火罐吸拔，火针操作后，快速进行气罐吸拔，以加强温通效果。

患者在每次月经前后 3 天进行壮医火针治疗，治疗 3 个周期后痛经消失，随访 1 年无复发。

按语： 女子以肝为先天，肝藏血，经行腹痛主要是由于胞宫气血运行不畅。月经以血为本，以气为用，冲任血盈，溢于胞宫，出于阴道，是为经水。经血的运行与聚散，均赖于气。若气血充沛，气血和顺，月经道路畅通，便无痛经之苦。如气虚血少则血海空虚，气滞血瘀则经行不畅，加之感受寒湿之邪，均可引起痛经。治疗上，采取局部筋结区和相应穴位配合火针治疗，既调节了人体的气血，激发体内阳气以散寒，也可以疏通胞宫瘀堵之经血，最后达到温经散寒止痛之目的。

验案 4：颈椎病案

患者，女，35 岁。主诉：反复左侧颈肩部疼痛 3 个月余，加重 2 天。现病史：患者于 3 个月前，因长时间从事编织工作，感觉左侧颈肩部疼痛不适，病情常在劳累、受凉、淋雨时加重，曾在多家医院被诊断为"颈椎病"，但经多方治疗均未治愈。2 天前因秋收切割稻谷后，症状明显加重。现为求壮医治疗，遂来我科就诊。现症见：左侧颈肩部疼痛难忍，颈部、左手活动时疼痛加剧。舌质暗，苔白略厚，脉弦涩。查体：①颈椎生理曲度变直，臂丛神经牵拉试验阴性，椎间孔挤压试验阴性，颈下三角筋区压痛（++）；②乳突下筋区压痛（+）；③右颈侧筋区压痛（+++）。辅助检查：颈椎摄片示颈椎生理曲度变直，第 2、3 颈椎后缘骨质增生。

诊断： 西医诊断：颈椎病。

中医诊断：项痹。

辨证： 寒湿阻络证。

治法： 散寒除湿，通络止痛。

处方： ①壮医经筋手法；②壮医火针疗法，在颈部筋结区进行火针治疗。

操作： ①壮医经筋手法：采用肘关节之尖（鹰嘴）、钝（肱骨内髁）、硬（前臂尺骨软面）、软（前臂内侧面）四个部位配合拇指及四小指顺着病变部位的经筋线进行全线按、揉、点、推、弹拨、捏拿等分筋理筋手法，切记手法要"中灶"，刚柔并济。②壮医火针疗法：对颈下三角筋区、乳突下筋区、右颈侧筋区 3 个反应区进行火针治疗。

每周治疗 1 次，治疗 6 次后，患者颈肩部疼痛症状消失。随访 3 个月，患者已无不适。

按语： 风寒湿邪最易伤筋，《素问·阴阳应象大论》载："地之湿气，感则害皮肉筋脉。"颈部感受寒湿之邪入侵，进而引起局部的不适。该案例采取壮医经筋手法与壮医火针疗法相结合，通过对颈部进行理筋分筋的手法，快速疏通颈部经络气血，加之火针筋结区的温通手法，快速疏散局部寒湿之气，最终达到临床治愈。

附：常见病的火针疗法穴位处方

1. 风寒表证

治则：疏风解毒、宣肺散寒。

主穴：风池、列缺、外关、肺俞。

配穴：风寒夹湿加取阴陵泉；气虚者加足三里；身痛加大杼。

2. 咳嗽

（1）外感咳嗽：取手太阳、手阳明经穴为主。

治则：疏散外邪、宣通肺气。

主穴：肺俞、列缺、合谷。

配穴：发热加曲池、大椎；恶寒加风池；咽痛配少商、尺泽。

（2）内伤咳嗽

治则：养阴清肺、理气化痰。

主穴：肺俞、风门、膻中、太渊、脾俞。

3. 痛经

（1）寒湿凝滞证

治则：温经散寒、祛湿止痛。

主穴：中极、归来、地机。

配穴：湿甚者加阴陵泉。

（2）肝气郁结证

治则：疏肝解郁、活血通经。

主穴：气海、归来、太冲、三阴交。

配穴：胸肋胀痛加阳陵泉。

（3）肝肾亏损证

治则：补益肝肾、调理冲任。

主穴：肝俞、肾俞、关元、太溪、足三里。

配穴：肾阳虚者加命门。

4. 遗尿

治则：补肾益气、健脾固涩。

主穴：关元、三阴交。

配穴：膀胱失约证加膀胱俞；肾气不足证加命门、肾俞、气海；脾气不足证加足三里。

5. 腰痛

治则：通经活络。

主穴：肾俞、委中、腰阳关。

配穴：湿甚者加阴陵泉、三阴交；劳损者可取局部阿是穴；肾阴虚者取太溪；肾阳虚加命门、关元。

6. 痹证

治则：疏风利湿、温经散寒、通经活络。

主穴：全身关节痛：曲池、足三里、外关、阳陵泉、绝骨。

　　　脊柱痛：大椎、肾俞、身柱、筋缩、脊中。

　　　肩关节痛：肩髃、肩髎、肩贞。

　　　上肢痛：曲池、肩髃、外关、合谷、后溪。

　　　肘关节痛：曲池、少海、手三里、合谷。

　　　髋关节痛：秩边、环跳。

　　　膝关节痛：天柱、后溪、大陵、照海、昆仑、大钟。

7. 痿证

治则：通经活络、濡养筋脉。

主穴：上肢：肩髃、曲池、合谷；

　　　下肢：髀关、梁丘、足三里、解溪。

配穴：血瘀证加血海；肺热证加尺泽、肺俞。

8. 头痛

治则：通经活络。

主穴：百会、太阳、头维、上星、合谷、阿是穴。

配穴：夹寒者加肺俞、后溪；风邪者加风池、风府；夹湿者加阴陵泉；血瘀者加血海；肾虚者加肾俞、太溪。

9. 月经后期

治则：温经散寒、行血调经。

主穴：气海、三阴交、水道。

配穴：寒实证配子宫、天枢、地机；虚寒证配命门、关元、归来。

10. 阴挺

治则：补脾益肾、固摄胞宫。

主穴：百会、气海、维道、子宫。

配穴：肾气虚陷证配足三里、气海；肾阳虚证配关元、肾俞；膀胱膨出者配曲骨、横骨。

11. 遗尿

治则：补肾益气、健脾固涩。

主穴：关元、三阴交。

配穴：膀胱失约证加膀胱俞；肾气不足证加命门、肾俞、气海；脾气不足证加足三里。

12. 腹痛

（1）寒邪内侵证

治则：温中散寒、理气止痛。

主穴：中脘、神阙、天枢、足三里。

配穴：恶寒发热者加合谷。

（2）脾阳不振证

治则：温补脾胃。

主穴：脾俞、胃俞、中脘、气海、足三里。

配穴：脾肾阳虚者加命门；便溏者加阴陵泉。

（3）气血瘀滞证

治则：疏肝理气、活血止痛。

主穴：膻中、气海、阳陵泉、内关、太冲。

配穴：胁痛加期门。

（曾秋潮）

第十章 壮医气机针法

一、技术简介

壮医气机针法是以壮医理论为指导，通过对发旋穴、调气穴、脉证穴位等特定穴位进行针刺，从而调节人体气机，疏通三道两路，改变人体脉象、面象、舌象及症状，达到天地人三气同步的壮医针灸疗法。

1.技术特点

壮医气机针法是流传于壮族民间的一种独特的针灸方法，起源于广西壮族自治区，是黄氏家族先人经过学习古人的针灸理论并结合自己的临床治疗经验总结得出的特色诊疗技术，由黄氏祖先所创，并口口相传，传至如今已是第四代，已有逾百年的历史。代表性传承人黄智姜医生将其整理、归纳、总结并推广应用。该疗法历史悠久，具有浓厚的壮族特色，临床应用广泛，适应证广，且疗效确切。

（1）主张道路传导：壮医在长期的临床实践中发现，龙路和火路是人体内的两条非常重要的通道，龙路的中枢在"咪心头"（心），主运行嘘（气）嘞（血），营养全身；火路的中枢在"巧坞"（大脑），主传导信息，使人能及时做出反应。壮医道路学说认为，三道（谷道、水道、气道）、两路（龙路、火路）将人体联结成为一个有机整体，并在体表有相应的穴位分布，刺激这些特定穴位可以通过道路传导反馈给"巧坞"（大脑），从而调控全身，调节、激发、通畅人体气血，增强正气以祛邪外出，使天地人三气复归同步而病愈。

（2）取材简便，价格低廉：使用普通毫针、消毒用具即可完成操作。

（3）适应证广：内科、外科、妇科、儿科、男科、耳鼻喉科、皮肤科等临床多学科疾病及各种疑难杂症，均可使用本疗法治疗，并收效良好。对痛证、中风及中风后遗症、精神类疾病、消化系统疾病有显著疗效，甚者立竿见影。亦可用于家庭式养生保健，调理亚健康状态，做到未病先防。

（4）疗效确切：壮医气机针法以发旋穴、调气穴为主穴，通过脉证定穴位，通过调节气机，调节三道两路，从而能调控巧坞，改善脏腑功能，"有诸内必形诸外"，达到即时改变患者脉象、舌象、面象及症状的功效。临床治疗病种甚多，对于治疗多学科常见疾病有确切疗效，对痛证、中风及中风后遗症、精神类疾病、消化系统疾病有速效。

（5）易于学习及推广：壮医气机针法简单易学，易于掌握，一般通过一段时间的学习即可掌握。既可在医院使用，亦可在广大乡村基层推广运用，家庭保健也可运用。壮医气机针法目前已在全国各地推广应用，均收效良好。

2. 理论基础

（1）三道两路理论：三道两路理论是壮医理论体系的重要内容之一，主要研究人体谷道、水道、气道、龙路、火路五条道路的内涵及运动规律。根据三道两路理论，人体的这五条重要通道，与人体其他脏器相互沟通，将天部、地部、人部联结成一个有机整体，共同完成人体的生理功能。

壮医认为，火路是三道两路的核心，是三道两路中最重要的部分。壮医气机针法尤为重视对火路的调控。壮医火路有中枢，有主干，有支节，有网络。贯通人体的谷道、水道、气道、龙路，以及天部（上部）、人部（中部）、地部（下部）三部。主干分龙头、龙颈、龙身、龙尾四部分。"巧坞"为龙头，位居人体上部属天，位高而权重，是火路化生和调节的枢纽脏腑，又是火路的中枢所在，还是人体各部的总指挥部；颈部称为龙颈；腰背部称为龙身，民间壮医习称为"龙脊"；骶尾部称为龙尾。火路还有分支和网络，其分支和网络遍布全身，龙头的网络分支分布在头部，龙颈的网络分支分布在颈部及上肢，龙身的网络分支分布在腰背部和相应的胸腹部，龙尾的网络分支分布在骶尾部及下肢。著名壮医专家覃保霖认为，从颈椎沿脊柱两侧直抵尾骨的状如巴掌宽的狭长区域，即火路的主干，有"神经走廊"之义，壮语原称"排廊"，恰为火路主干分布的区域，也是壮医针灸背廊穴取穴的部位。从解剖学角度看，这一狭长区域最接近自主神经系统中枢；从临床疗效看，针灸这一区域的背廊穴，不但可以调整整个中枢神经功能，而且还能统摄五脏六腑病证，从而可以调治全身疾病。火路畅通，调节有度，人体三部之气就能保持同步协调平衡，并能与大自然的天、地二气保持同步，即处于健康状态。

壮医气机针法中的脉证穴位，更强调使用毫针直接刺激火路，通过火路将治疗信息传导到"巧坞"，再由"巧坞"整体调控，通过三道两路使天地人三气同步，从而达到治疗疾病的目的。

（2）强调"巧坞"主神论："巧坞"（大脑）是人体极为重要的器官，是生命要害所在，是火路化生和调节的枢纽，全身各脏腑组织器官的活动都受巧坞的调控。巧坞主导人的神志、语言及思维能力，凡是神志方面的疾病均可通过治疗巧坞来调节。壮医气机针法针刺发旋穴可以直接刺激和治疗巧坞，而脉证穴位直刺火路，火路将修复信息传导至巧坞，直接和间接激发人体的巧坞发挥作用，整体调控全身脏腑组织器官及三道两路，修复受损部位，以达到治疗疾病的目的。

（3）气血为本，重视调气："气机失常"是疾病产生的根本原因，也是病机。《灵枢·刺节真邪》云："用针之类，在于调气。"《灵枢·终始》曰："凡刺之道，气调而止……"针刺调气是针灸治病的关键，通过调理人体气机，使其恢复正常的运行，进而调节人体阴阳的平衡，以达到祛病强身的目的。正如《灵枢·根结》所载："故曰用针之要，在于知调阴与阳，调阴与阳，精气乃光，合形与气，使神内藏。"通过针刺使气血调达顺畅，从而获得"阴平阳秘，精神乃治"的效果。

壮医气机针法从气化层面研究人体，运用中国传统医学的意象思维对人体气化作用的各种形式和人体表象进行观察，取象比类、综合演绎，分析归纳出意象病理、病机模型。故在治疗过程中，通过望闻问切四诊合参，来测知体内气机的活动状态，形成整体印象，从而准确诊断人体气机失衡之处。在治疗上，通过针刺来调节厥逆、阻滞、陷下等不平之气，使得气血趋于平和，以达到调整人体阴阳平衡的目的，从而实现人体内外环境的动态平衡。

（4）发旋穴（天星针）：每一个生命都有一个旋，这是自然和宇宙赋予的血脉之印。每个人都有发旋，发旋是人体与自然密切联系的"生命密码"，也是人体气机升降的"健康密码"。发旋是人体能量汇聚的地方，在人胚胎发育的第四周末就开始生长，到胎儿第五个月时，头上就长满了绒毛，并逐渐形成较粗黑的头发。到胎儿出生时，头顶上的发旋便依稀能辨认了。发旋穴，又名天星，位于天部，头顶处，头顶头发旋涡处。"头为诸阳之会"，因此发旋穴也是人体能量最高的部位。其位于巧坞之上，因此可以调控巧坞的功能以治疗全身疾病。

关于发旋穴，历代医家有许多文献记载。最早的描述见于《黄帝明堂经》，在《黄帝明堂经·头直鼻拟发际一寸循督脉却行至风府凡八穴第二》中载："在前顶后一寸五分，顶中央旋毛中，陷可容指。"宋代《铜人腧穴针灸图经·督脉》言发旋穴："在前顶后一寸五分，顶中央旋毛中，陷容豆。"明代徐春甫在《扁鹊神应针灸玉龙经》曰："顶中央旋毛中，取眉间印堂至发际折中是穴。"明代朱橚认为发旋是足太阳经在头部的交汇处，并认为发旋就是三阳五会，其在《普济方·针灸·足太阳膀胱经》中述："足太阳之脉，起于目内眦（内眦谓目之大角也），上额交颠上（颠顶也，顶中央有旋毛可容豆，乃三阳五会也）。"发旋中不管是容豆还是容指，其下凹陷是可以肯定的。发旋在头顶，是三阳五会，还是在顶后一寸五分，各文献之间描述的定位各有差异，值得后世商榷。

壮医认识中，发旋穴即头顶头发旋涡处，如有两个或多个旋涡者，分别取之。发旋穴具有醒"巧坞"、开脑窍、安神、止痛、引热下行的功效。可通调龙路、火路。主治中风、头痛、眩晕、伤暑、霍乱、小儿夜啼、急惊风等症。

（5）调气穴：壮医气机针法将胃之募穴即脐上 4 寸定为调气穴。调气穴有调节气机，通龙路、火路，调气道、谷道、水道的功效。通过针刺调气穴，可以将人体的正气通过龙路、火路、谷道、气道、水道疏通往天地人三部，提升机体的自我免疫力与修复力，使机体恢复健康。

调气穴，可调后天之本，无论虚实皆可调理，对气机紊乱所致病证效果尤佳。还可用于四肢疼痛、荨麻疹、绕脐腹痛、淋证、妇人血冷不受胎、胃痛、呕吐、呃逆、腹痛、腹胀、泄泻、痢疾、疳积、黄疸、水肿等疾病。

（6）脉证穴位：脉象能反映人体的健康状况，寸脉候心、肺，关脉候肝、脾，尺脉候肾、命门。通过壮医气机针法独创的双手诊脉法，比较三部脉的小、大、疾、迟、热、寒、陷下之处，诊病之所在。根据脉象及症状，结合脐行穴、龙脊穴及相应脏腑原穴而定穴。寸部病变，取大陵、大椎、膻中、太渊；关部病变，则取太冲、中枢、中脘、太白；尺部病变，取太溪、命门、关元、间使。根据男女气血方位不同，取穴又有左右之分。

二、适用范围

适用于内科、外科、妇科、儿科、男科、耳鼻喉科、皮肤科等临床多学科疾病及各种疑难杂症。对痛证、中风及中风后遗症、精神类疾病、消化系统疾病有显著疗效。亦可用于健康调理，未病先防。

三、技术操作

1. 施术前准备

（1）诊疗环境：环境卫生要求应符合 GB15982—2012《医院消毒卫生标准》的规定，保持环境安静，清洁卫生，避免污染，温度适宜。

（2）材料准备：治疗盘（垫治疗巾），内盛各种型号的一次性毫针（管针）、75% 的乙醇、棉签、弯盘、大浴巾、脉枕、一次性利器盒。

需要注意的是，选择针具应根据患者的性别、年龄、胖瘦、体质、病情、病位及所选穴位，选取长短、粗细适宜的针具。

（3）选穴及针刺方法

①发旋穴

取穴定位：位于天部，头顶处，头顶头发旋涡处即穴位。

局部解剖：布有帽状腱膜和左右颞浅动、静脉及左右枕动、静脉吻合网，分布有枕大神经分支与额神经分支。

穴位功能：通龙路火路，调气补虚，醒巧坞，开脑窍，安神，止痛，引热下行。

穴位主治：脱肛、子宫脱垂、胃下垂等中气下陷性疾病；阳痿、早泄、遗精、遗尿、前列腺炎、前列腺肥大等男科疾病；亦可用治低血压、宫颈炎、阴道炎、过敏性哮喘、慢性支气管炎、体质过敏、中风、头痛、眩晕、伤暑、霍乱、小儿夜啼、急惊风等疾病。

针刺方法：选用 0.30mm×40mm、0.35mm×40mm 一次性毫针沿皮下骨膜外、帽状腱膜下疏松结缔组织处，从中心点向周围针刺。其中 0°和 180° 为发旋穴（天星针）必刺方向，其他方向根据患者病情酌情选择。（图 10-1）

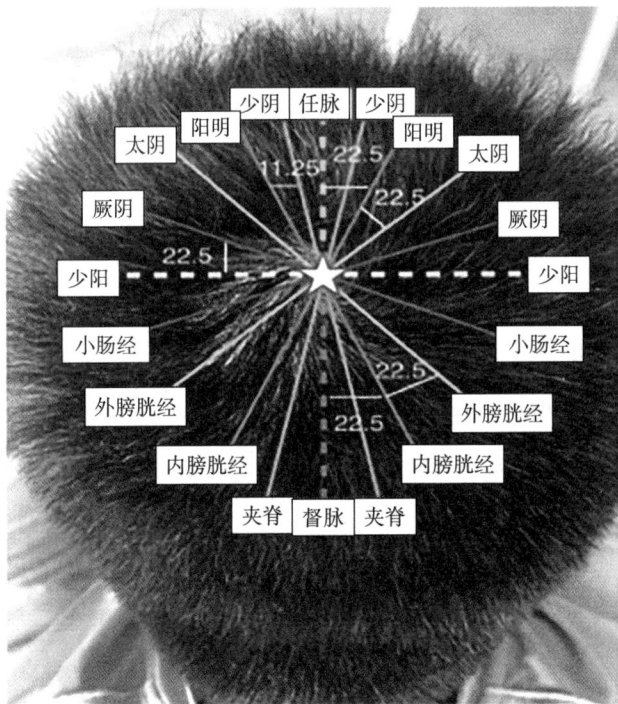

图 10-1　壮医天星针

龙脊（督脉）及脐行穴（任脉）位于矢状线上，发旋穴的 0° 和 180° 为必须施针方向。向龙脊、脐行方向针刺可以大幅升提阳气、清气，对脱肛、子宫脱垂、胃下垂等中气下陷性疾病，阳痿、早泄、遗精、遗尿、前列腺炎、前列腺肥大、肠炎、低血压等疾病有特效。

少阳位于左右冠状线上，发旋穴的 90° 和 270° 方向。可治疗手少阳三焦经和足少阳胆经之病，主治肝胆病，侧头、目、耳、咽喉、胸胁病，热病，以及手足少阳经经脉循行经过部位的其他病证。如偏头痛、耳聋、咽痛、目锐眦痛、缺盆中肿痛、腋下肿、诸关节痛等。

少阴位于发旋穴的 11.25° 和 348.75° 方向。可治疗手少阴心经和足少阴肾经之病，主治心、胸、神志病，血证，肢痛痒疮以及外经病变，及"肾"方面所发生的病证。如面红，口热，舌干燥，咽部发肿，气上逆，咽喉发干而病，心内烦扰且痛，黄疸，腹泻，脊柱和大腿内侧后缘酸痛，下肢痿软、厥冷、嗜卧，脚心发热而痛。

阳明位于发旋穴的 22.5° 和 337.5° 方向。可治疗手阳明大肠经和足阳明胃经之病，可治疗齿痛，面颊部肿胀。主治有关"津"方面所发生的病证。如眼睛昏黄，口干，鼻流清涕或出血，喉咙痛，肩前、上臂部痛，食指疼痛、活动不利。肠鸣腹胀，腹痛，胃痛，腹水，呕吐或消谷善饥，口渴，咽喉肿痛，鼻衄，胸部及膝髌等本经循行部位疼痛，热病，发狂等。

太阴位于发旋穴的 45° 和 315° 方向。可治疗足太阴脾经与手太阴肺经之病。主治有关"肺"方面所发生的病证。如咳嗽，气急，喘息，心烦，胸闷，上臂、前臂的内侧前缘酸痛或厥冷，或掌心发热。当气盛有余时，可见肩背酸痛，感受风寒而汗出，伤风，小便频数，张口嘘气；而气虚不足时，则见肩背冷痛，气短，小便颜色异常。"脾"方面所发生的病证。如舌根部痛，身体不能活动，纳呆，心胸烦闷，心窝下急痛，大便溏，腹有痞块，泄泻，或小便不通，黄疸，不能安睡，想打呵欠而气不畅，大腿和小腿内侧肿、厥冷，大趾不用等。脾大络病证。如实证，浑身酸痛；虚证，百节松弛软弱。

厥阴位于发旋穴的 67.5° 和 292.5° 方向。可治疗手厥阴心包经和足厥阴肝经之病。心中热，前臂和肘部拘挛疼痛，腋窝部肿胀，胸中满闷，心悸，面赤，眼睛昏黄，喜笑不止。本经主治"脉"方面所发生的病证，如心胸烦闷，心痛，掌心发热等。肝胆病证、泌尿生殖系统、神经系统、眼科疾病和本经经脉所过部位的疾病，如胸胁痛，少腹痛，疝气，遗尿，小便不利，遗精，月经不调，头痛目眩，下肢痹痛等。

小肠经位于发旋穴的 112.5° 和 247.5° 方向。可治疗咽喉痛，颌下肿不能回顾，肩部牵拉样疼痛，上臂痛如折断。本经穴主治"液"方面所发生的病证，如耳聋，眼睛发黄，面颊肿，颈部、颌下、肩胛、上臂、前臂的外侧后方疼痛等。

外膀胱经位于发旋穴的 135° 和 225° 方向，内膀胱经位于发旋穴 157.5° 和 202.5° 方向。可治疗恶寒，发热，鼻塞，鼻衄，头痛，目痛，项背、腰、臀部及下肢后侧疼痛，小趾麻木不用，少腹胀满，小便不利，遗尿，头、项、目、背、腰、下肢部病证及神志病等。

夹脊位于发旋穴的 168.75° 和 191.25° 方向。可调节脏腑功能。

根据疾病部位及特点，选择经络归经，针刺发旋穴从巧坞直接调控全身。

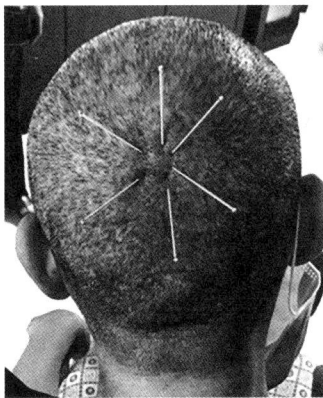

图 10-2　中风后遗症患者针刺发旋穴

②调气穴

取穴定位：在上脐行穴上，位于脐上 4 寸。

局部解剖：穴下为皮肤、结缔组织、壁胸腹。布有第 7 肋间神经的前皮支和腹壁上动、静脉。

穴位功能：通路止痛，调理气血，健运谷道，通调谷道、水道、气道、龙路、火路。

穴位主治：可调后天之本，无论虚实皆可调理，针对气机紊乱所致病证效果尤佳。还可用于四肢疼痛、荨麻疹、绕脐腹痛、淋、胃痛、呕吐、呃逆、反胃、腹痛、腹胀、泄泻、霍乱、痢疾、疳积、黄疸、疝气、水肿、痛经、不孕症、不育症、性功能减退等疾病。

针刺方法：仰卧位，针刺前消毒穴位，嘱患者行腹式深呼吸运动。使用 0.25mm×40mm 毫针，针刺角度为 10°，向四周八方平刺 1～1.5 寸，注意不要刺伤腹内脏器而出现针刺意外。呼气时进针，不强求得气，无须捻转及提插，留针 30 分钟，留针过程中嘱患者安静休息，持续行腹式呼吸。（图 10-3）

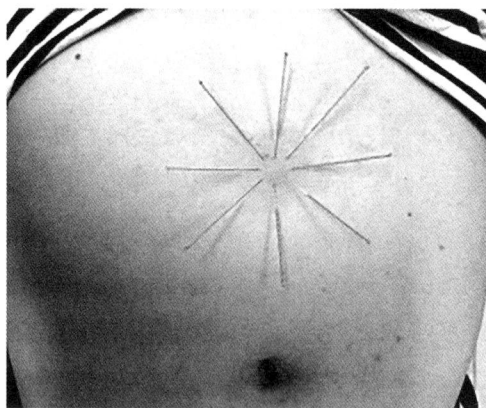

图 10-3 腹胀患者针刺调气穴

③脉证穴位（中针脉针）（图 10-4、10-5）

A. 根据男女定天地：男子左脉主血，分别主心、肝、肾等病变；右脉主气，分别主肺、脾、命门等病变。而女子与男子相反，左脉主气，分别主肺、脾、命门等病变；右脉主血，分别主心、肝、肾等病变。

B. 找出病变脏腑：脉分三部，"高骨定关"，中指在高骨定为关部，食指、无名指自然落在寸部、尺部。寸关尺对应天地人三部。

寸候天部，膻中、至阳穴平面向上为天部。男子左寸脉主心，右寸脉主肺。女子右寸脉主心，左寸脉主肺。

关候人部，膻中、至阳穴平面至关元、命门平面为人部。男子左关脉主肝，右关脉主脾。女子右关脉主肝，左关脉主脾。

尺候地部，关元、命门平面向下为地部。男子左尺脉主命门，右尺脉主肾。女子右尺脉主肾，左尺脉主命门。

C. 诊脉程序：双手先定关，然后同时定好寸尺；双手同等力度，下压沉取到骨面，稍微抬一点，比较六部脉异常，找出独大或者独小的部位。

然后再各部分别比较，左寸对右寸，左关对右关，左尺和右尺一一对比，再次确认第二步找出的独大或者独小的脉。再根据左右手脏腑定位图，找出虚或者实的脏。

再在相应穴位进行补泻。

D. 具体取穴：双手持脉，若为男子，天部病变，则取左大陵、大椎、膻中、右太渊；人部病变，则取左太冲、中枢、中脘、右太白；地部病变，取左太溪、命门、关元、右间使。

若为女子，天部病变，取右大陵、大椎、膻中、左太渊；人部病变，则取右太冲、中枢、中脘、左太白；地部病变，取右太溪、命门、关元、左间使。

E. 针刺方法：根据具体穴位选择合适的针具。针刺时，强调针感，需扎到火路，有传导感 1 ～ 3 次，不强求留针，亦可留针 30 分钟。针后再持脉，感受脉象的变化，若已改变，提示选穴及针法正确。

（4）体位选择：根据患者情况选择合适的体位，多选择侧卧位，也可选择坐位。对于可能晕针的患者，最好选择仰卧位。注意保暖。

（5）消毒：参照前面章节的消毒要求处理。

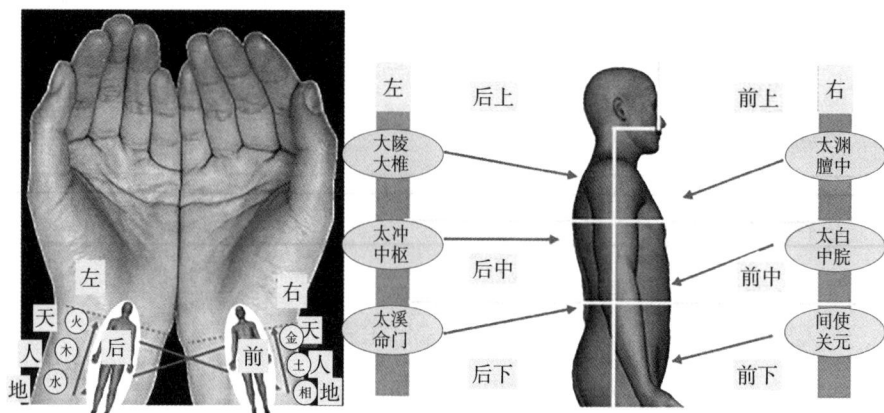

图 10-4 脉证穴位（男）

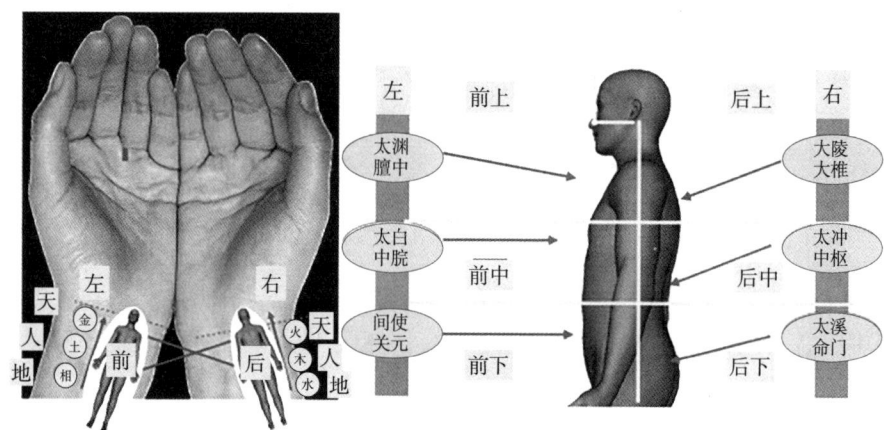

图 10-5 脉证穴位（女）

2. 治疗时间及疗程

根据患者病情及治疗需要，一般情况下留针时间为 30 分钟，还可以依据患者情况进行灵活调整，延长留针时间至 30 ～ 50 分钟。视各类疾病不同，壮医针刺治疗疗程不同，急性病一般疗程短，通常每天针刺治疗 1 次，5 ～ 7 次为 1 个疗程。慢性病则疗程较长，慢性病可每天针刺治疗或隔天治疗，10 次为 1 个疗程。

四、注意事项

1. 向患者耐心解释，消除其紧张情绪，使其放松心情，配合治疗。

2. 严格执行无菌技术操作。

3. 不宜采取站立位治疗，以防晕针。

4. 准确取穴，准确运用进针方法，把握好进针角度和深度，勿将针身全部刺入，以防折针。

5. 针刺过程中应观察患者面色、神情，询问有无不适反应，了解患者心理、生理感受，发现病情变化，立即处理。

6. 起针时要核对穴位和针数，以免毫针遗留在患者体内。术后避免立即剧烈活动。

7. 如出现晕针、滞针、弯针、血肿、出血、刺伤重要脏器等针刺意外，参照前面章节处理。

五、临床验案

验案 1：肺癌案

邹某，女，46 岁。主诉：左上肺肺癌术后 3 年。现病史：患者 3 年前因咳嗽、咳痰在外院检查，诊断为"左上肺肺癌"，曾在外院行肺癌部分切除术，术后仍有咳嗽、咳痰。现咳嗽、咳痰，痰中带血，气喘乏力，遂至广西国际壮医医院壮医经典病房就诊。现症见：咳嗽、咳痰，痰中带血，气喘，气短，乏力，劳累后加重，咳嗽时漏尿明显，易疲乏、腰膝酸软，食欲欠佳，夜寐欠安，夜尿频 3 次 / 晚。面部见大量色斑。脉证见双寸不及。

诊断： 西医诊断：肺恶性肿瘤术后。

　　　　壮医诊断：钵啳。

　　　　中医诊断：肺癌。

辨证： 肺肾气虚证。

治法：调气解毒，补益肺肾。

处方：予壮医气机针法。

操作：发旋穴（任脉、督脉、太阴）、调气穴、天部脉针四针（右大陵、大椎、膻中、左太渊），行补法，留针30分钟，每日1次，连续治疗10天。治疗1天后，痰中无血，气喘减轻。

治疗3天后，咳嗽减轻，无咳痰，气喘症状消失，精力较前好转，漏尿、尿频减轻，面部色斑变浅。10天后，偶有轻咳，无咳痰、气喘，气短乏力明显改善，漏尿、夜尿症状明显缓解，食欲明显好转，夜寐安，面部色斑明显变少变淡。

按语：恶性肿瘤是目前医学上尚未攻克的难题之一，严重影响人体健康。肺部恶性肿瘤属于中医"癌病"范畴。《素问·五常政大论》王冰注曰："夫毒者，皆五行标盛暴烈之气所为也。"《中藏经》中记载："夫痈疽疮肿之所作也，皆五脏六腑蓄毒之不流则生矣。"壮医论病，首重寻因，百因毒为首，百病虚为根，毒虚致百病。毒之所以致病，一是邪毒与正气是对立的，两者斗争，损伤正气可导致发病；二是邪毒阻滞"三道两路"，使天、地、人三气不能同步而致病。

本患者选取发旋穴（任脉、督脉、太阴）通调巧坞，调气补虚，重在补肺肾之虚。调气穴调理气机，调节全身气道、谷道、水道，使三道两路通畅，气血趋于平衡。天部脉针四针作用于天部疾病，大陵为心包经腧穴原穴，主治短气，胸胁痛；大椎为手足三阳经交会穴，主治肺胀胁满，五劳七伤；膻中为八会穴之气会，主上气短气，咳喘等；太渊为八会穴之脉会，主治胸痹气逆，饮水咳嗽，针对性治疗肺部疾病，因而收获良好疗效。

验案2：胃脘痛案

张某，男，32岁。主诉：反复胃脘部胀痛6年余。现病史：患者自述6年前在无明显诱因下出现胃脘部胀痛，反酸嗳气，无恶心呕吐，曾在某中医院就诊，经口服中药治疗（具体不详），胃脘痛好转，后因饮食不规律胃脘痛症状反复发作，现为进一步治疗遂至广西国际壮医医院壮医经典病房就诊。现症见：胃脘部胀痛，时连及右腹部，喜按，饭后加重，反酸嗳气，食欲一般，大便时干时稀。脉诊见双关脉沉。

诊断： 西医诊断：慢性胃炎。

　　　　壮医诊断：胴尹。

　　　　中医诊断：胃脘痛。

辨证： 脾虚痰湿证。

治法： 健脾化湿，行气消胀，和胃止痛。

处方： 予壮医气机针法。

操作： 发旋穴（任脉、督脉、阳明）、调气穴、人部脉针四针（左太冲、中枢、中脘、右太白），行补法，留针30分钟，隔日1次。

壮医气机针法治疗2次后，患者胃脘部胀痛明显缓解，反酸嗳气减轻，排便较前改善，食欲好转。再治疗4次后，患者胃脘部胀痛症状消失，无反酸嗳气，食欲好，排便正常。

按语： 慢性非萎缩性胃炎是消化科常见疾病，是由多种病因引起的胃黏膜慢性炎症，病程多缠绵，治疗时间长，易反复发作，严重影响患者生活质量。中医属于"胃脘痛"范畴，"胃脘痛"首见于《素问·五常政大论》："少阳司天，火气下临……心痛胃脘痛，厥逆膈不通，其主暴速。"临床辨证分为肝胃郁热、肝胃气滞、气滞湿阻、脾胃湿热、脾虚痰湿、气滞血瘀、脾胃虚寒、胃阴亏虚等证型。

本患者选取发旋穴（任脉、督脉、阳明）通调巧坞，健脾和胃。调气穴调理气机，重点通调气道、谷道，调理气机，行气消胀以止痛。人部脉针四针作用于人部疾病，专治脾胃疾病，有健脾和胃、理气止痛等功效。太冲为足厥阴之输穴、原穴，能行气消胀，主治胃脘胀痛、胸胁支满等。中枢穴与中脘穴前后呼应，起近治作用，主治胃脘痛等；太白为足太阴脾经之输穴、原穴，能健脾化湿，主治腹胀食不化、胃心痛等。

（潘明甫）

第十一章 壮医药线点灸疗法

一、技术简介

壮医药线点灸疗法是流传于广西壮族民间的一种独特的医疗方法，在民间世代口耳相传，其形成和发展经历了漫长的历史过程。1982年，广西中医学院黄瑾明、黄汉儒等学者及临床医务工作者在柳江壮医龙玉乾祖传经验的基础上，开展了对该疗法的挖掘、整理、研究，并大力推广应用于临床。1986年，《壮医药线点灸疗法》被整理出版，成为全国最早的壮医药教材。该疗法于2011年入选国家级非物质文化遗产名录。

1. 技术定义

壮医药线点灸疗法是采用多种壮药浸泡过的苎麻线，点燃一端形成圆珠状样炭火星后迅速而敏捷地灼灸人体体表的穴位或部位的一种壮医特色外治方法。

2. 技术特点

（1）适应范围广：壮医药线点灸可以治疗内科、外科、妇科、儿科、五官科、皮肤科等常见病及一些疑难杂症。

（2）简、便、廉、验、捷：壮医药线点灸所需辅助工具比较简单，有火和药线即可点灸治病。药线制作成本低廉，体积较小，携带方便，操作时不受场所限制，随时随地进行治疗。

（3）无毒副作用、无污染：药线点灸时局部仅有蚁咬样灼热感，点灸后仅留轻微可消的痕迹，无后遗症，无任何毒副作用，安全可靠。药线点燃后无烟雾形成，烟灰俱灭，无环境污染。

（4）协同治疗作用：药线点灸可以单独使用，还可以与其他内外疗法联合应用，对其他疗法的实施无任何影响，并且可以起到协同治疗作用，从而提高综合治疗的效果。

（5）易学习，便推广：壮医药线点灸操作简单，用材简便，疗效确切，价格低廉，容易学习及掌握，因而特别适合在广大农村和边远山区推广使用。

3.理论基础

壮医药线点灸以壮医的天人自然观、壮医的生理病理观、壮医病因病机论、壮医的治疗原则为理论基础，主要包括阴阳为本、三气同步、三道两路、气血平衡理论、毒虚致病论、调气解毒补虚祛瘀等理论。此法将规格适宜的药线置于灯火上点燃，形成圆珠状炭火星后迅速敏捷地直接灸灼于人体网结（穴位）或治疗部位，产生温热刺激的同时，利用药线燃烧的热力促进药物渗透入皮肤，从而达到祛毒通道、祛瘀通路、调气安神、补虚强体等治疗作用。人体网结、药线、壮药三者的联合运用不仅提高了临床疗效，也扩大了疾病的主治范围。

（1）壮医的天人自然观

① 上、中、下三部同气：《道德经》有云："人法地，地法天，天法道，道法自然。"壮医亦尊崇法于自然，认为人体可分为上、中、下三部，人体之气的理想状态应是上部天之气下降，下部地之气上升，在中之人气主和顺，天地交感，阴阳交合，升降有度，三气相通、相生、相制。同时，人体之气又须与天地自然之气保持同步（法天、法地），只有人体内气血津液的生成之道、气血运行之路和信息感应之路畅通，人方能远离疾病，固护健康。

② 天、地、人三气同步：三气同步理论源于壮医对天地的认识，与远古壮族先民对天地起源的看法及当时朴素的宇宙观有关。人与自然是相通的，天地之气的变化让万物之灵的人类产生了一定的主动适应能力，在天地之气造就的"常度"之内，人则健康生存，超出"常度"之外，人不能适应则伤害致病。壮医将人体分为三部：上部为"天"，与人体头部对应（壮语称"巧"）；下部为"地"，与人体双下肢对应（壮语称为"胴"）；中部为"人"，与人体胸腹部对应（壮语称为"廊"）。自然界的天气主降，地气主升，而人气主和，升降有常，中枢以和，则气血调和，阴阳平衡，人

体自安。就人与天地的关系而言，人不得违背天地运行的规律，需与天地之气同步运行；就人体内部而言，天地人三部需保持协调平衡，人体才健康无病，此即三气同步理论。

（2）壮医的生理病理观

①三道两路：壮医理论认为人体内存在着自己的"道路"，即"三道两路"。壮医三气同步理论是通过人体的"三道"（谷道、水道、气道）及其相关的枢纽脏腑的制化协调作用来实现的。"三道两路"是气血化生和运行的通路，也是人体和外部联系的通路。其各司其职，使气血化生有源、运行有度、人体内外沟通有序，维持"天、地、人"三气同步的健康状态。"三道""两路"与中医理论里的"三焦""气血"有着相似之处。壮医认为人体分为天、人、地三部，天部集人体之精气，人部集水谷之周荣，地部集津液之濡养，故当人体本身气机阻滞，或感受外邪，使"三道两路"壅塞，机体本身失衡，天、人、地三同步亦被打破，可致百病丛生。一方面壮医药线点灸疗法通过药线的药效温热之力对体表的疾病反应点进行刺激，疏通三道两路，驱邪外出；另一方面，壮医药线点灸疗法能调整脏腑气机，使体内气血归于平衡，从而使人体之气与自然界天地之气恢复同步运行，天地人三部恢复正常的功能。

②气血平衡理论：壮医认为，血液（壮语称为"勒"）是营养全身骨肉脏腑、四肢百骸的关键物质，血液的变化反映了人体的生理病理变化。壮医极其重视"人体之气"，认为气（壮语称为"嘘"）是人的生死界限，人体生命以气为原，以气为要，患病以气为治。所以壮医进一步总结出了"气血理论"，认为气为阳、血为阴，气是构成人体的本原、功能、动力，血由气所生，是构成人体、涵养生命和维持人体生命活动的最基本物质。气血平衡调畅，则道路通畅，人体内部的天、地、人三部之气就能同步协调运行。

（3）壮医病因病机论：壮族地处亚热带，植物繁茂，气候湿热，致使动植物腐败后产生瘴毒，野生有毒的蛇虫蝎蚁及植物尤多，令壮族先民对"毒"有着更直观而深刻的感受和认识，认为"毒"是会伤害人体而致病的，从而总结出各种解毒疗法。所以，壮医论病，首重寻因，百因毒为首，百病虚为根，毒虚致百病。毒之所以致病，一是邪毒与正气是对立的，两者斗争，损伤正气可导致发病；二是某些邪毒阻滞"三道两路"，使天、地、人三气不能同步而致病。虚即正气虚，或气血虚，或血脉空虚，虚既是致病的原因，也是病态的表现，虚则易受外界邪毒的侵袭，毒虚并存致使人体失常而表现出各种复杂的临床症状。

（4）壮医的治疗原则

①调气、解毒、补虚、祛瘀：壮医根据对人体生理病理和病因病机的认识，提出了以"调气、解毒、补虚、祛瘀"为主的治疗原则。尤其重视"调气"原则，常用"三部"调气法，即调天气法、调地气法、调人气法。调气，即通过各种非药物疗法进行调节以调畅人体气机、气道及激发人体之气，使之正常运行，保持三气同步。调气是解毒、补虚、祛瘀的基础，"气调则道路自通，路通则气血自畅"。壮医的"解毒"是将毒邪在体内化解，或从三道两路清除，毒去则正气复盛而向愈。"补虚"是以补气血为主，调补三道。

②平衡气血治则：壮医认为毒和虚虽为起病二因，然毒虚能否致病，取决于毒与正气两者抗争是否引起气血关系的失衡，"疾患并非无中生，乃系气血不均衡"，一切疾病的产生，都是由于气血平衡关系失调所致。据此提出了平衡气血的治疗原则，即在"调气、解毒、补虚"治疗原则的基础上，增加"祛瘀"原则，即"调气、解毒、补虚、祛瘀"，又称"八字"治则。通过"八字"治则，调整人体气血阴阳恢复平衡，使人体内道路通畅，人体之气与自然界天地之气同步运行，从而恢复健康。"祛瘀"一是指祛除和疏通人体气血瘀滞，使气血运行通畅，机体得到气血的正常充养；二是指疏通三道两路，恢复三道两路的通畅和正常功能；三是指祛瘀生新，祛除瘀滞之气血，使气血畅通均衡，从而使人体之气与大自然天、地二气保持同步，则机体化生泉源不竭，机体充养有源。药线点灸能刺激局部，通过经络传导，调节气血，使之平衡，从而恢复人体的正常功能。

二、适用范围

壮医药线点灸疗法可以广泛用于内科、外科、妇科、儿科、五官科、皮肤科等疾病，可治疗感冒、痔疮、急性结膜炎、睑腺炎、带状疱疹、湿疹、痤疮、扁平疣、接触性皮炎、乳腺小叶增生、软组织损伤、鼻炎、偏头痛、痛经、急性胃肠炎、小儿厌食症、痹证、遗尿、泄泻等，对于畏寒、发热、肿块、疼痛、瘙痒、麻木不仁诸症，疗效尤佳。

三、技术操作

1. 施术前准备

（1）药线制作

①线材选择：选择合适的苎麻，检查苎麻有无霉变、潮湿。

②制作方法：将苎麻浸水湿润，搓成相应规格的苎麻线，将搓好的苎麻线泡在火灰水中10天进行脱脂处理，也可以用纯碱代替火灰。如果急用，可用5%纯碱水煮苎麻线1小时即可达到脱脂的目的。最后将浸泡煎煮过的药线取出再用清水洗净，沥水晒干。

③药线规格

药线长度：每条药线长约30cm。

药线直径：小号药线直径为0.25mm，适用于治疗皮肤较薄处（如面部）的穴位及小儿灸治；中号药线直径为0.7mm，适用于一般病证，使用范围广；大号药线直径为1 mm，适用于灸治皮肤较厚处的穴位、癣病以及冬天用（图11-1）。

（2）药液制作

① 药材选择：选择新鲜的壮药材，检查药材有无变质、霉变、潮湿等。

② 制作方法：选取相应功效的壮药加入45度米酒中浸泡，再将苎麻线浸入药液，放在瓶内密封，泡制15天以上。

（3）诊疗环境：环境卫生应符合 GB15982—2012《医院消毒卫生标准》的规定，保持环境安静，清洁卫生，避免污染，温度适宜。

（4）材料准备：打火机、酒精灯、治疗盘、一次性无菌手套、生理盐水、消毒棉签、消毒棉球、消毒镊子等。

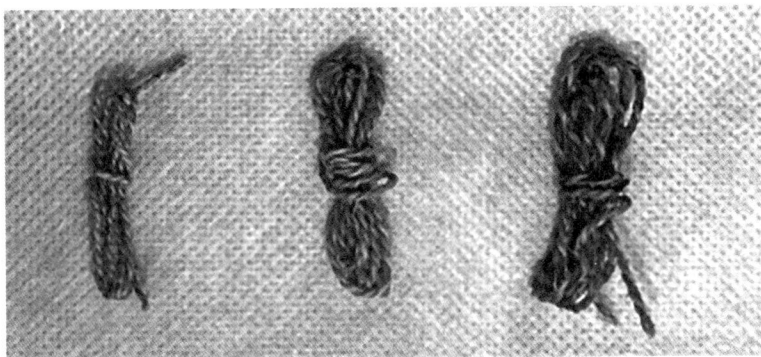

图 11-1　药线

（5）穴位定位：穴位的定位应符合 GB/T12346、GB/T13734，以及壮医针灸特色穴位的规定。具体疾病选穴可根据临床具体情况选取。

注：壮医药线点灸疗法常用的穴位有以下几种：壮医特有的经验穴位；龙路、火路的某些浅表反应点；引用部分中医针灸穴位。

附：特色穴位

①梅花穴：按照局部皮肤肿块的形状和大小，沿其周边和中部选取一组穴位，组成梅花形。适用于壮医外科病证及内科肿块的治疗。

②莲花穴：按照局部皮肤病损的形状和大小，沿其部位选取一组穴位，组成莲花形。适用于治疗一般癣病和皮疹类疾病。

③葵花穴：按照局部皮肤病损的形状和大小，沿其周边和病损部位取穴，组成葵花形状。适用于治疗比较顽固的癣病及皮疹类疾病。

④结顶穴：淋巴结核（壮语称为"勒努"）附近或周围发生炎症，引起局部淋巴结肿大，取肿大的淋巴结顶部为穴。

⑤痔顶穴：取外痔顶部为穴。

⑥长子穴：皮疹类疾病，取首先出现的疹子或最大的疹子为穴。

⑦脐周穴：以肚脐为中心，旁开1.5寸（即食指第二指节一指半的宽度），上下左右各取一穴，配合使用，主治谷道（即肠胃病变）。

⑧下关元穴：于脐下3.5寸（即食指、中指、无名指中部宽度再加半指宽度）处取穴，主治腹痛、阴痒、遗精、妇人带下及胞宫疾患。

⑨关常穴：以各关节周围作为常用穴位，主治痹证、关节肿痛。

⑩下迎香穴：位于迎香与巨髎连线中点，用于治疗感冒、鼻炎等病。

⑪启闭穴：于鼻孔外缘直下与唇边的连线，鼻孔外缘与口角的连线及唇连线组成的三角形中处取穴，适用于治疗单纯性鼻炎、过敏性鼻炎等病。

⑫鼻通穴：于鼻梁两侧突出的高骨处取穴，适用于感冒鼻塞、鼻炎等病。

⑬牙痛穴：位于手掌侧面，当手第三掌、第四掌指关节之中点处，主治牙痛、颞颌关节痛。

⑭耳尖穴：位于耳尖上，用于目赤肿痛、偏正头痛、鼻炎等。

⑮素髎穴：位于鼻尖正中，用于昏迷、低血压、过敏性鼻炎。

⑯止呕穴：位于鸠尾和膻中连线的中点，用于恶心呕吐。

⑰膀胱穴：位于水道尿闭而隆起的膀胱（壮语称为"咪小肚"）上缘左、中、右三点，主治尿潴留症。

⑱食魁穴：位于食指次节关节中点上5分处。

⑲中魁穴：位于中指次节关节中点上5分处。

⑳无魁穴：位于无名指次节关节中点上5分处。

壮医药线点灸的取穴有一定的规律性。根据龙氏家族龙玉乾壮医副主任医师及其祖母龙覃氏的经验，取穴原则可概括为"寒手热背肿在梅，痿肌痛沿麻络央，唯有痒疾抓长子，各疾施治不离乡"。即："寒手"，指畏寒发冷症状重者，取手部穴位为主；"热背"，指全身发热，体温升高者，以背部穴位为主；"肿在梅"，即对肿块或皮损类疾病，沿肿块、皮损边缘及中心取一组穴位，五穴组成梅花形；"痿肌"，指凡是肌肉萎缩者，在萎缩的肌肉上选取主要穴位；"麻络央"，指凡是麻木不仁者，选取该部位龙路、火路网络的中央点为主要穴位；"抓长子"，指凡是皮疹类疾病引起瘙痒者，选取最先出现的疹子或最大的疹子作为主要穴位。仅此数条还不够，每一种疾病还需根据实际需要，循龙路、火路取穴，以提高治疗效果。龙氏认为，壮医药线点灸疗法既要辨病又要辨证，但更强调辨病的重要性。对于诊断疾病，龙氏主张运用问诊、触诊、望诊等诸诊合参。龙氏对触诊经络辨病有独到的认识。他认为要判断脏腑的病变，应触诊经络上的五输穴，哪经上的穴位有特殊反应，则是该经所对应的脏腑发生病变。

（6）体位选择：根据点灸的部位，选择患者舒适、医者便于操作的治疗体位。常用体位：仰卧位、侧卧位、俯卧位、俯伏坐位、侧伏坐位。

（7）清洁与消毒

① 部位清洁：点灸前应该对患者点灸部位进行清洁，灸区清洁可用生理盐水棉球在灸区部位由中心向外做环形擦拭清洁。

② 术者消毒：施术者双手应用肥皂或洗手液清洗干净，再用速干手消毒剂消毒。

2. 施术方式

（1）取线：用消毒镊子从药液中取出相应规格的药线。

（2）整线：双手拇指与食指分别置于药线头尾端，将药线拉直，然后反方向用力将松散的药线搓紧，药线的紧实更有利于圆珠状炭火星的形成（图11-2）。

（3）持线：右手食指和拇指指尖相对，持药线的一端，露出线头1～2cm。药线的另一端可卷入掌心。或像针刺持针一样持药线的一端，露出线头2～5cm。药线的另一端可卷入掌心（图11-3）。

（4）点火：将露出的线端在酒精灯上点燃（图11-4），只需线头有圆珠状炭火星的珠火即可（图11-5）。药线点燃后，一般会出现四种火候：一是明火，即火焰；二是条火，即火焰熄灭后留下一条较长的药线炭火；三是珠火，即药线一端有一颗炭火，呈圆珠状，不带火焰；四是径火，即珠火停留过久，逐渐变小，只有半边炭火星。在以上四种火候中，只有珠火能够使用，其他三种火候不宜使用。若使用明火点灸，极易烧伤皮肤，出现水疱；使用条火施灸，很难对准穴位；使用径火施灸，药效及热量均不足，效果欠佳。因此必须使用珠火点灸，以线端火星最旺时为点灸良机，以留在穴位上的药线炭灰呈白色为效果最好。

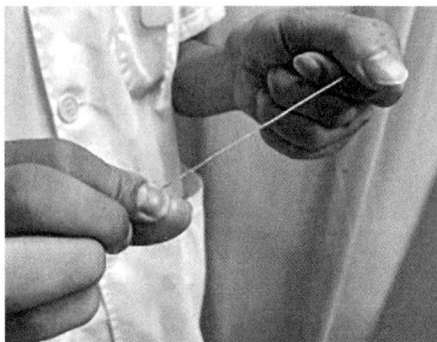

图 11-2　整线

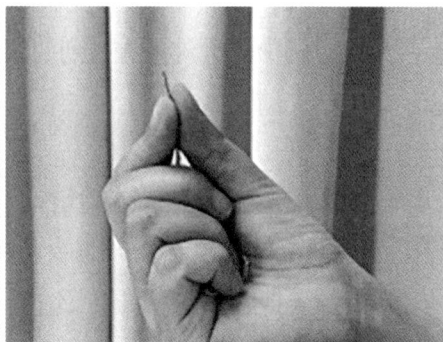

图 11-3　持线

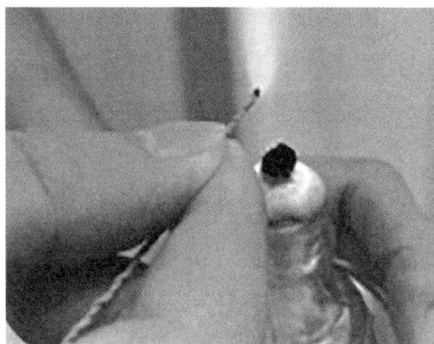

图 11-4　点火

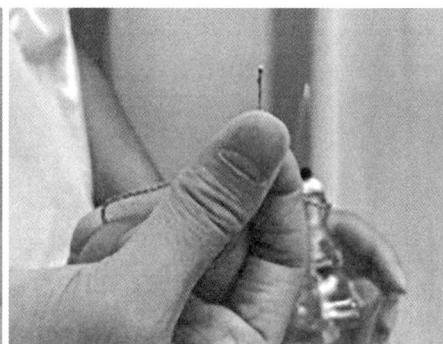

图 11-5　珠火

（5）点灸：将药线的圆珠状炭火星对准穴位或者治疗部位，顺应手腕和拇指的屈曲动作，拇指指腹迅速敏捷地将圆珠状炭火星的线头直接点按在穴位上，一按火珠灭即起为 1 壮（图 11-6A）。或将线端圆珠状炭火星直接点灸在穴位上，无拇指点按动作，一按火珠灭即起为 1 壮（图 11-6B）。

（6）注意手法轻重：点灸时，珠火接触穴位时间短，点灸壮数少者为轻手法，适用于面部穴位及少年儿童；珠火接触穴位或治疗部位时间较长，点灸壮数较多者为重手法，适用于癣类病、足底穴位或急救时。珠火接触穴位的时间及点灸的壮数介于轻手法和重手法之间，为中手法，适用于一般疾病。施灸手法是决定疗效的重要因素，必须注意手法，严格掌握"以轻应轻，以重对重"的原则。即施灸时，火星接触穴位时间短者为轻，长者为重。因此，快速扣压，珠火接触穴位即灭为轻；缓慢扣压，珠火较长时间接触穴位为重。

（7）治疗时间及疗程：一般每穴点灸 1 ～ 3 壮（莲花、葵花穴等除外）。急性病一般疗程较短，每天灸 1 次，5 ～ 7 次为 1 个疗程。慢性病则疗程较长，可每隔 2 ～ 3 天灸 1 次，15 ～ 20 次为 1 个疗程。

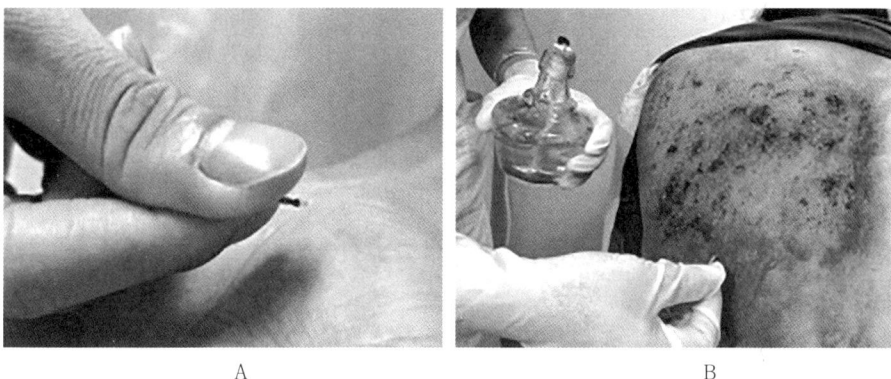

| A | B |

图 11-6 点灸

3.施术后处理

（1）施术后的正常反应：点灸后，点灸局部会出现浅表的灼伤痕迹，停止点灸 1 ～ 2 周可自行消失。若点灸部位有瘙痒或轻度灼伤，属正常的治疗反应，无须特殊处理，保持点灸部位洁净，避免表皮溃疡引发感染；若不小心抓破，不必惊慌，只需注意保持清洁，用碘伏消毒即可。嘱患者在治疗期间情志平和，心情愉悦，饮食清淡、有节，避免食用油腻、生冷、辛辣等食物。

（2）施术的善后与处理

①灼伤：若点灸过程中对表皮基底层以上的皮肤组织造成灼伤，可用生

理盐水清洁创面及浸润无菌纱布湿敷创面直至疼痛明显减轻或者消失，外涂"烧伤膏"或"紫草膏"。若因灼伤发生水疱，如水疱直径在 1cm 以内，无须任何处理，保持局部干燥及水疱皮肤的完整，待其自行吸收；如水疱较大，大于 1cm，可用消毒针扎破水疱，放出液体，涂搽消炎膏药以防止感染。

② 晕灸：如患者在点灸过程中出现气短、面色苍白、出冷汗等晕灸现象，应立即停止操作，让患者头低位平卧 10 分钟左右，亦可加服少量糖水，观察患者情况，如未能缓解，可配用现代急救措施。

四、注意事项

1. 施术者应严肃认真，专心致志，精心操作。点灸前应向患者说明施术要求，消除恐惧心理，取得患者的配合。患者情绪紧张或过度饥饿时不能操作。

2. 临床点灸应选择正确的体位，要求患者的体位舒适，既有利于准确选定穴位，又有利于点灸的顺利完成。暴露点灸部位时，应注意保护患者的隐私及保暖。

3. 在点灸时，要注意防止炭火星脱落，以免造成皮肤烫伤及衣物烧损。

4. 一般情况下应用常规操作手法进行点灸治疗，若点灸口腔部位，局部有破溃、渗液，或点灸具有传染性皮肤病的患者，医者必须戴一次性无菌手套，使用非常规操作手法，不可直接接触患处，避免交叉感染。

5. 点火时，火苗应轻柔抖灭，不可用嘴吹灭。只有珠火适用，以线端火星最旺时为点灸良机，以在点灸部位留下药线白色炭灰为效果最佳（见图 11-7）。

6. 点灸眼部周围穴位时，为避免火花飘入眼内引起灼伤。嘱患者闭目。

7. 点灸过程中，要随时了解患者的反应，随时询问患者对点灸的耐受程度。

8. 孕妇及眼球、黑痣部位禁灸。

9. 治疗后应忌食发物，以清淡饮食为主。

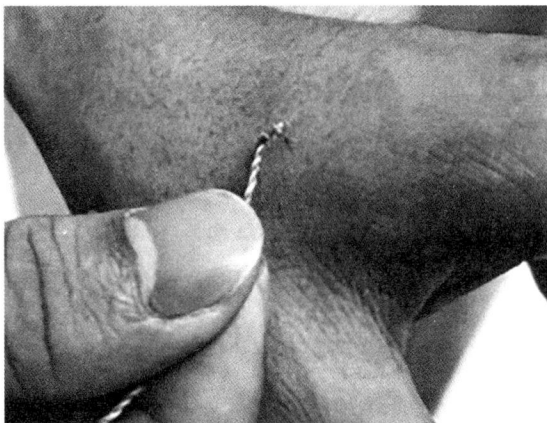

图 11-7　白色炭灰

五、临床验案

验案 1：带状疱疹案

韦某，女，49 岁。主诉：左肩背部皮肤出现水疱伴剧烈疼痛 3 天。现病史：患者自诉 3 天前在不明诱因下左侧肩背部出现簇状水疱（图 11-8），疼痛剧烈，难以入睡，左侧肩膀疼痛，左上肢难以高举，皮肤水疱逐渐扩散，曾自行至某医院就诊，诊断为"带状疱疹"，给予口服抗病毒类药物（具体不详），症状未见缓解。现为求壮医治疗遂来我科就诊。现症见：左侧肩背部出现簇状水疱，基底潮红，疼痛剧烈，纳可，寐差，舌质胖大，舌尖边红，舌苔薄白，脉滑。

诊断： 西医诊断：带状疱疹急性期。

　　　　壮医诊断：嘭呗啷。

　　　　中医诊断：蛇串疮。

辨证： 肝胆湿热证。

治法： 清肝泻火，利湿解毒。

处方： 壮医药线点灸、莲花针拔罐逐瘀疗法结合中药外用。

操作：①壮医药线点灸疗法，以梅花穴、局部取穴为主等。每穴及每部位点灸 1～3 壮，每天灸 1 次。

②中药外用：青黛、冰片以 5:1 比例配入生理盐水外涂，每日 2～3 次。

③莲花针拔罐逐瘀疗法：取穴双膈俞、双肝俞，隔日 1 次。

首次点灸水疱液体流出并收敛，局部疼痛明显减轻，左肩膀立感轻松，左上肢上抬受限解除。连续点灸 3 天后皮肤水疱结痂并未有新生（图 11-9），7 天治疗后疼痛基本消失。

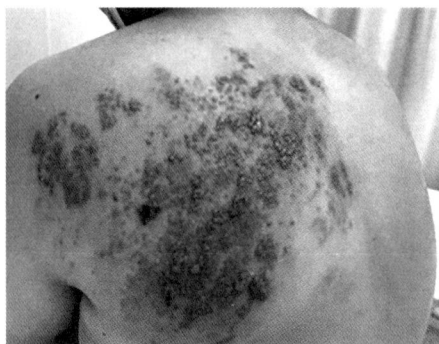

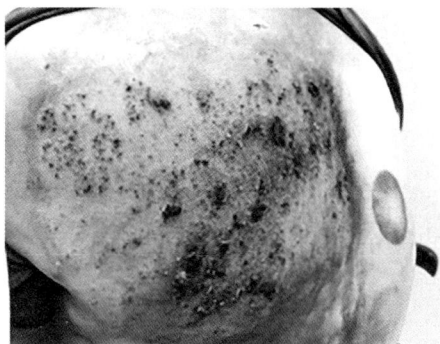

图 11-8　首次就诊　　　　　　图 11-9　第 3 天就诊

按语：本案患者疱疹发在左背部胁肋部，发病部位是少阳胆经和足厥阴肝经循行之处。患者因外感毒邪，年老正气虚亏导致正不胜邪，湿热火毒蕴积肌肤，湿蕴化热，外窜皮肤，肝经湿热下注所致，急性期以清肝泻火，利湿解毒为治则，中药外用：青黛味苦甘，性寒无毒，除郁火，解热毒，色青属木，味甘属土，宜入厥阴、太阴，以理诸热之证；冰片味辛，性凉，入足厥阴肝经，辛凉开散，开窍散火，收涩干燥。壮医认为，毒滞道路不通则痛，积于肌肤一侧，出现簇状疱疹。莲花针拔罐逐瘀疗法可以祛除瘀血，活血止痛。药线点灸使温热作用与药线的药效相结合来刺激体表，使药力直达病所，温热可改善局部血液循环、加速新陈代谢，通过龙路、火路的传导功能，进而疏通谷道、气道、水道，以平衡人体气血，鼓舞人体正气，祛毒外出，促使人体康复。

验案 2：荨麻疹案

谢某，女，72 岁。主诉：反复全身起风团 3 个月余。现病史：患者自诉 3 个月前食用发物后全身出现风团，瘙痒难忍，此起彼伏，反复发作，以手臂、大腿处居多。经某医院诊治，服用氯雷他定等抗过敏药物，病情稍有缓解，停药后症状反复。为求壮医治疗遂来我科就诊。现症见：手臂、大腿可见大小不等的淡红色风团，瘙痒。平时手脚冰冷，易感冒，对虾过敏。纳寐可，二便调，舌质红，苔厚白，脉濡。

诊断： 西医诊断：荨麻疹。

中医诊断：瘾疹。

辨证： 湿热蕴结、脾气不足证。

治法： 清热祛湿、补脾益气。

处方： 壮医药线点灸结合中壮药内服治疗。

操作： 壮医药线点灸。取穴：梅花穴、长子穴、曲池穴、血海穴、百虫窝穴等。每穴灸 1～3 壮，每日 1 次。

内服黄氏解毒理肤汤加减，7 剂，每日 1 剂，水煎服，分 2 次服用。

二诊（初诊后 1 周）： 经上述治疗后，患者诉白天风团未再发作，但夜间风团仍发。脉濡，舌淡红，苔薄白。继续予药线点灸疗法，每日 1 次，连续治疗 7 次。内服黄氏调气汤加减，7 剂，每日 1 剂，水煎服，早晚各服用 1 次。

三诊（初诊后 2 周）： 经上述治疗后，患者自诉近两天仅发作一次，病情较轻。继用药线点灸治疗 3 次，隔日 1 次。内服黄氏调气汤加减，7 剂，每日 1 剂，水煎服，早晚各 1 次。

四诊（初诊后 3 周）： 经上述治疗后，患者自诉风团未再出现。荨麻疹完全停止发作。

随访 6 个月，未见复发。

按语： 荨麻疹的发病与脾胃有密切关系，脾胃功能虚弱，易感风、热、湿毒，若外邪不得疏泄，郁于皮毛腠理之间，则皮肤瘙痒，出现大小不等的红色或白色风团。该患者症状反复发作3个月，患者平时手脚冰冷，易感冒，乃脾气不足，又广西为湿热地带，加上饮食不洁，机体无力抵抗湿邪，风湿不得疏泄，湿邪化热，故全身出现风团，瘙痒难忍，此起彼伏，反复发作。药线点灸的热力刺激局部皮肤，既能促进局部皮肤自我修复，又能通过经络传导，激发脾脏的功能，以调节气血，达到祛风湿、止痒的功效，从而恢复人体的正常功能。中药先服用内服黄氏解毒理肤汤加减，以清热祛湿，后服用黄氏调气汤加减，意在补脾益气，治病求本。

验案3：口腔溃疡案

梁某，女，60岁。主诉：反复口腔溃疡2年多。现病史：患者自诉2年多前在无明显诱因下反复出现口腔溃疡，疼痛难忍，未曾系统治疗，反复发作且日益加重。现为求壮医治疗遂来我科就诊。现症见：口腔内黏膜上有3个溃疡点，疼痛难忍，口干、口苦，常出冷汗，腰部酸累疼痛，睡眠质量欠佳，大便溏烂，小便清，舌质红，苔厚，脉沉。

诊断： 西医诊断：口腔溃疡。

壮医诊断：货烟妈。

中医诊断：口糜。

辨证： 脾肾两虚，湿阻中焦证。

治法： 温补脾肾，温中化湿。

处方： 以壮医药线点灸为主，配合中药内服治疗。

操作： ①壮医药线点灸疗法，取穴在口腔溃疡处。②内服黄氏口腔溃疡汤加减，7剂，水煎服，每日1剂，分2次服用。

二诊（初诊后1周）： 患者自诉口腔溃疡已完全消失。继续予壮医药线点灸疗法治疗3次，每日1次。内服黄氏调气汤加减，10剂，水煎服，每日1剂，分2次服用。用以巩固疗效。

按语：《杂病源流犀烛》指出："口糜者，口疮糜烂也。"脾开窍于口，口糜与脾、肾息息相关。其证分虚实：忧思过度，过食肥甘厚腻，可致心脾积热、肝胆蕴热、肺胃郁热发为口疮，多为实证；肾阴不足，虚火上炎，发为口疮，多为虚证。反复发作的口腔溃疡应分虚实，新发者易治，久病者难疗。该患者症见口舌黏膜溃破，经久不愈，疼痛难耐，腰部酸累疼痛，睡眠质量欠佳，大便溏烂，小便清，溃疡色白，边缘肿胀，无充血，证为脾肾两虚，湿寒困于中焦，湿犯中焦，治以温补脾肾，温中化湿。《内经》言"火郁发之"，以火攻火，以热引热，火毒湿热之邪随着灸火向外散发。《医学入门》说："热者灸之，引郁热之气外发。"药线点灸直接在口腔溃疡上灼烫，产生的高温刺激局部，能使病原微生物变性坏死，激发机体的非特异性细胞免疫功能，抑制病程的进展，温热促使表皮溃疡干燥结痂，透疹消肿，活血通络，快速镇痛。《医宗金鉴》载："不论阴阳当具先灸之，轻者使毒气随火而散，重者拔下郁毒，通微内外，实良法也。"

附：常见疾病药线点灸穴位处方

1. 带状疱疹：长子穴、夹脊穴、梅花穴、莲花穴、葵花穴等。

2. 湿疹：梅花穴、曲池、血海、百虫窝、三阴交等。

3. 过敏性鼻炎：启闭穴、下迎香、迎香、鼻通、印堂、大椎、大杼、风门、肺俞等。

4. 胃肠炎：脐周穴、中脘、天枢、气海、关元、足三里等。

5. 偏头痛：食魁穴、中魁穴、无魁穴、风池、太阳、率谷等。

6. 痛经：中极、血海、足三里、地机、次髎、合谷、三阴交等。

7. 小儿厌食症：神阙、脾俞、胃俞、足三里、四缝等。

（贺诗寓）

第十二章 壮医灯火灸疗法

一、技术简介

壮医灯火灸法，是指用灯心草蘸取植物油后点火直接点灼在穴位或病灶上的疗法，又称灯草灸、打灯火、焠法，是灸法之一。其历史可追溯至《五十二病方》中"燃绳灸疣"的记载，明清时期因《本草纲目·灯火》及陈复正"幼科第一捷法"的推崇而广泛流传。该疗法通过火的热力与药性（灯心草清心降火、植物油润燥）双重作用，刺激体表"网结"（穴位），调节三道两路（谷道、水道、气道、龙路、火路），恢复天、地、人三气同步，实现扶正祛邪、治病防病的效果。

1.技术特点

灯火灸法是壮族传统疗法之一，通过灯心火对穴位的热刺激，以激发经气，疏通经脉，促进气血运行，调整人体脏腑功能，扶正祛邪，即现代医学所谓激发机体免疫系统，增强网状内皮系统的吞噬功能；同时，灯火灸的刺激作用，可使局部血管扩张，促进血液循环，改善周围组织营养，从而起到消炎退肿的作用。灯火灸可补针、药之不足，正如《黄帝内经》中所说的"针所不为，灸之所宜"和《医学入门》所说的"凡病药之不及，针所不到，必须灸之"。

（1）主张阴阳辨证：壮医在临床中只辨阴证和阳证两类证型。阳证多为热证、实证，阴证多为寒证、虚证。灯火灸通过刺激人体穴位及敏感点而促进机体的自我调整，利用火的走窜性来扶助阳气、祛邪外出，以达到人体阴阳平衡而病愈。

（2）取材简便，价格低廉：壮医灯火灸所需的用具简单，取材简便，使用需备灯心草数根（药店有售，经济实惠）、植物油（胡麻油、苏子油、香油、豆油均可）、酒精灯、普通消炎药膏、紫药水等。施术时只需让患者平卧或者坐位，便可施灸。灯心草、植物油价格低廉，易于被医者和患者接受。

（3）适应证广：对于内科、外科、妇科、儿科、男科、耳鼻喉科、皮肤科等临床多学科疾病及各种疑难病症，均可使用本疗法治疗。

2.理论基础

（1）阴阳理论：是壮医基础理论的核心内容之一。壮医主要将阴阳理论用于对疾病病证属性的认识和辨别上，如壮医把临床病证类别归类为阴、阳两大纲领。壮医认为，证是患者在疾病过程中全身情况的综合反应。每一种疾病，在不同的时期、不同的患者身上都可以概括为阴证或阳证，经治疗后则可由阴证转化为阳证，或由阳证转化为阴证。壮医还将阴阳理论用于临床治疗，指导临床实践。壮医治疗疾病强调一个"衡"字，即平衡、均衡。壮医认为，阴和阳是两个对立面，当阴阳平衡时，人体处于健康状态；一旦阴阳失衡，临床上就会出现阴盛阳衰、阳盛阴衰的证候。因此，壮医在进行临证诊断时，在辨病之后，要进行阴证、阳证的辨别，这是不可忽略的步骤之一。在治疗上，壮医强调要寻找一个平衡点来调整人体阴阳，而阴阳的平衡又依赖于人体三道两路是否通畅，天、地、人三部之气是否协调同步运行，气血是否均衡。壮医灯火灸疗法就是通过火灸作用于人体体表的龙路、火路的某些"网结"（穴位），一方面可以通调三道两路，以温热刺激透达组织深部，直接祛邪外出；另一方面整体调节和畅通人体气血，激发人体正气，增强人体抗病能力，加速邪毒的化解或排出体外，使天、地、人三气恢复同步。三气同步，道路通畅，则人安而百病除。

（2）三气同步理论：这是壮医基础理论的核心内容之一，主要用来解释人体的生理现象和壮医的病因病机。壮医把整个人体分为天、地、人三部，认为在生理上，人体内天、地、人三部之气同步运行，相互制约化生，生生不息。总的来说，天气主降，地气主升，人气主和，升降适宜，中和涵养，则三气同步。人体内三部之气（自然界的人气）与自然界的天、地之气息息相通，同步运行，制约化生，则气血均衡调和，阴阳平衡、升降有序，协调共济，脏腑自安，并能适应大自然的变化，人体则达到健康境界。在病理上，若天、地、人三气不能同步运行，则阴阳气血失衡、升降失调、百病丛生。壮医的三气同步理论实际上是壮医天人自然观的具体体现，属中医学的整体观念范畴，但壮医更加突出人与自然界及人体各部位间的协调动态平衡关系，而且把"天、地、人三气不同步"作为重要的病因病机。

壮医三气同步理论对临床治疗具有指导意义。壮医三气同步理论在治疗上强调"通""动"和"衡"。

① 以通为用："通"即畅通，要求临床防治时要着眼于畅通人体各部之气。天、地、人三气互相通应交合，协调同步，则道路畅通，气血交融，阴阳相济，人体健康。三气的畅通有赖于道路的畅通，通过内服和外治等方法刺激机体，可使道路通畅，从而使三气自通，此即壮医所说的"路通则气血自畅""气畅则三气同步"。壮医畅通三气最常用的治疗大法是调气。壮医十分重视调气，认为只要一身之气调畅，则血行亦畅；三道两路通畅，天、地、人三气恢复同步运行，则疾病可愈。

② 以衡为治："衡"则调，即均衡协调，意即天气、地气、人气虽然相生相通，但同时也相互制约。人体与自然界天、地之间，以及人体天、地、人各部之间，在动态中、在互相协调中获得并保持三气的均衡同步状态，使其在一定的常度下运动变化。气候异变、外毒入侵、邪毒内生，均可阻塞道路，影响气血运行，使三部之气失衡，从而产生疾病。因此，临证时要着力于调整人体天、地、人三气的平衡协调，三气虚损宜补，三气盛实宜泻。同时还要维持人体三气与自然界天地之气的平衡协调。壮医常常通过调理谷道、水道、气道来达到人体与自然界的通应协调。

③ 以动促衡："动"即运动，通过适度的运动，促进和保持三气的动态平衡。自然界的天气在动、地气在动、人气亦在动，而人体内部的天、地、人三部之气也在不断地消长变化，动中有静，静中有动，动静平衡。这就要求治疗时要维持天、地、人三气的自然流动，并调整其在一定的常度下运行，即天气要下降、地气要上升、人气要有升有降，而且要在一定

的常度下升降。只有在动态中、在互相协调中获得平衡与同步，人体才能达到健康状态。运动过慢可导致气血瘀滞，运动过快可致气血亢盛，均可引起疾病。若三气不动，就表示人的身体功能静止，人气无法与天地二气相互交感、转化化生，也就意味着人的死亡。人体内三气的运动协调主要靠三道两路的畅通及相关枢纽脏腑的制约与平衡协调来共同完成。三道两路畅通，调节有度，人体三部之气就能协调运动，达到平衡同步，人体之气就能与天、地之气保持同步协调平衡，即健康状态；三道阻塞或调节失度，则三气不能同步运行而疾病丛生。如咳嗽咳痰属天部疾病，邪毒闭阻天部气道，使天气不能正常通降，治宜通气道、降天气。可取肺俞、列缺、合谷进行灯火灸宣肺理气、止咳化痰，属风寒者加风门，风热者加大椎、风池；也可用龙脷叶、枇杷叶化痰止咳通气道，配以杏仁降气，使三气同步运行恢复，疾病痊愈。人体三气的运动还体现在脏腑器官的运动变化上。壮医认为，位于颅内、胸腔和腹腔内相对独立的实体脏器都称为脏腑。脏腑、气血、骨肉是构成人体的主要物质基础，各有其功能，均在一定的常度中协调运动，共同维持人体的生理功能和状态。大体上，天部脏腑其性宜降，地部脏腑其性宜升、人部脏腑有升有降，其性宜和，如此升降有常，脏腑气血处于均衡调和状态。如果内脏实体受到损伤或由于其他原因引起功能失调，即可使人体三道两路发生阻滞或闭塞不通，导致气血关系失衡，人体的天、地、人三部之气就不能保持在一定的常度范围内协调运动，人体就会适应不了自然界天地的变化，进而升降失常，疾病丛生。因此，治疗时要着眼于恢复脏腑的升降常态，进而恢复天、地、人三气同步协调。如"咪心头"（心脏）君火独炽导致的失眠，因"咪心头"（心脏）处于天部，天气宜降，故治宜降火毒、清热毒。人体内三气同步的实现靠三道两路的畅通及相关枢纽脏腑的制约协调来共同完成。三道两路畅通，调节有度，人体内三部之气就能同步，人体之气就能与天地之气保持同步协调平衡，即健康状态；三道阻塞或调节失度，则三气不能同步而疾病丛生。而人体三部之气的动态协调平衡，又是在气血均衡和阴阳平衡的基础上实现的。壮医的三气同步理论实为壮医的天人自然观，其精神实质是探讨人与自然界之间、人体内部各部位之间的关系，强调人与自然，以及人体内各部位之间的动态平衡及和谐统一的状态，属中医学的整体观念范畴，而壮医更加强调人与自然界之间，以及人体各部位之间的协调平衡关系。三气同步、平衡、和谐则健康无病，不同步、失衡则变生诸病，临床治疗强调三气的"通""动""衡"。因此，三气同步理论对临床有重要的应用价值。

壮医灯火灸通过灯心草点灼爆焯，具有温通经络、驱散寒邪、行气活血、消肿散结等功用，使三道两路通畅，使天、地、人三气在动态中复归协调同步，从而调整气血、阴阳平衡，达到治疗疾病的目的。

（3）三道两路理论：是壮医理论体系的内核，也是壮医针灸的重要理论基础。道路理论主要是研究人体三道两路（即谷道、水道、气道、龙路、火路）的内涵及其运动变化规律。壮医借助道路理论阐释人体的生理功能、病理变化及其相互关系。

壮医的三道两路理论主要用来说明人体疾病的病位、病因病机、生理功能、病理变化，以及疾病的诊断和治疗。道路常常是毒作用的部位及传变的路径。三道与大自然直接相通，外毒入侵，常先扰三道，引起三道疾病，故三道病变病位在表，多较轻浅；两路与内部相连，若正不敌毒，则毒进，传至两路，引起两路甚或内脏病变，故两路及内脏病变病位在里，其病变相对较重。

壮医认为，人体的一切疾病皆因"毒"而起。毒既可外侵，亦可内生，但不管外侵还是内生，必赖三道两路为其传导路径。外侵之毒一般通过三道乘虚侵入体内，阻滞于三道，或者通过三道入里传至两路，阻滞或破坏两路，产生相应病变。内生之毒则直接阻滞三道两路。气血失衡是疾病产生的主要病理基础。三道两路瘀滞不畅或功能失调是气血失衡的主要原因，气血失衡反过来又可加重道路的不畅和失调。三道瘀滞不畅可导致气血偏衰或气血偏亢，两路瘀滞不畅可导致气血瘀滞。

壮医认为，在生理上，天、地、人三部之气是同步运行、生生不息的，而三气同步主要是通过三道两路的沟通调节来实现的。道路的生理功能可概括为四个方面。

①沟通内外：三道偏重与外界相通应，调节人体与大自然天地之间的平衡；两路偏重调节人体天、地、人三部及各组织器官之间的平衡。

②网络全身：三道两路及其网络分支遍布全身，把人体连成一个整体，调节全身气血平衡。

③化生滋养：三道主化生，吸纳天地之精华，化为气血；两路主运载，运行气血滋养全身。

④排毒外出：人体脏腑组织在生命活动中所产生的糟粕废物，以及外侵、内生之毒，也通过三道两路排出体外。

气血是人体最基本的物质，而气血的化生、运行、输布和排泄都离不开三道两路，故三道两路任何一个环节阻滞不畅均可引起气血的化生、运行、输布和排泄障碍，导致气血失衡，引起相关的病理改变，甚至死亡。

壮医灯火灸疗法通过火热刺激人体的特定穴位，作用于机体，既发挥本疗法所具有的温通经络、行气活血的疗效，也顺应三道两路的生理特性，使道路通畅、调节有度，则人体天、地、人三部之气同步运行，并与大自然之天、地二气保持同步，使气血调畅，人体处于健康状态。

二、适用范围

本法适用于各科病证治疗，如头痛、胃脘痛、胸痛、腰痛、痹证、疝气、感冒、鼻衄、瘰疬、瘿瘤、湿疹、月经不调、带下、痛经、乳痈等。更常用于流行性腮腺炎、扁桃体炎、小儿消化不良、惊厥、呃逆、腹痛，以及功能性子宫出血、网球肘等。

三、技术操作

1.施术前准备

（1）诊疗环境：环境卫生要求应符合 GB15982—2012《医院消毒卫生

标准》的规定，保持环境安静，清洁卫生，避免污染，温度适宜。

（2）材料准备：灯心草数根（一般长 50 ～ 60cm）、植物油（麻油、山茶油、香油、豆油、苏子油均可）、软棉纸或脱脂棉、酒精灯、0.5% ～ 1%的碘伏棉球。（图 12-1）

（3）穴位定位：用龙胆紫药水或有色水笔做标记，具体疾病选穴可根据临床具体病情选取。

（4）体位选择：根据灯火灸的部位，选择患者舒适、医者便于操作的治疗体位。常用体位：仰卧位、侧卧位、俯卧位、俯伏坐位、侧伏坐位。

（5）消毒：施灸前应该对患者的施灸部位进行消毒，灸区消毒可用0.5% ～ 1% 的碘伏棉球在灸区部位由中心向外做环形擦拭消毒。施术者双手应用洗手液清洗干净，再用速干手消毒剂消毒。

2. 施术方法

选定穴位之后，用龙胆紫溶液或有色水笔做标记。取灯心草一根约10cm（图 12-2），将一端浸入植物油（麻油、山茶油、香油、豆油、苏子油均可）中约 3cm，取出后用软棉纸或脱脂棉吸去灯草上的浮油，以防油过多点燃后油珠滴落造成烫伤。施术者用右手拇、食二指捏住灯心草的上三分之一处，即可点火，但要注意火焰不可过大。然后将点燃的灯心草向穴位缓缓移动，并在穴旁稍停（此时浸油端宜略高于另一端，或呈水平状，以防火焰过大），待火焰由小变大时，立即将燃端垂直接触穴位标志点，此时从穴位处引出一股气流，从灯心草头部爆出，并发出清脆的"啪、啪"爆焠声，火亦随之熄灭。有的不灭，则可继续点灸其他穴位。施灸顺序为先上后下、先背后腹、先头身后四肢。点灸次数宜灵活掌握，一般 3 ～ 5 日 1次，急性病可每日 1 次（但须避开原灸点），5 ～ 7 次为 1 个疗程。

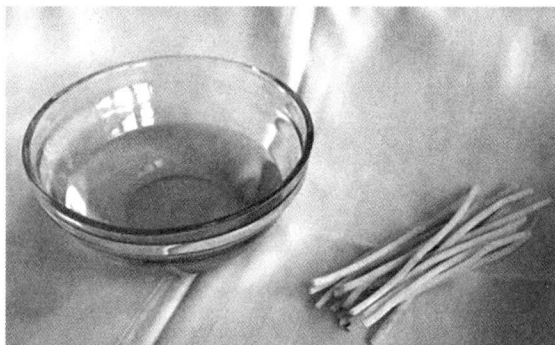

图 12-1　山茶油、灯心草

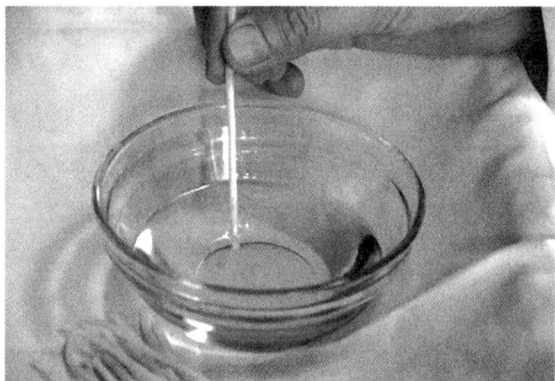

图 12-2　将灯心草一端浸入植物油

四、注意事项

1. 本法施灸处多有小面积灼伤，要保持清洁，以防感染，灸后 3 日内不宜沾生水。

2. 灯心草蘸油要适量，以不滴油为度，否则容易滴落烫伤皮肤。

3. 对儿童体质敏感者、体弱者及颜面、眼眶周围等部位，灼炷要小，灼爆要轻，壮数要适当，不可太多；头为诸阳之会，不可多灸灼，多焠必会头晕。

4. 动脉浅表部、大静脉浅表部、孕妇腹部均不宜点焠。

5.如遇有毛发处最好剪去，焠灸后要保持穴位皮肤清洁，以防感染。

五、临床验案

验案1：腹痛案

患儿，男，6岁。主诉：腹痛5天。现病史：患者家属代诉患儿5天前食用生冷食物后出现腹痛，以脐周为主，未曾系统治疗，现腹痛明显，遂至广西百色市那坡县中医医院壮医科门诊就诊。现症见：腹痛，疼痛部位以脐周为主，时有腹泻、胃脘部胀痛，形瘦，纳差，寐可，大便溏，日2～3次，小便可，舌质淡，苔薄白，脉细。

诊断：西医诊断：急性肠炎。

壮医诊断：胴尹（阴证）。

中医诊断：腹痛。

辨证：寒湿停滞证。

治法：温中散寒，化湿止痛。

处方：用灯火灸上脘、中脘、下脘、天枢、足三里，每天1次。嘱忌生冷，不能沾冷水。

操作：根据操作规范点火，然后将点燃的灯心草向穴位缓缓移动，并在穴旁稍停瞬间，待火焰由小变大时，立即将燃端依次垂直接触上脘、中脘、下脘、天枢、足三里，操作时，灯心草头部发出清脆的"啪、啪"爆焠声，火随之熄灭，操作即可结束。每穴每次点灸1壮，每天1次，7次为1个疗程。嘱忌生冷，不沾冷水。见图12-3。

二诊（初诊后2周）：治疗7次后，腹泻基本消失。

三诊（初诊后3周）：续灸治7次后，腹泻、脐周隐痛症状消失。

随访3个月未见复发，取得较好疗效。

按语：小儿腹痛多因小儿身体尚虚，形气未充，脾常不足，又因小儿饮食不知节制，过食生冷，寒邪损伤谷道，寒性凝滞，使气机受阻，血行不畅，气血壅遏而使谷道不通。上脘为足阳明、手太阳在任脉之会，中脘为胃的募穴、八会穴之腑会，下脘为足太阴、任脉之会，三穴均在任脉上，可治疗腑病。天枢为大肠募穴，足三里为胃的下合穴，两穴均在足阳明胃经上，主治腹痛、腹泻等胃肠病。壮医灯火灸可行气活血，助脾气升发，从而使天、地、人三气恢复同步。

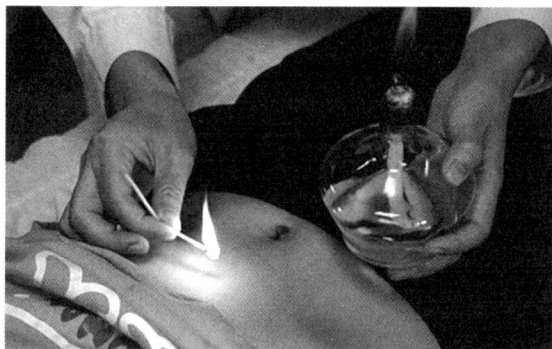

图 12-3　灯心草灸中脘穴手法操作

验案 2：头痛案

黄某，女，30 岁。主诉：反复头颞部胀痛 1 年余。现病史：患者自述 1 年余前在无明显诱因下出现头痛，以头颞部刺痛为主，曾在外院就诊，诊断为"偏头痛"，予止痛药内服，未见明显好转，现为求壮医治疗，遂来广西百色市那坡县中医医院壮医科门诊就诊。现症见：头顶、双侧颞部刺痛，偶有跳痛，严重时影响工作，纳可，寐差，二便调，舌质暗，苔白，脉弦涩。

诊断：西医诊断：偏头痛。

壮医诊断：巧尹（阴证）。

中医诊断：头痛。

辨证：瘀血头痛。

治法：活血化瘀，通窍活络。

处方：灯火灸百会、风池、风府、攒竹、印堂、阳白、太阳、列缺、合谷穴，连灸 7 天。

操作：根据操作规范点火，然后将点燃的灯心草向穴位缓缓移动，并在穴旁稍停瞬间，待火焰由小变大时，立即将燃端依次垂直接触百会、风池、风府、攒竹、印堂、阳白、太阳、列缺、合谷穴，这时从穴位处引出一股气流，从灯心草头部爆出，并发出清脆的"啪、啪"爆烬声，火随之熄灭，操作即可结束。每穴每次点灸1壮，每天1次，7次为1个疗程。见图12-4。

二诊（初诊后7天）：治疗7次后，双侧头颞部刺痛明显缓解。

三诊（初诊后14天）：续灸治7次后，双侧头颞部刺痛症状消失。

随访3个月，患者头痛未复发。

按语：头痛有风、火、痰、湿、瘀、虚多种致病因素，瘀血头痛是头痛常见的临床类型，其大致分为两类：其一为跌仆损伤，头部外伤，头面部瘀血阻滞脑窍；其二为各种内伤头痛反复发作，久病入络，气血滞涩，瘀血阻于脑络，不通则痛。瘀阻脑络是瘀血头痛的基本病机，应予活血化瘀，通窍活络治疗。壮医灯火灸可以直接刺激火路，火路将修复信息传导至巧坞（大脑），直接和间接激发人体的巧坞发挥作用，整体调控全身脏腑组织器官及三道两路，修复受损部位，以达到治疗疾病的作用。本案取百会、风池、风府、攒竹、印堂、阳白、太阳等穴灯火灸，意在疏通头侧局部气血；又"头项寻列缺""面口合谷收"，取列缺、合谷统治头部诸疾。

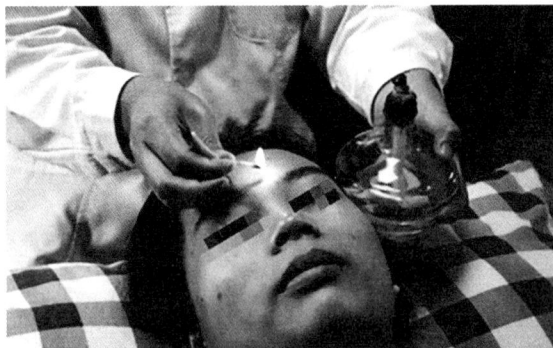

图12-4　灯心草灸印堂穴手法操作

（农玉莺）

第十三章　壮医经筋疗法

一、技术简介

壮医经筋疗法是在古典十二经筋理论指导下，结合壮族民间理筋术，以"经筋查灶"诊病和"经筋消灶"治疗的一种新型非药物疗法。本疗法采用理筋手法—针刺—拔罐—辅助治疗的"四联疗法"进行治疗。该疗法具有较强的松筋、解结、消瘀、行滞、散肿、止痛等功效，有增进局部营养、防止肌肉萎缩废用、促进损伤修复及瘢痕变软的作用。

1.技术特点

（1）理论传承与融合：壮医经筋疗法来源于针灸，继承了中医古典经筋的理论精华，同时融合了壮族理筋医术的特色。

（2）创新诊疗法则："以灶为腧"的诊疗法则，是古代中医"以痛为输"的诊疗法则的继承与发展。"以灶为腧"的病灶点相较于"以痛为输"的单纯痛点更具有确定性。

（3）多维病灶检查：关注病灶面及远程线病灶的躯体拮抗面（即三阴经与三阳经拮抗分布的区域）。如颈胸背三角区域检查，以颈为中轴，颈侧肌分别斜行，并附着于上前胸及背上胸，呈三角形的两条不等边，肩关节间接联系于三角形底边的外侧，当头颈部、肩部等活动时，以颈部为轴心，进而产生牵拉应力点的损伤。此三角区域最常见的损伤肌筋是中斜角肌、颈部斜方肌、肩胛提肌及冈上肌。

（4）运用"综合消灶"医疗手段施治：依据《内经》记载，针对经筋结灶的"结聚"特点，以综合的医疗手段，组合成为"综合消灶"疗法，即理筋手法、针刺疗法、拔火罐疗法、辅助疗法相结合的四联疗法。

2.理论基础

壮医经筋疗法，一方面以中医经典理论为主要立论基础，经筋是十二经脉的附属部分，是十二经脉之气"结、聚、散、络"于筋肉、关节的体系。经筋具有联络四肢百骸、主司关节运动的作用，其循行分布均起始于四肢末端，结聚于关节骨骼部，走向头面、躯干，行于体表。黄敬伟教授在研究经筋病证的病理机制中，尤其是在研究古代十二经筋标本的形成机制时，充分汲取中医古代关于机体"气街"节段调控、"节交会"等理论，汲取壮族民间的查灶经验，创立了经筋查灶法，并将该方法应用于临床。通过研究十二经筋的形成原理，发现经筋复合型的经筋病灶—经筋复合型穴位的内在联系规律。其循行分布均起始于四肢末端，结聚于关节骨骼部，而走向头面、躯干，行于体表。经筋具有约束骨骼、屈伸关节、维持人体正常运动的作用。

（1）经筋理论：经筋穴位是经筋病理状态的一种反应，具有特殊形征可查的特点。黄敬伟教授创立的"经筋查灶法"，是定性查出人体经筋穴位的有效方法。《类经》指出，经筋是"联缀百骸""维络周身"的组织结构，同经脉的主要区别是"中无有空""各有定位"。《灵枢·天年》《灵枢·刺节真邪》等指出，肌肉及关节的"解利"是肌筋的生理状态，而"筋挛""聚结"是经筋的病态形征表现。一般筋病属于"筋痹"和"骨痹"的范畴。《素问·长刺节论》载："病在筋，筋挛节痛，不可以行，名曰筋痹，刺筋上为故……"《素问·痹论》曰："痹在于骨则重……在于筋则屈不伸……"《灵枢·刺节真邪》曰："虚邪之中人也，洒淅动形，起毫毛而发腠理。其入深，内搏于骨，则为骨痹。搏于筋，则为筋挛。"故认为凡筋挛节痛的筋痹、骨重节痹的骨痹均为经筋损伤或经筋不舒所致。《灵枢·刺节真邪》曰"坚紧者破而散之，气下乃止"，形成了"解结"的施治法则。

当经筋性组织受到人体内外的各种刺激（含良性与恶性刺激）会引起肌筋的伸缩，如受创或慢性劳损后，会出现保护性挛缩、扭转、牵拉或位移；当人体内部环境失去平衡时，经筋性组织内部受到影响而产生挤压、挛缩、积聚、粘连、瘢痕等病理性改变。这些病理反应迫使经筋性内循环系统产生阻碍，致经脉受阻、气血瘀滞、营养不良、神经传导不畅及紊乱，是导致临床各类经筋性病证的主要因素。相反，经筋疗法是运用一种对机体良性刺激的手法，通过这种良性反应，起到正反馈调节的作用，进而治疗疾病。

（2）三道两路理论：三道两路理论是壮医理论体系的重要内容之一，主要研究人体谷道、水道、气道、龙路、火路五条道路的内涵及运动规律。三道两路是人体的五条重要通道，与人体其他脏器相沟通，将天部、地部、人部连接成有机整体，共同完成人体的生理功能。其中，两路指的是龙路、火路。龙路是血液在人体内循行的通道，可以为内脏、骨肉、官窍、四肢百骸运送营养物质。火路是人体内传感各种信息，维持人体内外环境平衡协调，调节人体生理活动的通道。壮医认为，火路是三道两路的核心，是三道两路中最重要的部分。壮医经筋疗法通过运用手法、针刺等"查灶—消灶"，疏通相应的筋结，而这些筋结都是由人体的三道两路所支配，筋结堵塞，必然会引起人体道路的不通畅，当筋结消散以后，人体三部之气就能保持同步协调平衡，并能与大自然的天、地二气保持同步。

（3）筋骨并调理论：肢体的运动是依靠筋骨来完成的，由于筋附于骨外，联络关节，人体的强劲有力离不开筋骨的强壮，同时也需要气血的濡养。筋骨并调的基础是骨正筋柔，《灵枢·经脉》说"骨为干""筋为刚"，正是经筋的刚强有力，才能更好地发挥其束骨而利关节的功能。骨为奇恒之腑，为肾所主，运用壮医经筋手法理顺筋与骨的关系，进而调节人体气血的运行，形成良性循环，使气血旺盛、筋骨柔顺、力度刚劲。故《灵枢·本脏》有云："经脉者，所以行血气而营阴阳，濡筋骨，利关节者也。"

二、适用范围

壮医经筋疗法对治疗各种顽固性疾患，如偏头痛、顽固性面瘫、中风偏瘫、颈椎病、肩周炎、肱骨外上髁炎（网球肘）、腰椎间盘突出症、腰三横突综合征、坐骨神经痛、风湿性关节炎、骨质增生症等，能够直达病所，具有独到的疗效。而且此疗法经过现代临床实践检验，对现代医学上面临的多种难治性疾病，如神经衰弱、智力低下、儿童脑瘫、先天性斜眼等疑难病及一些常见病具有特殊疗效。

三、技术操作

1. 查灶诊病

采用双手触诊查法，即一手协助固定，用另一手拇指的指尖、指腹与其他四指的指合力作为探查工具（对于一些肌肉丰厚、病灶较深的部位，医者可用手肘作为探查工具），用各种手法对患者病灶处进行探查，对比患者的"正与异"感觉和患者对检查点的异常反应，识别阳性病灶，为诊断提供依据。常见经筋病灶高发区点有：肌筋的起点及终止附着点、肌筋的交会点、肌筋的力学受力点及骨缝沟、线和骨粗隆等。

查灶方法：医者两手密切配合，左手着重协助固定检查部位，右手根据所检查部位的生理形态、肌筋的厚薄及层次、正常组织的张力、结构形态等情况，分别运用拇指的指尖、指腹及拇指与其余四指的指合力，对经筋做浅、中、深层次，由浅至深、由轻至重的检查，采用切、捂、按、摸、弹拨、推按、拨刮、拑捎、揉捏等手法行检。病灶分点、线、面等形态，以触压疼痛异常敏感为特征。

根据探查病灶所得的资料，对病灶的深浅、轻重、大致部位及分布规律有了具体了解，能帮助医者更好地诊断疾病以及有针对性地确定治疗手段，从而达到更好的治疗效果。

2. 消灶治病

经筋消灶法是运用各种手段对经筋病证的"结灶"进行"消灶解结"，从而达到灶去病除的目的。常用的消灶方法有理筋手法消灶、针刺消灶、火罐消灶、辅助治疗消灶。

（1）手法消灶：是贯彻"松筋解结"的原则，在查灶诊病的基础上，运用手指、肘臂等部位的合力（如功钳手、掌功手、肘臂法等手法）作用于机体的筋结病灶部位，然后再按筋结病灶的分布规律进行消灶治病。医者先用武打将军酒或其他介质在病变部位施以擦法，以发热为度，再使用滚法，施术 5 分钟，使局部吸收药力并得到充分放松。然后采用肘关节之尖（鹰嘴）、钝（肱骨内髁）、硬（前臂尺骨软面）、软（前臂内侧面）四个部位配合拇指及四小指顺着病变部位的经筋线进行全线按、揉、点、推、弹拨、捏拿等分筋理筋手法，要求手法要"中灶"，力量从轻到重，刚中有柔，柔中有刚，刚柔相济。具体手法根据患者的诊治情况进行选择和调整。

（2）针刺消灶：对一些顽固的筋结病灶，用针灸针对病灶部位行针，可采用一孔（穴）多针（即偶刺、齐刺、扬刺、傍针刺、围刺等）的方法加以消灶治病。与常规针灸疗法相比较，针刺消灶法着重于以下 5 点：①固灶行针，快速进针，一般不留针。②对病灶局部施行多针疗法，但行针要有次序，轻重有区别，深浅要得当，操作细致，安全施术。③针刺达灶，得气显著。④两手配合，动作协调。⑤根据施针术的需要，变动患者体位，使针刺到达病灶。

常用的针刺消灶法有以下几种。

①腧刺法：于腧穴的位置进行施针。按照经筋病证的临床表现及治疗的需要选择具有"结灶"明显的腧穴，施以"消灶"针术治疗。

②经刺法：以经筋循行的经筋线施治为主，有单经刺疗、多经病变同时刺疗以及两者结合治疗的方法。施治时，分段于经线"结灶"最显著的部位行刺，做到行刺疏密适宜、重点解决、分次施治、逐一解决。

③经穴区带针刺疗法：按照"经穴区带"检查，发现经筋病变呈现出区带性阳性病证时采用的针刺疗法。经穴区带针刺疗法具有良好的"解锁"功效，即对病灶部位的痉挛、扭转、积聚、粘连等有很好的松解作用；同时对心胸相引的胸气街病证及腹气街病证均具有较好的疗效。经筋病灶针刺疗法是对不同部位的病灶及不同病灶性质做灵活多变的刺治方法，以"实施要素"的总要求对不同区域病灶采用不同的刺治方法。例如，刺激颞筋区的病灶，针对其头皮薄而紧的特点，重点对颞上线、前颞肌筋、后

颞肌筋、小皱眉肌筋及颧肌筋膜查灶刺治，并以点刺为主；对肩部筋区的"消灶"刺治，则针对本区域肌筋的分布、肌肉丰厚等特点，采用掐持消灶方法，将冈上肌肌筋、斜方肌肌筋及小菱形肌肌筋等列为"消灶"刺治的重点，常用的是移行针刺法。

④点刺疗法：点刺疗法即对施治区域采用针尖的点刺以达到治愈疾病的一种刺治方法。此疗法具有使用灵活的优点。按照不同施治部位要求及运用方法的不同，点刺疗法常用以下几种：

皮外移行点刺法：常用于额筋区、股外侧筋区等部位的施治，用于治疗病变较广泛且浅表的病灶。手持短针，于施治部位做皮外移行点刺治疗。均不留针，轻点而过。

单针一孔穴持续点刺法：常用于眶隔筋区、耳筋区等部位的施治。手持短针，双手配合固定病灶，以单针刺入固定位置，再施以雀啄点刺手法。

单针移行点刺法：常用于皮肤疏松可移的施治部位，于施治部位入刺，刺入施治病灶之后，将针尖移至皮下，左手转动新的病灶，对准针尖，右手持针，再向新的病灶刺治。注意持针宜平稳、垂直，不宜使针尖在皮下移动，以免伤及其他组织。

（3）火罐消灶：在相应的经筋穴位进行走罐、闪罐、留罐治疗，有助于疏通人体经络，具有祛湿、驱寒邪气、活血化瘀、调节气血等功效，有助于消灶治疗。

（4）辅助治疗消灶：针对各种病证的筋结病灶采用对症的药物外用，如用药酒涂搽、膏药贴敷、艾灸等物理疗法，以增强治疗效果。

3. 施术后处理

（1）施术后的正常反应：实施壮医经筋手法后，施术局部皮肤多有潮红充血情况，无须特殊处理。

（2）施术的善后与处理：如出现晕针、滞针、弯针、血肿、出血、刺伤重要脏器等针刺意外，参照前面章节处理。拔罐疗法出现水疱，如水疱直径小于 2mm 左右，无须任何处理，待其自行吸收；如水疱较大，大于 2mm，可用消毒针于水疱底部刺破放出水疱内容物，涂搽消炎膏药以防止感染；若情况严重，请专科医生协助处理。

四、注意事项

1. 做好解释工作，取得患者的配合。

2. 施术时注意患者状况，操作细致，宜巧力，忌蛮力，以防折伤。另外，在实施手法"解结"时，患者会感到疼痛异常，故手法强度要以患者能耐受为度。

3. 患者过劳、过饥、醉酒、大渴、大汗、大惊、大恐等情况下不宜施术。

4. 施术前应向患者解释清楚，解除患者的思想顾虑，消除紧张心理，取得患者配合后，方可进行治疗。

5. 针法要严格进行无菌操作，防止感染。针法刺激要根据患者的承受能力，因人、因病施治。严防刺伤重要部位及脏器。

6. 拔罐要注意火源和留罐时间，严防烧伤及起疱。

五、临床验案

验案：胃食管反流病案

患者，女，36 岁。主诉：胃脘部烧心感 3 年。现病史：3 年前结扎术后开始出现胃脘部烧心感，自觉左下腹有一股热气感，从左中腹至腹中部递增，伴胸闷、心慌。曾于多家医院就诊，诊断为"胃食管反流病"，予针灸、中药等治疗，症状均无好转。为求壮医治疗，遂来我科就诊。现症见：胃脘部有烧心感，伴胸闷、心慌，平素颈部僵硬，腰酸腿软，四肢乏力，夜眠多梦，身形消瘦，饮食尚可，寐差，多梦，二便可，舌质红，苔薄白，脉弦。经筋查灶：左腰三横突征阳性；左腰大肌中下段呈菱形，触压疼痛显著；左腹股沟韧带及左腹外斜肌中肌束呈条索样硬结，触压疼痛显著；

左梨状肌上束呈索状结块；左下肢呈太阳经及少阳经"筋结"聚集。

诊断： 西医诊断：胃食管反流病。

中医诊断：胃痛。

辨证： 肝胃不和证。

治法： 疏肝理气，和胃止逆。

处方： ①在腰部、腹部、臀部筋结区、筋结线、筋结线处予"系列解锁"综合理筋疗法；②在左腹股沟韧带及左腹外斜肌中肌束呈条索样硬结处行经刺法进行针刺松解病灶筋结；③局部病灶拔罐疗法疏通经络。施治5次后，患者胃脘部、前胸部烧心感、胸闷、心慌较前减轻，但仍有颈部僵硬、腰酸腿软、四肢乏力；再予施治5次，诸症消除。随访1年，未再复发，疗效满意。

按语： 从壮医理论分析，该患者属于龙路、火路气机不畅，谷道不足，在腰部、腹部、臀部筋结区、筋结线处予"系列解锁"综合理筋疗法，使相应龙路、火路通畅，气机同步；在左腹肌沟韧带及左腹外斜肌中肌束呈条索样硬结处行经刺法进行针刺松解病灶筋结，使谷道健运，气血顺畅，进而濡养全身；配合局部病灶拔罐疗法以疏通经络。由此可见，综合运用"经筋查灶—解结消灶"的壮医经筋疗法，灵巧独特，有的放矢。

附：常见经筋病灶好发区

1. 头部经筋病灶好发区

（1）眶隔筋区：即眼眶周及鼻骨两侧。

（2）额筋区：即前额区所属筋性组织。

（3）颞筋区：颞上线以下、眼至耳之间。

（4）耳筋区：含耳上、耳前及耳。

（5）百会筋区：前后发际联线中点及颅顶部。

（6）枕筋区：枕部。

（7）颞合筋区：颞下部、耳前区及颧弓下缘。

2. 颈筋区

（1）颈下三角筋区：风池、风府及其左右上下之筋。

（2）乳突下筋区：乳突前后及其下部。

（3）颈侧筋区：后颈侧部。

（4）颈后筋区：后颈正中线及旁线。

3. 肩臂筋区

（1）冈上筋区：肩胛冈上部及颈至肩部。

（2）喙突筋区：喙突至肱前侧。

（3）肩筋区：肩部的肩关节及上臂肌筋。

（4）肘筋区：肘关节及前臂肌筋。

（5）腕掌筋区：腕关节及掌指肌筋和关节。

4. 背部筋区

（1）肩胛筋区：肩胛冈、冈下窝及内侧缘和内上角、外侧缘等。

（2）肩胛间筋区：两侧肩胛骨间的肌筋。

（3）华佗夹脊筋区：脊柱两侧的肌筋。

（4）后肋弓筋区：后胸肋弓及肋部。

5. 前胸廓筋区

（1）胸锁筋区：胸骨同锁骨衔接部及锁骨下肌筋。

（2）胸骨前筋区：胸骨体、胸骨柄及胸肋关节肌筋。

（3）肋弓筋区：前肋弓各肋面及肋间肌筋。

（4）剑突筋区：剑突体及尖部肌筋膜。

6. 腰筋区

（1）腰脊筋区：腰脊肌及筋膜。

（2）腰三角筋区：髂嵴与肋骨间肌筋。

7. 腹筋区：按九区划分法基础上加腹筋特检部位

（1）腹部正中区：上中腹、中中腹及下中腹肌筋。

（2）左侧腹筋区：左上、中、下腹肌筋。

（3）右侧腹筋区：右上、中、下肌筋。

（4）髂窝肌筋区：左右髂窝及髂前上棘附近肌筋。

（5）腹股沟筋区：左右腹股沟肌筋。

8.臀骶筋区

（1）髂脊筋区：沿髂骨脊周边及其后外的肌筋。

（2）骶筋区：骶骨后侧正中及两侧肌筋（八髎肌筋）。

（3）尾筋区：尾骨及骶裂孔肌筋。

（4）臀筋区：臀上、中、下及内外侧肌筋。

（5）坐骨筋区：左右坐骨结节肌筋。

（6）股关节筋区：股关节及其周围肌筋。

9.下肢肌筋区

（1）股筋区：大腿根腹侧筋区。

（2）膝筋区：膝关节周围的肌筋。

（3）腘筋区：腘窝浅中深层肌筋及其上下左右角附着的肌筋。

（4）小腿筋区：小腿前、后及两侧的肌筋。

（5）踝关节筋区：踝关节周围的肌筋。

（6）跖趾关节筋区：跖趾各小关节的肌筋。

（7）足底筋区：足掌底面的肌筋。

（曾秋潮）

第十四章　内热针疗法

一、技术简介

内热针疗法是在中医传统的温针灸的基础上发展起来的，即将特制针具依据治疗需要刺入人体腧穴或肌肉深处，并视患者病情加热针具至特定温度的针刺技术。这个针刺方法是在我国著名的软组织外科学之父宣蛰人教授发明的银质针技术基础上进行了创新。

1. 技术特点

（1）理论基础多元：以中医理论、西医理论、壮医经筋理论为基础，其中中医理论是以针灸理论为核心，循经取穴，辨证治疗，发挥温经散寒、活血通络的功效。西医理论，是以解剖学理论为基础，借鉴西医软组织外科学方法，通过在肌肉的起止点、肌腹以及肌内激痛点处针刺，缓解慢性软组织疼痛。壮医经筋理论是由经筋的阳性病灶所建立的点、线、面及浅层、中层、深层多维性构成的体系，确立多维诊查治疗法则，实现标本同治。

（2）针刺方法独特：①采用从针尖到针体均能恒温发热的针具，确保治疗过程中热量稳定传递；②在肌肉相关部位密集布针，针对性强，可有效作用于病变部位；③在缺血肌筋膜区分肌肉群、分次打孔，诱导骨骼肌再生和再血管化，改善软组织痉挛变性缺血状况。

（3）治疗效果显著：①既有强烈的即时镇痛作用，又具备远期效果；②针刺部位能产生持久的肌肉松弛效果，且远期效果优于近期；③不仅可用于治疗软组织损伤，还能针对软组织源性内脏疾病的功能障碍发挥治疗作用。

（4）仪器性能优越：①安全控温。由电能转化为热能，加热温度在 $38 \sim 60℃$，可任意调节，一般治疗调节在 $42℃$ 左右，持续加热 20 分钟，以避免烫伤。②操作便捷：治疗时间倒计时，结束有报警提示，无须专人照看，减轻工作量，且初学者更容易掌握，远期效果稳定。③技术革新：消除了用传统艾绒做温针灸及外加热银质针等形式的诸多不足，如温度不易控制、操作麻烦、易烫伤、污染环境、升温慢、温度不恒定等问题。

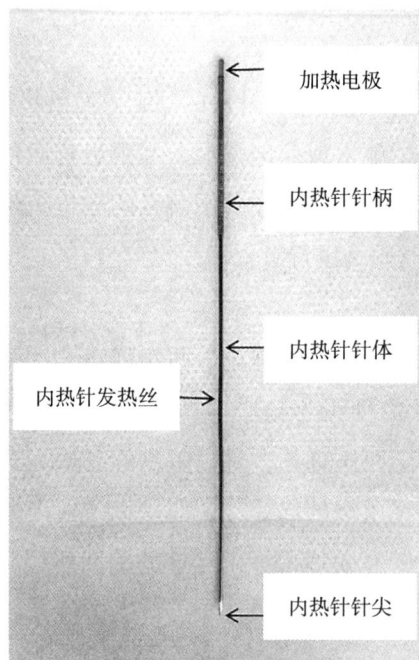

图 14-1　内热针结构图

2. 理论基础

内热针源于古代温针灸，脱胎于密集型银质针疗法。银质针疗法在临床治痛方面有着独特的远期疗效，但存在不足，如热量由体外向体内传导，热量逐渐减退，不易深入病灶深层；艾绒加热难以控制温度，且艾灰容易掉落而灼伤皮肤、烧坏衣物。内热针疗法在银质针的基础上对针具及加热方式进行改进，解决了银质针易变形、艾灸烟雾污染及皮肤易烫伤等问题，使加热温度可控、安全环保。

（1）中医学理论：①"以痛为输"理论。中医认为疼痛产生的重要原因是"不通则痛""不荣则痛"，基于此，形成了"以痛为输"的针刺方法。

②温针理论。温针之名，始见于《伤寒杂病论》，后世医家提出"寒者热之""结者散之"的治疗法则。燔针即古代温针，张介宾指出："燔针者，盖纳针之后，以火燔之使暖也。"内热针在针刺之后，通过仪器控制针体温度，使针尖到针体的温度在 30 ～ 60℃恒温加热，这是内热针对温针理论的发展与创新。

（2）壮医学理论：壮医认为，软组织疾病的各种症状和体征属于经筋疾病，由于经筋病是在经筋体系所属的肌、筋、膜、带及结缔组织等软组织病变所形成的阳性体征，其具有点、线、面、多维等特点。在临床诊查中，经筋病灶常可分为四个类型：病灶点、病灶线、病灶面及多维性病灶。

①病灶点：是点性病灶，病灶不大。好发于肌筋的成角点、交叉点、摩擦点、受力点、小骨粗隆、骨游离端、关节周围及皮节点等。病灶为粗糙样、小颗粒状、结节或"痛性小结"，严重者呈条索状、小片状、小板块状。小者如芝麻、粟米状，中者如绿豆、黄豆样，粗大者如蚕豆、马钱子样，边缘界限清楚，多呈硬结状，甚者小范围条索变硬、连片成板，触压异常敏感及疼痛。在躯体的分布较广泛，其病灶点出现，与经筋病变部位吻合，但有主次及先后症状表现之分。例如，股内外侧远端的经筋上，常见其病灶点出现，病灶点的大小与病情呈正相关，当其病灶向上时，则上段病变上升。

②病灶线：是线性病灶，是临床常见的复合性病灶。好发于骨缝线及筋膜线上，例如颞上线、项上线、人字缝、胸骨正中、腹白线、半月线及脐下"五皱襞"等。此外，肌筋纤维病变亦可见线性病灶。病灶呈线样、竹片状、索状、梭状等。线性病灶中常伴有点性病灶。躯体及肢体的经筋循行力学线，是线性病灶的特殊表现形式。沿着经筋线做诊查，可查到"经筋各有定位""病各有所处"的远端病变规律。例如，足太阳经筋病变，可自颈、背、腰、臀及大小腿至足底，查出远端的节段性病灶。

③病灶面：是面性病灶，病灶一般较大，呈平面状，在肢体或躯体的同一个平面上可触及，是多经并病的一种病变表现形式。可能因肢体动态活动具有合力和线力作用，病灶面一般至少有两条线的病灶并存，多者呈三

线平面病灶分布，但并非在同一个平面上，病灶与三阳经或三阴经的经线并非绝对重合。

经筋穴位即在经筋阳性病灶上使用的针刺穴位，在形态及分布方式、使用方法、治疗手段等方面，都有别于传统中医针灸的腧穴。对于经筋病治疗穴位的确定，必须在诊查到阳性经筋病灶后，方可确定治疗穴位，而且所确定的穴位可因人、因病而异。经筋病的施治法则，不会局限于固定的穴位来套治同类的病证，选穴是灵活机动的。经筋的阳性病灶所建立的点、线、面及多维性构成的体系，既有局部性的点性腧穴、线性腧穴及面性腧穴，又有从机体的整体来确立的多维性结构，能起到标本同治的作用。

内热针疗法以"经筋摸结"诊病和"松筋解结"治病为主要诊治方法。壮医认为筋结的形成是导致疾病发生的主要原因，故采用内热针针刺手法，重在松解筋结，解除肌肉挛缩，调节肌筋间平衡，以疏通龙火两路，达到理顺筋脉、疏通气血、松解粘连、祛风散寒的治疗目的，使"结解则松、筋顺则动、筋动则通"。壮医经筋针刺的特点是摸结定位，施术准确，重视"解结"，于筋结处行针，一结多刺，消结止痛，直达病所。内热针能温经祛寒，治疗寒性疾病。

（3）现代医学理论：内热针疗法的发展历程，是从古法"以痛为输"探明阿是穴的存在并对其进行针刺以达到镇痛效果，到宣蛰人从临床经验中发现了具有规律性分布的压痛点，认为这些压痛点是骨骼肌附着处的无菌性炎症病变区域，并通过压痛点强刺激推拿法和密集型银质针疗法加以验证。基于宣蛰人的慢性软组织损伤理论，结合现代医学肌筋膜激痛点、肌肉功能障碍，以及神经感受器敏化引起脊髓节段敏化造成慢性软组织疼痛的观点，可知软组织疼痛的病理改变不仅在软组织本身，更与分布在软组织的痛觉感受器敏化、神经源性炎症反应、伤害传导通路致敏、人体对疼痛感受的反应强度异常，以及中枢神经的可塑性改变相关。内热针疗法是借助针刺刺激神经感受器，以此改善脊髓及脊上中枢的神经调控机制，通过抑制伤害感受器、激活内源性抗伤害感受系统，来达到治疗目的。

①缓解肌肉痉挛，降低肌肉张力：慢性软组织损伤以无菌性炎症为病理

基础，日久不愈引发炎性粘连、炎性纤维组织增生，致使不同程度的炎症组织变性和挛缩，进而导致肌张力增高。动物实验研究显示：内热针疗法能稳定降低 γ 神经元的兴奋性，减弱 α 运动神经元的传出冲动，从而降低肌肉、纤维组织张力。此外，内热针对软组织的打孔作用，从物理层面上可降低软组织的张力。

②减轻炎症反应：慢性软组织损伤后的修复，与炎症介质、细胞因子、激素调节等多因素的相互作用有关。其中，自由基是人体杀灭坏死组织时释放的活性氧代谢产物。正常情况下，机体内自由基处于动态平衡状态。然而，当各种原因引起机体产生的自由基增多，超出机体的清除能力时，将会导致细胞结构破坏和功能丧失。丙二醛（MDA）含量可间接反映氧自由基的水平，超氧化物歧化酶（SOD）能够清除体内的自由基。动物实验研究发现，内热针疗法可降低慢性骨骼肌损伤大鼠体内 MDA 含量，同时增加 SOD 活性，这表明内热针疗法可减轻慢性软组织损伤后的炎症反应。

③ 促进血管再生，改善血液循环：肌肉痉挛、肌张力增高以及炎症反应均会使软组织损伤部位的血管收缩，导致供血减少。研究表明，针刺可以促进机体释放血管活性物质，扩张毛细血管，从而增加血供。血管内皮生长因子（VEGF）具有强烈促进内皮细胞再生的能力，促进血管生成及修复，改善局部组织血供。内源性碱性成纤维细胞生长因子（bFGF）具有促使血管和肉芽组织生成等功能。动物实验表明，内热针疗法可以明显提高慢性损伤组织中 VEGF、bFGF 活性，促进血管生成，改善局部血液循环。

④促进肌肉修复：波形蛋白和结蛋白是肌肉组织中重要的中等直径细胞骨架纤维。波形蛋白和结蛋白的表达规律是研究肌肉损伤—再生过程的有力手段，同损伤—再生过程紧密相关。通过动物实验发现，内热针治疗肌肉损伤时，波形蛋白和结蛋白的表达增多，肌细胞的再生明显增强。

⑤营养周围神经：脑源性神经营养因子（BDNF）和胶源性神经营养因子（GDNF）对感觉神经元、运动神经元、交感神经元均有营养活性，可促进神经代谢、神经存活，保护或恢复损伤的轴突，尤其对促进损伤部位神经细胞的存活和神经纤维的再生有着重要意义。有研究表明，内热针疗法

可加速受损神经的恢复，促进 BDNF、GDNF 表达，有利于神经损伤后神经纤维的生长修复。

⑥调节生物力学平衡：慢性软组织损伤常会出现肌痉挛，破坏机体平衡，相应肌群可出现代偿性收缩及功能障碍。内热针在解除肌痉挛、恢复生物力学平衡方面具有巨大优势。

二、适用范围

1.各种慢性软组织损伤性疾病，如头痛、面痛、肩周炎、腰腿痛等；软组织损伤导致血管神经受累的感觉异常及肌力下降，如半身麻木、发凉、多汗、肌萎缩、眩晕、耳鸣、张口困难，以及软组织源性的脏器功能障碍等病证，如胸闷、气短、心悸、腹胀、腹痛、便秘、尿频、尿急、排尿无力等。

2.骨质增生性疾病与骨关节疾病，如颈椎病、腰椎间盘突出症、强直性脊柱炎、股骨头坏死等。

3.各种神经卡压综合征，如枕大神经卡压综合征、臀上皮神经卡压综合征、腕管综合征等。

4.与脊柱相关的慢性支气管炎、功能性心律失常、慢性胃炎等内科疾病。

5.与脊柱相关的阳痿等男科疾病，痛经、月经不调、慢性盆腔炎等妇科疾病。

6.鸡眼、胼胝、带状疱疹后遗神经痛等皮肤科疾病。

三、技术操作

1.施术前准备

（1）诊疗环境：环境卫生要求应符合 GB15982—2012《医院消毒卫生标准》的规定，保持环境安静，清洁卫生，避免污染，温度适宜。

（2）材料准备：内热针的规格，以针体的长度和直径予以区分，见表 14-1。临床常用 2 号、3 号针，直径为 0.7mm。临床使用时，应根据患者的治疗部位及体形选择合适长度的内热针。

表 14-1 　内热针长度规格（cm）

内热针规格	针体总长度	针柄长度	针体长度	生发热段长度
1 号针	16 cm	4 cm	12 cm	12 cm
2 号针	14 cm	4 cm	10 cm	10 cm
3 号针	12 cm	4 cm	8 cm	8 cm
4 号针	10 cm	4 cm	6 cm	6 cm

（3）选穴布点：布点部位多位于肌肉起止点、肌腹部、关节囊、韧带行径及附着处等。根据患者病情，一般针距选择 0.5 ~ 2cm，严格采用记号笔、直尺定点的方法。有多排布点时，在保证安全的情况下，应尽量均匀交错布点，使内热针治疗范围内的组织均匀受热，从而提高疗效。

（4）体位：应根据患者病情选择合适的体位。体位选择一般以患者舒适、医生便于操作为原则。临床常用的体位有仰卧位、俯卧位、侧卧位、坐位。

（5）消毒：严格按照外科手术的消毒方式，从布点中心向四周消毒，消毒范围应大于布点范围上、下、左、右各 5cm，施术部位常规碘伏消毒 2 遍。

2. 施术方式

（1）麻醉：通常采用 0.5% 利多卡因局部浸润麻醉。若患者病情较重，治疗范围较广，所在医疗单位条件允许，可采用臂丛神经阻滞麻醉、椎管内阻滞麻醉或静脉麻醉。

（2）进针方法

①持针方法：常用的进针方法有单手进针法、双手进针法两种。

A. 单手进针法（图 14-2）：用刺手拇、食指持针，中指指端紧靠穴位，指腹抵住针身中部，当拇、食指向下用力时，中指也随之屈曲，将针刺入，直至所需的深度。此外，还有用拇、食指夹持针身，中指指端抵触穴位，拇、食指所夹持的内热针沿中指尖端迅速刺入的方法。

B. 双手进针法（图 14-3）：刺手与押手相互配合，将针刺入穴位的方法。常用的双手进针法即为夹持进针法，即用押手拇、食二指持捏针身下端，将针尖固定在拟刺痛点的皮肤表面，刺手向下捻动针柄，押手同时向下用力，将针刺入痛点皮肤。

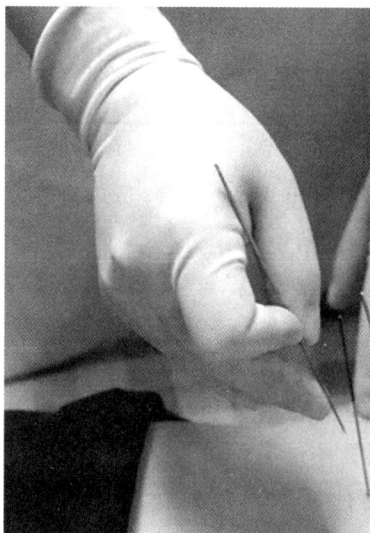

图 14-2　单手进针法　　　　图 14-3　双手进针法

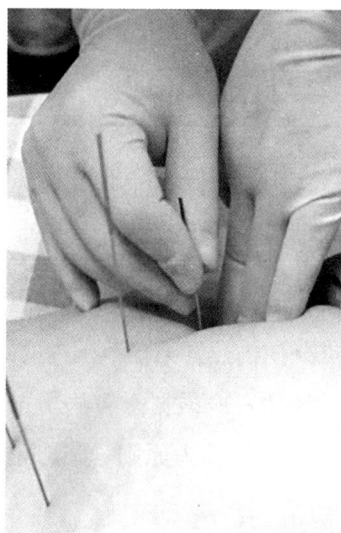

②进针方向：根据针刺部位的不同可采取直刺、斜刺、平刺和钻刺。

A. 直刺：针身与皮肤表面成 90° 垂直刺入体内。一般用在肌肉比较丰满的部位，如腰部、臀部等。

B. 斜刺：针身与皮肤表面成 45° 左右刺入体内，此法适用于肌肉浅薄处或深部有重要脏器处。主要用于颈椎、背部等。

C. 平刺：针身与皮肤表面成 15° 左右刺入体内。此法适用于肌肉比较薄或膝关节部位。

D. 钻刺：局部软组织变性、肌肉挛缩及筋膜增厚比较严重时，针刺破皮肤后难以进入肌肉层或筋膜层，需要针尖贴近皮肤，左右旋转针体加压刺入，抵达治疗部位，这种进针方法被称为钻刺。

（3）加热：全部进针完毕后，连接加热线时，应一只手固定内热针，另一只手安装连接线，避免在安装连接线时针尖刺入危险部位。全部内热针连接加热线针帽后，42℃恒温加热，时间为 20 分钟。

（4）起针：加热 20 分钟结束后，会听到三声报警声，此时关闭内热针治疗仪电源，取下加热线针帽时，一只手固定内热针，另一只手取连接线，避免取连接线时针尖刺入危险部位。加热线针帽取完后，取出全部内热针，局部按压止血 3 分钟，碘伏消毒。

四、注意事项

1. 准确选择适应证，如有以下情况则不宜使用：

（1）凝血机制异常者。

（2）施术部位有红肿、灼热、皮肤感染、肌肉坏死，或在肌肉深部有脓肿者。

（3）心、脑、肾等器官衰竭者。

（4）患有糖尿病、皮肤破溃且不易愈合者。

（5）高血压病患者的血压控制不佳者。

（6）严重代谢性疾病，如肝硬化、活动性结核患者。

（7）施术部位有重要神经、血管或者重要脏器而施术时无法避开者。

当全身急性感染性疾病、内脏疾病、高血压得到有效控制后，经医师评估可以实施内热针治疗。

2. 严格进行无菌操作。所有物品必须达到高压灭菌的标准。消毒操作要符合无菌操作规范。

3. 妇女月经期、妊娠期及产后慎用本疗法。

4. 瘢痕体质者慎用本疗法。

5. 服用影响凝血的相关药物者慎用本疗法。针刺前应询问患者病史及是否服用过影响凝血的相关药物，如服用抗凝血药物，针刺前应做凝血时间检查，凝血时间明显延长者，不能做内热针治疗。

6.患者精神紧张、劳累或饥饿时均不宜使用本法。

7.如出现晕针、滞针、弯针、血肿、出血、刺伤重要脏器等针刺意外，参照前面章节处理。

五、临床验案

验案：腰痛案

吴某，女，76岁。主诉：反复腰部及左下肢胀痛6年，再发加重3天。现病史：患者6年前因劳累后出现腰痛、左下肢胀痛，曾在外院行腰部CT检查确诊为"腰椎间盘突出症"，予针灸、按摩治疗，腰部疼痛较前缓解，后因工作原因中断治疗。6年来腰部疼痛症状反复发作，出现间歇性跛行，3天前上述症状加重，为求内热针疗法治疗，遂来我科就诊。现症见：腰部疼痛，左下肢胀痛，纳寐尚可，二便调，舌质红，少苔，脉细数。查体：前屈、后伸活动受限，左侧直腿抬高试验阳性，腰3/4、腰4/5、腰5/骶1棘间、棘突旁叩击痛明显，疼痛可放射至左下肢。查体：棘突旁布点、关节突关节处布点触及筋结。辅助检查：腰椎MRI示：腰椎退行性变：腰椎间盘变性，腰3/4、腰4/5椎间盘膨出，腰5/骶1椎间盘突出，腰椎骨质增生。

诊断： 西医诊断：腰椎间盘突出症。

中医诊断：腰痛。

辨证： 肝肾亏虚证。

治法： 补益肝肾。

处方： 予壮医经筋治疗配合内热针疗法治疗。

操作： ①壮医经筋疗法：以"经筋摸结"查找筋结病灶点，运用壮医药酒、壮医手法松解筋结。②内热针：进针点在棘突旁布点、关节突关节处布点。具体操作：常规消毒，戴无菌手套，将麻药推入需要进针点，选用0.7mm×12cm 内热式针具，助手协助打开针具，施术者左手按压住进针点，右手持针，将针直刺入穴位中，不予行针手法，进针完毕后助手连接热式针灸治疗仪器，连接后，打开仪器，将温度调至42℃，时间设置为20分钟，按下开始键；20分钟后拆下导热仪器、拔针、消毒、贴上纱布，最后嘱患者24h 内进针处不要碰水，以免引起感染。

二诊（初诊后第 5 天）： 患者诉腰部疼痛稍有缓解，但下肢仍有胀痛，继续予以内热针疗法治疗，进针点不变。

三诊（初诊后第 10 天）： 患者诉腰部及下肢疼痛明显好转，腰部活动稍受限。继续予以原内热针方案治疗。

治疗 3 次后，患者诉腰部及下肢疼痛较前明显改善，患者腰部活动仍有轻微受限，嘱咐患者每 2 周至门诊复诊。治疗 3 个月后，患者腰部及下肢疼痛症状消失。

按语： 腰痛是指因外感、内伤或挫闪跌仆导致腰部气血运行不畅，或失于濡养，引起的腰脊以及腰脊两旁疼痛为主要症状的一种病证。病位在腰，治疗时选择棘突旁布点、关节突关节处布点，通过内热式针刺松解加热，疏通经络，松解筋结，温养病变部位的神经，以缓解患者的疼痛症状。

附：以腰椎间盘突出症为例描述内热针治疗全过程

1. 体位：俯卧位，腹部垫软枕。

2. 布点（图 14-4）

（1）棘突旁布点：在腰 3-腰 5 棘突左右侧缘处贴骨面布点，为第 1 排；

（2）关节突关节处布点：在脊柱后正中线上，腰 1-腰 5 棘突间左右各旁开 2cm 布点，为第 2 排；

（3）横突部布点：在脊柱后正中线上，腰 3-腰 5 棘突下缘左右各旁开4cm 布点，为第 3 排；

（4）骶髂关节处布点：先在髂后上棘内侧布点，而后沿髂骨内侧骨面上下每隔1cm布点。

在常规布点的基础上运用壮医"经筋摸结"查病灶、布针点。临床中，根据患者个体差异，在腰部常规布点以外，还需要在对应臀部及患侧下肢循经查灶进行布针，并施以壮医针刺治疗。

3.消毒：施术部位常规碘伏消毒2遍。

4.麻醉：用0.5%利多卡因局部浸润麻醉。

5.针具：选用直径0.7mm的3号内热针。

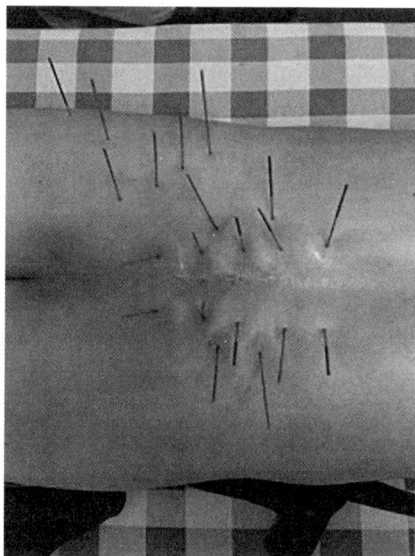

图14-4 布针

6.针法

（1）第1排针法：从上述布点部位垂直进针，经皮肤、皮下、胸腰筋膜、竖脊肌、多裂肌，达相应椎板骨面。

（2）第2排针法：从上述布点部位垂直进针，经皮肤、皮下、胸腰筋膜、竖脊肌、多裂肌，关节突关节囊，直达关节突关节骨面。

（3）第3排针法：从上述布点部位垂直进针，经皮肤、皮下、胸腰筋膜、竖脊肌、多裂肌，达横突骨面。进针深度以第2排的进针深度为准。

（4）骶髂关节处针法：从上述布点部位垂直或稍向外下斜刺进针，经皮肤、皮下、胸腰筋膜、竖脊肌、骶髂后韧带，直达髂骨骨面。

在布针前，先运用壮医手法进行循经按摩，按摩时可以运用壮医药酒，一边按摩，一边"经筋摸结"查找到筋结病灶点，便于精准查灶针刺，"松筋解结"，于筋结处行针，一结多刺，直达病所。根据病灶处范围大小，从点、线、面或者多维方向施以壮医经筋针刺手法，如挑刺、扫散、捣刺等手法，3～5次后固定针具。

7. 加热：针柄连接加热端，恒温加热至42℃，时间20分钟。（图14-5）

治疗结束后，拔出全部内热针，局部按压止血3分钟，碘伏消毒。

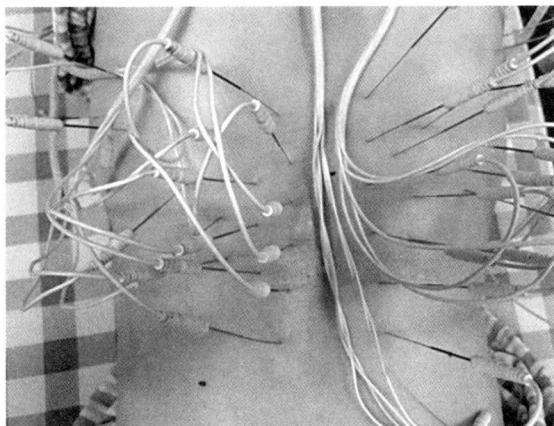

图 14-5　加热

（王开龙）

第十五章 壮医莲花针拔罐逐瘀疗法

一、技术简介

壮医莲花针拔罐逐瘀疗法是使用壮医莲花针在特定的道路体表网结（穴位）进行叩刺，再施以抽气罐在叩刺部位吸拔并留罐以排出局部瘀滞之气血的一种特色疗法。

1.技术特点

壮医莲花针拔罐逐瘀疗法以壮医理论为指导，常选取壮医梅花穴等特定穴位进行施治。从现代医学的视角分析，该疗法具有以下特点。

（1）穴位刺激机制：用莲花针刺激穴位，可提高局部皮肤的通透性，有利于瘀血的排出，并可刺激皮肤神经网络。

（2）针罐协同效应：莲花针叩击后拔罐，一方面，可将局部瘀血吸出体外；另一方面，随着瘀血的排出，能显著改善局部血液循环，缓解局部肌肉和血管的痉挛，调节血管壁紧张度，改善组织缺血缺氧，促进新陈代谢，增强网状内皮系统的吞噬作用，有利于消散炎症。同时，火罐的负压作用还可使局部组织充血，皮温升高，产生类组胺样物质，增强器官功能，提高机体免疫力。此外，负压和莲花针叩刺产生的机械刺激，可通过中枢反射，对神经体液及精神活动发挥良性调节的作用，以改善血管功能，改变血液成分，促使有害有毒物质排出。

（3）配合壮药药酒：壮医通路酒，是用多种壮药精制而成的药酒，具有活血祛瘀、调气止痛、温通三道两路等功效。在拔罐结束后涂擦患处，对叩刺伤口无刺激。

（4）疗效显著：大量临床试验充分证实了该疗法的显著疗效。如宋宁等应用该疗法（取梅花穴、项棱穴等）治疗瘀血型偏头痛，总有效率（95.56%）、偏头痛积分改善率（0.77 ± 0.29）、起效时间（0.48 ± 0.64 小时）、疗后 VAS

评分（1.29 ± 1.75），均优于西药组。黄瑾明等应用该疗法治疗带状疱疹后遗神经痛，取壮医龙脊穴、夹脊穴（双侧）、阿是穴、肩井（双侧），总有效率达95.9%，优于普通针刺组。苏淑丹等应用该疗法（取关节红肿疼痛处为穴）结合四妙汤加味治疗痛风性关节炎，总有效率为91.1%，优于西药组。梁振兴用该疗法（取关节红肿疼痛处）治疗痛风性关节炎，总有效率（91.1%）及尿酸改善率均优于西药组。窦锡彬等应用该疗法（取壮医龙脊、项棱、夹脊穴）结合自血疗法（取曲池、足三里、肺俞、血海穴）治疗黄褐斑，总有效率为89%。卢波采用该疗法结合患侧股骨头电针围刺治疗髋关节滑囊炎，总有效率达97%。程先明应用该疗法（取肾俞、阿是穴、大肠俞、委中）治疗急性腰扭伤，总有效率达96.4%，优于布洛芬组。

2. 理论基础

壮医莲花针拔罐逐瘀疗法是使用具有浓厚壮医文化色彩的壮医莲花针，在特定的体表网结（穴位）进行叩刺，再用抽气罐在叩刺部位吸拔并留罐以排出局部瘀滞之气血的一种特色疗法。该疗法集壮医针挑疗法、刺血疗法、拔罐疗法的优点于一身，融合穴位叩刺、放血和拔罐三重效应于一体，疏通三道两路，使人体内气血平衡，天地人三气合一，从而达到治疗疾病的目的。

二、适用范围

壮医莲花针拔罐逐瘀疗法适用于气血瘀滞证的患者。正气明显虚弱的患者，则不宜应用。

1. 止痒：对顽癣、湿疹、接触性皮炎、荨麻疹、蚊虫叮咬性皮炎、稻田皮炎等多种皮肤瘙痒性疾病有显著的止痒效果，病情轻浅者可以迅速缓解和治愈。

2. 消肿：对皮肤疮疖、丹毒、疣肿硬结、痤疮、口腔溃疡、咽喉肿痛、扁桃体肿大、扭伤肿胀、关节肿大畸形、痔疮等病证有较好的消肿散结作用。

3. 祛瘀：对伤科瘀肿疼痛，以及各种疾病引起的气血瘀滞、道路瘀阻均具有较好的祛瘀通滞作用。

4.调气：可用于治疗各种原因引起的气滞、气郁、气逆、气陷。

三、技术操作

1.施术前准备

（1）诊疗环境：环境卫生要求应符合 GB15982—2012《医院消毒卫生标准》的规定，保持环境安静，清洁卫生，避免污染，温度适宜。

（2）材料准备

莲花针拔罐逐瘀疗法操作前需提前准备好相应的器具，包括莲花针针具（见图 15-1）、拔罐器具、复合碘皮肤消毒液（或碘酒、乙醇）、棉签、止血纱布片、止血棉球、镊子、一次性手套、口罩、壮医通路酒等。莲花针针具有多种规格，临床需根据不同的病种、病情及部位选择而用。较轻浅的疾病可选用莲花针针具中的独脚针、一字针、三角针或七星莲花针；一般常见病、多发病多用梅花针；较顽固的疾病，如偏头痛、顽癣等可选用七星莲花针。选取莲花针时须检查针尖是否平齐、无钩、无缺损、无生锈，针柄与针体的连接处是否牢固。

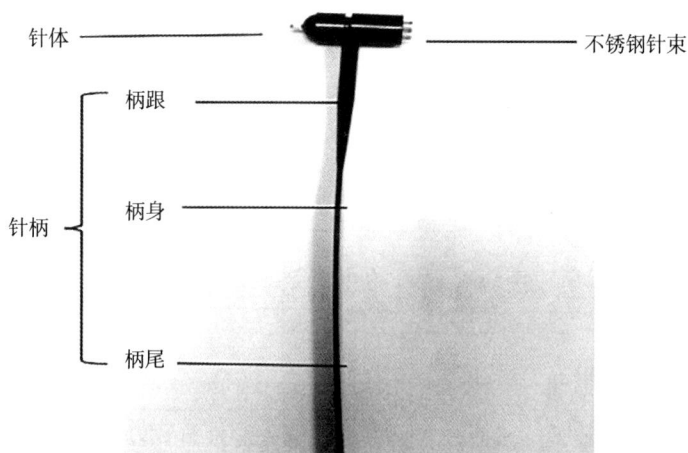

图 15-1　莲花针结构图

（3）叩刺部位

①循路叩刺：循路叩刺是指根据龙路、火路的循行路线进行叩刺，如项背腰骶部的循路叩刺。

②循点叩刺：循点叩刺是指根据三道两路在体表穴位的主治病证进行叩刺，常用于各种特定穴，如华佗夹脊穴、反应点等。

③局部叩刺：局部叩刺是指取局部病变部位进行散刺、围刺，常用于跌打损伤所致的局部瘀肿疼痛等。

（4）体位选择：根据患者的具体情况选择体位，一般取卧位或坐位。

（5）消毒：在操作前，对治疗室进行紫外线灯消毒。将莲花针针具、拔罐器具及叩刺部位的皮肤进行消毒。具体的消毒方法如下。

①莲花针针具、拔罐器具的消毒：传统莲花针用75%乙醇浸泡消毒，或用2%戊二醛消毒液浸泡消毒。目前多采用一次性无菌莲花针，一人一针，用完后即置于利器盒中集中销毁处理。罐具消毒用含氯消毒片溶液或2%戊二醛消毒液浸泡。

②叩刺穴位或部位的消毒：常用茂康碘消毒液常规消毒施术部位皮肤，也可用碘酒或75%乙醇消毒施术部位皮肤。

2.施术方式

（1）操作方法

①莲花针叩刺：用一次性无菌莲花针叩击相应穴位或部位（图15-2），每穴叩刺1分钟左右，以刺破龙路、火路网络分支，使之形成比罐口略小的梅花状。叩打强度视患者及病情而定。具体方法：以右手拇、食两指握莲花针针柄尾部，食指放在针柄下，拇指压在针柄上，针尖对准叩刺部位，用腕力将针尖垂直叩打在皮肤上，并立即提起，再次叩刺，反复进行。叩刺时，针尖应垂直，避免钩挑。循路（龙路、火路）叩打时，每隔1 cm左右叩刺一下，一般循路叩打10～15次。

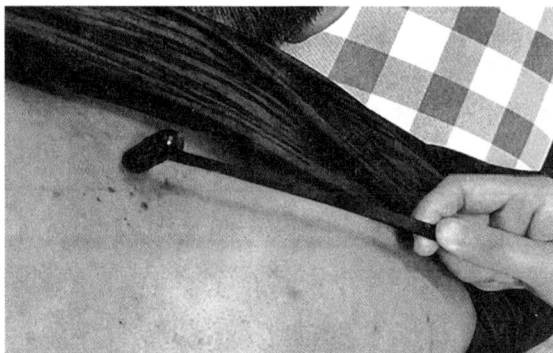

图 15-2 莲花针叩刺

②拔火罐：莲花针叩打完后，紧接着用罐具对准叩刺部位吸拔逐瘀，以吸出瘀滞之气血（图 15-3）。

拔罐器具可选用壮医竹罐、壮医陶罐、玻璃罐、抽气罐等。其中最常用的是抽气罐，因其使用方便、易于观察、吸拔效果较好。

圆口罐：因口为正圆状，故称圆口罐。适用于平整部位的吸拔。

歪口罐：因口呈歪圆状，故称为歪口罐。适用于关节部位及表面不平整部位的吸拔。

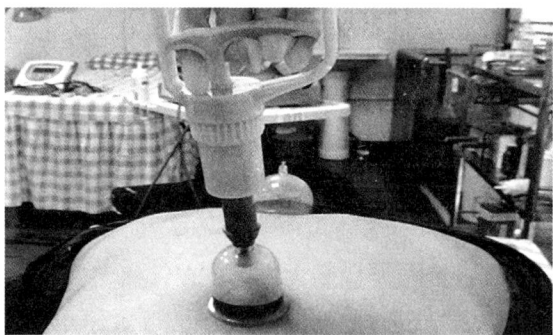

图 15-3 拔罐

③留罐：10 ~ 15 分钟。留罐时间视病情和叩刺部位而定。若病情较轻或病位在面部，可行闪罐法，不必留罐。（图 15-4）

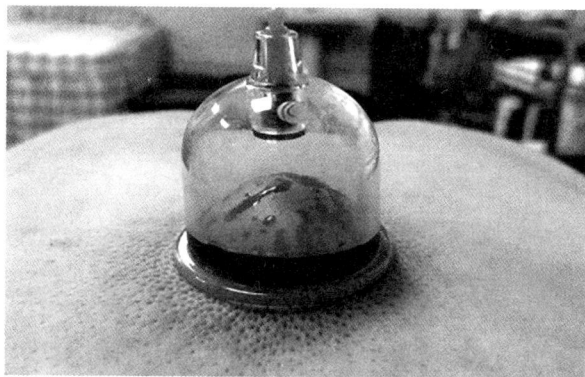

图 15-4　留罐

④起罐清洁：起罐时将气罐活塞拔起，将罐向一侧倾斜，让空气进入罐内，同时让瘀血流入罐内，慢慢将罐提起后，清洗干净放入消毒液中浸泡备用。用无菌纱布或棉球擦拭所拔部位，将渗出的瘀血清理干净，保持清洁，防止感染及瘀血下流污染皮肤和衣物。

⑤涂擦药酒：用壮医通路酒或具有活血化瘀作用的药酒等涂擦患处，可消散瘀滞，提高疗效。

（2）叩刺手法：莲花针叩打皮肤时，需注意掌握叩打手法，临床根据叩打的力度、局部皮肤出血情况及患者疼痛程度，分为轻、中、重三种。

①轻手法：用较轻的腕力叩打，以局部皮肤潮红无出血、患者无疼痛为度。适用于老弱、妇儿、虚证及头面等肌肉浅薄处。

②重手法：用较重腕力叩打，使局部皮肤轻微出血，以感觉疼痛，但可忍受为度。适用于体壮、实证及肌肉丰厚处。

③中手法：介于轻叩刺手法和重叩刺手法之间，以局部皮肤潮红、隐隐出血、患者稍觉疼痛为度。适用于一般疾病及多数患者。

四、注意事项

1.注意检查针罐器具，当发现莲花针针尖有钩毛或缺损、参差不齐时，应弃用。并需根据叩刺部位选取适宜大小的罐具。

2. 注意消毒卫生，建议使用一次性莲花针。一人一针，防止交叉感染。叩刺局部皮肤应消毒。重叩后，局部皮肤须用乙醇棉球消毒，并应注意保持叩刺局部清洁，以防感染。

3. 操作时运用腕力垂直叩刺，并立即抬起。不可斜刺、压刺、慢刺、拖刺，避免使用臂力。

4. 局部有创伤、感染、溃疡、瘢痕的皮肤处，不宜使用本法。有凝血功能障碍、急危重症、传染性疾病等，不宜使用本法。

5. 本疗法孕妇禁用。老弱、妇儿、虚证及肌肉浅薄处、颜面部宜轻刺激（轻叩）。

6. 留罐时间不宜过长，不超过 15 分钟。

7. 施术部位 6 小时后方可用温水冲洗，避免冷水或化学制品等刺激。

8. 术后如局部出现小水疱，可不必处理，待其自行吸收；如水疱较大，应消毒局部皮肤后，用注射器吸出液体，覆盖消毒敷料。

9. 如出现晕针、血肿、出血等针刺意外，参照前面章节处理。

五、临床验案

验案：肩痹案

张某，男，56 岁。主诉：左肩疼痛伴活动受限 6 个月。现病史：患者自诉 6 个月前因劳累后开始出现左肩疼痛，疼痛拒按，以夜间为甚，局部稍肿胀。曾到当地中医院就诊，行左肩关节 X 线片提示未见异常，予口服尼美舒利片并采用针灸治疗后，肿胀消退，疼痛减轻，但仍反复缠绵不愈。为求壮医治疗，遂来我科就诊。现症见：左肩疼痛，上举及外展困难，三角肌及肩关节周围肌肉均有明显压痛。纳寐一般，二便可，舌质红，苔薄白，脉涩。

诊断： 西医诊断：肩关节周围炎。

壮医诊断：旁巴尹。

中医诊断：肩痹。

辨证：气滞血瘀证。

治法：活血化瘀，消肿止痛。

处方：予壮医莲花针拔罐逐瘀疗法治疗。

操作：使用一次性无菌莲花针叩击阿是穴、扁担穴、肩髃进行针刺，每穴叩刺1分钟左右，使用抽气罐对准叩刺部位吸拔逐瘀，留罐10分钟。取罐后用壮医通路酒涂搽患处。隔日1次，连续治疗5次。

连续治疗5次后，患者左肩疼痛消失，局部无压痛，肩关节上举及外展功能恢复正常。嘱其加强功能锻炼，促进康复和预防复发。

按语：肩痹是以肩部持续疼痛及活动受限为主症的病症。患者因慢性劳损，伤及肩部筋肉，导致肩部经络阻滞不通。扁担穴是壮医的特定穴位，位于斜方肌上、中部肌束上。肩髃位于肩峰外侧缘前端与肱骨大结节两骨间凹陷中，主治"肩臂挛痛"。刺激阿是穴、扁担穴、肩髃，可以刺激龙路、火路，促使疼痛信号传递至大脑中枢，刺激神经元释放镇痛因子，并通过拔罐放血促进血液中抗炎因子的释放，缓解肌肉紧张，改善肩部活动度。

（王开龙）

第十六章　壮医水蛭疗法

一、技术简介

壮医水蛭疗法是在壮医独特理论指导下，利用广西特有的饥饿的水蛭（金边蚂蟥）在人体体表选定的穴位或部位进行叮咬吸血治疗，并通过水蛭唾液中所含有的水蛭素等成分释放特定功效，以调畅气血，疏通三道两路，祛瘀生新，从而达到治疗疾病目的的一种特色疗法。

1.技术特点

（1）活体生物疗法：利用活的、饥饿的金边蚂蟥（医用菲牛蛭）（图16-1、16-2）进行吸血治疗。通过水蛭叮咬吸血，排毒减压。水蛭在吸血过程中分泌的天然水蛭素、纤溶酶、透明质酸酶等生物活性物质，有抗凝溶栓、改善血液循环、促进新陈代谢、疏通经络、清除代谢产物、增加血液灌流量及携氧量的功效。

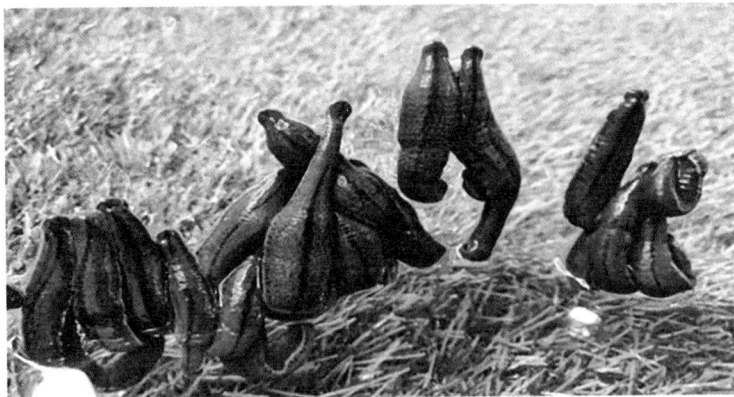

图 16-1　广西水蛭（金边蚂蟥）

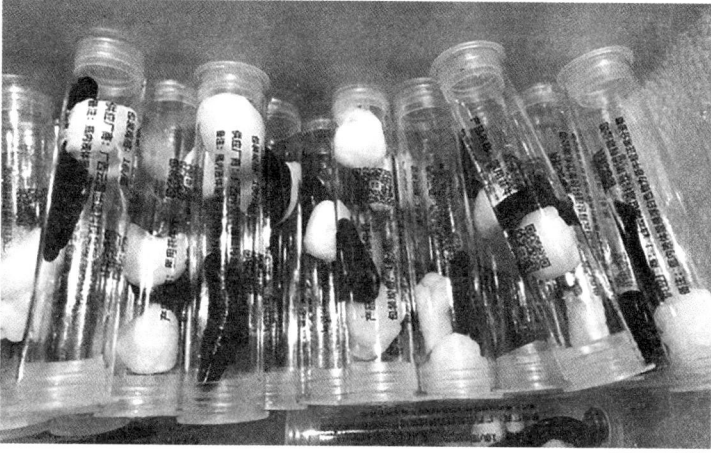

图 16-2　医用广西水蛭（医用金边蚂蟥）

（2）天然水蛭素协同作用

①水蛭素的特性：水蛭在吸血时分泌水蛭素，天然水蛭素在活水蛭中含量最高，是最强的抗凝剂。其相对分子质量在 7000 左右，为酸性单链多肽，由 64 ～ 66 个氨基酸组成，含有 3 个二硫键而无多糖存在，目前已分离鉴定出 7 种异构体，具有活性高、结构稳定、不易失活等特点。其凝血酶活性结合位点在 N 端（肽 1-48）；凝血酶与纤维蛋白原结合的位点则位于其富含酸性氨基酸残基的 C 端（肽 55-65）；中间区（肽 49-54）的氨基酸残基则发挥调节作用，形成水蛭素与凝血酶的稳定复合物。天然水蛭素由于其肽链的特殊结构，具有极强的抗凝血作用。其渗透能力和稳定性均较强，不会被胰蛋白酶和糜蛋白酶破坏，在 pH 值和温度变化稍大的情况下亦不会分解，可以口服，并且被分解后的片段也具有抗凝血的作用，但在强碱和高温同时存在的特殊条件下，天然水蛭素会导致其不可逆地失活。这说明使用活体水蛭治疗，能够更好地发挥天然水蛭素的抗凝血作用，达到更好的疗效。

②天然水蛭素的药理作用：主要有抗凝血、抗血栓的作用；抗纤维化作用；促进微血管再生的作用；抗肿瘤作用；改善输卵管炎性阻塞的作用；抗痛风作用；改善肾功能等。

（3）纤溶酶、透明质酸酶的作用特点：纤溶酶是指能专一降解纤维蛋白凝胶的蛋白水解酶，是纤溶系统中的一个重要组成部分。体内凝血和纤溶两系统是相互依存、紧密相连的。当机体发生凝血反应时就会激活纤溶系统，这一激活状态几乎是同时进行的，利用纤溶酶祛除体内多余的血栓，再通过负反馈效应降低体内纤维蛋白原的水平，避免纤维蛋白产生过多从而凝聚。纤溶酶注射液具有降纤抗凝、溶解血栓、降低血小板聚集及血液黏稠度的作用；还有降低心肌耗氧量、改善微循环的功能，对脑梗死、高凝血状态、血栓性脉管炎等外周血管疾病有较好的治疗作用。

透明质酸为组织基质中具有限制水分及其他细胞外物质扩散作用的成分。透明质酸酶是能使透明质酸产生低分子化作用的酶的总称。它是一种能够降低体内透明质酸的活性，从而提高组织中液体渗透能力的酶，也是一种能水解透明质酸的酶。它能暂时降低细胞间质的黏性，可促使皮下输液、局部积聚的渗出液或血液加快扩散而利于吸收，是一种重要的药物扩散剂，用于促进药物的吸收，促进手术及创伤后局部水肿或血肿消散。其不良反应罕见，少于 1/1000 的患者报告有荨麻疹或血管水肿。

（4）一种疗法多重功效：壮医水蛭疗法是通过活体水蛭的吸吮，将穴位按摩、穴位针刺、穴位给药、穴位放血相结合的一种综合疗法。通过水蛭叮咬吸血，叮咬类似针刺，进行穴位刺激和按摩，完成疏通经络、通达经气的作用。为后续水蛭分泌天然水蛭素、纤溶酶、透明质酸酶的穴位给药做好基础准备。在这种特殊药物作用下，局部血液抗凝、抗纤维化、改善局部血液循环、消除局部水肿，从而达到破血逐瘀消癥、活血生新、排脓散结、蠲痹通络止痉、通经活络的目的。

2. 理论基础

壮医水蛭疗法主要以壮医气血均衡学说、毒虚致病学说、三道两路学说、三气同步学说、阴阳学说为理论基础。气血理论、三道两路学说、三气同步学说、阴阳学说在前面章节已有论述，此处不再赘述。以下仅对"毒虚致病学说"予以说明。

壮医认为，毒和虚是疾病产生的两大因素，在机体抗病能力不足的情况下，邪毒外侵或内生，滞留于三道两路，使三道两路不通畅或功能失调，进而出现人体天、地、人三部之气不能同步协调运行，致使气血偏衰、气血偏亢或气血瘀滞而发病。"毒虚致百病"是壮医独特的病因理论，该理论早在宋代周去非所著的《岭外代答》一书中就有论述："盖天气郁蒸，阳多宣泄，冬不闭藏，草木水泉，皆禀恶气。人生其间，日受其毒，元气不固，发为瘴疾。"其意即岭南地区的自然气候环境每多郁热，阳气多宣泄，人久处其中，则体内阳气多不闭藏，多虚损不固，而外毒甚多，日受其毒，则元气不固，此乃毒虚相因为病，正是壮医毒虚致病的真实写照。

毒和虚是疾病发病的两个必备因素。毒是疾病发生的外部原因，其来源有外侵和内生，一切疾病都是由于"毒邪"外侵或内生内扰所致。虚是疾病发生的内因，虚使体内的运化能力和防卫能力相对减弱，特别容易招致毒邪的侵袭，从而产生疾病。壮医水蛭疗法能通过水蛭对特定穴位或部位的叮咬，将闭藏于体内的顽疾、瘴疾之毒吸吮出来，再配合补虚药物补其不足，从而达到祛瘀排毒、补气扶正的目的。

二、适用范围

壮医水蛭疗法主要用于瘀毒阻络、气滞血瘀引起的各类疾病，如骆芡（骨关节炎）、培额（带状疱疹）、能晗能累（湿疹）、核嘎尹（腰腿痛）、活邀尹（颈椎病）、旁巴尹（肩周炎）、发旺（风湿病）、隆芡（痛风）、麻邦（中风）等。

三、技术操作

1. 施术前准备

（1）诊疗环境：环境卫生应符合 GB15982—2012《医院消毒卫生标准》的规定，保持环境安静，清洁卫生，避免污染，温度适宜。

（2）材料准备：治疗车、治疗盘、治疗碗、一次性治疗巾、一次性医用水蛭、棉球、医用棉签、无菌纱布、持物镊、无菌手套、胶布、钟表、笔、75% 乙醇、95% 乙醇、0.9% 氯化钠注射液、复合碘、皮肤消毒液、灭活瓶、垃圾桶。

（3）穴位定位：根据患者病情采用局部选穴（阿是穴）和循经取穴相结合的方法，每次选定 3 ～ 8 个穴位。

选穴原则：遵循壮医针灸的取穴原则，即"寒手热背肿在梅，痿肌痛沿麻络央，唯有痒疾抓长子，各疾施灸不离乡"。壮医水蛭疗法还遵循以下取穴原则：

①循道路取穴原则，即选气道、谷道、水道及龙路、火路在人体体表的某些气血聚集部位或反应点（穴位），通过龙路、火路的传导，调整气血平衡及天、地、人三气同步运行，以达到防治疾病的目的。

②近部取穴原则，即选取患病部位或病灶近端的穴位。对所有疾病，尤其是症状局限在体表部位的疾病，壮医水蛭疗法常常按近部取穴的原则取穴。如一些外科及皮肤科的疾病，根据患者局部出现的肿块或皮损的形状，选取患部的梅花穴等穴位。又如腰肌疼痛，则取疼痛之腰肌上缘两穴，下缘两穴，头痛取旋周穴，耳痛取耳周穴，均属近部取穴。

③远部取穴原则，即选取远离病灶的穴位。人体四肢远端（肘、膝以下）的穴位以及脐环穴（脐内环穴，脐外环穴）其功用往往非常广泛，既可治疗局部疾病，还可治疗其他部位的疾病，尤其是脐环穴（脐内环穴，脐外环穴），全身疾病均可应用。远部取穴在临床上运用得非常广泛。例如，牙痛除取面部穴位外，还可取手十甲穴；头痛可取手掌背部的食魁穴、中魁穴和无魁穴；皮肤病可取脐内环穴。

（4）体位选择：根据施术部位，选择患者舒适、医者便于操作的治疗体位。常用体位：仰卧位、侧卧位、俯卧位、俯伏坐位、侧伏坐位。

（5）消毒：施术者双手应用肥皂或洗手液清洗干净，再戴无菌手套。选取穴位后，先用 75% 的乙醇消毒穴位周围皮肤，后用棉签蘸取生理盐水再次涂抹以消除乙醇气味，可用消毒棉球反复摩擦至表皮泛红以备医用水蛭叮咬，或用注射针头在选定的穴位或部位快速浅刺 0.2 ～ 0.3cm 并放出一滴血，以备医用水蛭叮咬。

2. 施术方式

（1）医蛭吸血：用持物镊轻轻夹紧水蛭，放于无菌纱布上，将水蛭头对准叮咬的部位，稍作停留，使其咬紧治疗部位，叮咬时间为 45 ～ 60 分钟。

（2）脱蛭：水蛭饱食后会自动脱落，如治疗时间结束水蛭尚未脱落，可用棉签蘸取乙醇轻触其头部使之脱落。

（3）止血：用碘伏对伤口进行消毒。因水蛭在吸血过程中会释放抗凝血的水蛭素，故止血时间会比一般伤口稍长，可用棉签按压伤口 3 ～ 5 分钟，然后用无菌纱布进行加压包扎止血。

（4）遗弃物处置：吸过血的水蛭严禁重复使用，将其放入装有 95% 乙醇的灭活瓶浸泡令其死亡后按医疗垃圾处理。

3. 施术后处理

（1）施术后的正常反应：如果治疗结束 24 小时之后，部分患者伤口仍有渗血，可继续加压包扎并保持伤口干燥，预防感染。

（2）施术的善后与处理：若伤口流血时间过长或伤口周围皮肤出现过敏、感染，应及时到医院进行对症处理。

四、注意事项

1. 此项操作可能不被一些患者接受，或患者存在惧怕心理，因此，术者应提前告知患者，让其做好心理准备，向其说明水蛭操作流程及治疗效果，安抚其情绪，以便施术过程能够顺利进行。

2. 操作过程中，刚开始有针扎微痛的感觉，在叮咬部位附近可能发生轻微痒痛，均为正常反应。随时询问患者有无不适，观察患者病情、局部皮肤颜色及水蛭的变化。

3. 如患者在治疗过程中出现疼痛难忍、皮肤瘙痒、局部红斑、面色苍白、出冷汗等现象，立即取下水蛭，取头低位平卧 10 分钟左右，亦可加服少量糖水使其恢复；过敏者予以抗过敏药物对症治疗。

4. 治疗后要注意监测患者血压，休息 10 ～ 15 分钟，方可离开。

5. 告知患者 24 小时内伤口可能会有红肿和渗血现象，不要抓挠伤口，可用碘酊涂抹，避免接触水，预防伤口感染，伤口瘢痕一般在 3 个月左右（最长不超过 6 个月）会自行消失。

6. 水蛭叮咬的伤口会持续出血 10 小时以上，止血后 24 小时内不要揭除纱布。

五、临床验案

验案 1：颈椎病案

黄某，女，66 岁。主诉：反复颈肩疼痛，左上肢麻痛 8 年，再发加重 2 周。现病史：患者自诉 8 年前在无明显诱因下出现颈项部、左肩部疼痛，呈持续性酸胀痛，伴左上肢麻痛，时有头晕、头痛，劳累后及低头时后颈部疼痛、头晕明显加重，平躺休息后上述症状缓解，无视物旋转，无一过性黑矇，无恶心、呕吐等不适。患者曾先后于 2013 年、2017 年、2018 年在百色市某医院中医科住院治疗，诊断为"颈椎病"，经针灸治疗后，病情好转出院。但劳累后，上述症状仍反复发作。2 周前，上述症状再发且加重，为求进一步治疗遂至我科门诊就诊。现症见：颈项部、左肩部疼痛，呈持续性酸胀痛，伴左上肢麻痛，时有头晕、头痛，纳可，寐欠佳，二便调，舌质暗，苔薄白，脉弦涩。查体：颈椎生理曲度存在，颈部两侧肌肉紧张，各颈椎椎体棘突下及棘突旁压痛，压顶试验（＋），左臂丛神经牵拉试验（＋），右臂丛神经牵拉试验（－）。四肢肌力、肌张力正常，无肌肉萎缩，运动及感觉良好。辅助检查：颈椎 MRI 平扫提示：①颈 3/4、颈 4/5 椎间盘突出；②颈 5/6、颈 6/7 椎间盘膨出；③颈椎退行性变。

诊断：西医诊断：颈椎退行性变。

　　　　壮医诊断：活邀尹（阴证）。

　　　　中医诊断：项痹。

辨证：气滞血瘀证。

治法：行气活血化瘀，通调龙路火路。

处方：行壮医水蛭疗法。

操作：选取项棱脊穴左右各两穴及阿是穴，皮肤常规消毒后，予水蛭进行吸治，治疗 45 ～ 60 分钟，取下水蛭，并对叮咬口进行消毒包扎止血。每 3 天治疗 1 次，治疗 8 次后症状基本消失，随访 2 个月未再发作。

按语：颈椎病属于中医学"项痹"范畴，临床实践发现，壮医水蛭疗法治疗项痹有较好的疗效，可明显改善症状，尤其对颈型、神经根型颈椎病有较好的效果。通过水蛭的吸血及其所分泌的水蛭素的共同作用，能够有效缓解血管痉挛，降低血管紧张度，使椎动脉血流量明显增加，还能有效改善椎基底动脉系统血流量，增加脑的灌注量。

验案 2：脑出血后遗症案

李某，女，54 岁。主诉：反复右侧肢体乏力 1 年余。现病史：患者自诉 1 年前在无明显诱因下突然出现右侧肢体乏力，伴头晕、头痛、呕吐数次（非喷射样，胃内容物，无咖啡样物）、言语不清，立即到广西西林县人民医院就诊，头颅 CT 示：脑出血，予住院综合治疗 12 天。出院后转至广西百色市右江民族医学院附属医院康复医学科继续住院治疗 15 天，予改善循环、营养脑细胞、抗凝、监控血压及对症治疗，配合针灸、中频、运动训练、高压氧等综合康复治疗，病情好转后出院。此后反复到该医院做康复治疗。近期治疗后，患者自觉疗效不显，右侧肢体乏力明显，为求治疗遂来我科就诊。现症见：右侧肢体乏力，活动不利，时伴有头晕头痛，纳寐一般，二便调，舌质红，苔白腻，脉浮滑。专科情况：神清，言语清晰流利，计算力、记忆力、定向力等高级神经功能未见异常。双侧瞳孔等大约 3.0mm，对光反射灵敏，双眼无眼震，眼球各方向活动良好。双侧额纹对称，右侧鼻唇沟稍变浅，口角无歪斜，伸舌居中，咽反射存在，余颅神经检查未见异常。右侧肢体肌力 4 级，左侧肢体肌力 5 级，四肢肌张力正常。四肢腱反射（++），病理征未引出，脑膜刺激征阴性。辅助检查：（2020-04-18 外院检查结果）头颅 MRI 示：①左侧岛叶－基底节区－放射冠区陈旧性脑出血；②双侧额叶脑白质少许脱髓鞘改变；③双侧筛窦黏膜增厚；④左侧中耳乳突炎。

诊断： 西医诊断：脑出血后遗症。

　　　　壮医诊断：麻邦（阴证）。

　　　　中医诊断：中风、中经络。

辨证： 风痰阻络证。

治法： 息风化痰，疏通经络，通调龙路、火路。

处方： 行壮医水蛭疗法。

操作： 选取风池、大椎、患侧的曲池、血海、阳陵泉和复溜，皮肤常规消毒后，予水蛭进行吸治，治疗 45 ～ 60 分钟后，取下水蛭，并对叮咬口进行消毒包扎止血。

每周治疗 1 次，连续治疗 2 个月后症状明显好转。随访 2 个月，患者诉肢体乏力症状明显减轻。

按语： 古代医家治疗中风，多以头部、四肢部手足阳明经穴为主，随症加减，常以针刺配合放血疗法综合治疗。壮医水蛭疗法是将穴位按摩、穴位针刺、穴位给药、穴位放血相结合的一种综合疗法，能够改善脑动脉的弹性和紧张度，扩张血管，改善脑部血液循环，提高脑组织的氧分压，增加病灶周围脑组织的营养，促进脑组织的修复。

验案 3：带状疱疹案

黎某，男，82 岁。主诉：右侧腰腹部疼痛伴疱疹 10 余天。现病史：患者于 10 余天前出现右侧腰腹部疼痛，呈阵发性刺痛，随后开始出现右侧腰腹部皮肤疱疹，集簇成群，疱壁紧张，疱液清亮，周围有红晕，伴疼痛，呈阵发性鸡啄样疼痛，未系统治疗，现疼痛症状明显，遂来我科就诊。现症见：右侧腰腹部皮肤簇状疱疹，疱壁紧张，疱液清亮，周围有红晕，伴剧烈疼痛，呈阵发性鸡啄样疼痛。纳可，寐差，二便调，舌质红，苔薄黄，脉弦数。查体：右侧腰腹部皮肤可见簇集分布而不融合的粟粒大小的疱疹，疱壁紧张，疱液清亮，疱疹周围皮肤基底潮红，触痛明显，无渗血、渗液。

诊断： 西医诊断：带状疱疹。

壮医诊断：培额（阳证）。

中医诊断：蛇串疮。

辨证：肝经郁热证。

治法：调气、解毒、祛瘀，通调龙路火路。

处方：行壮医水蛭疗法。

操作：选取长子穴、梅花穴，皮肤常规消毒后，予水蛭进行吸治，治疗45～60分钟后，取下水蛭，并对叮咬口进行消毒包扎止血。

每3天治疗1次，治疗4次后症状明显好转，疼痛较前明显减轻。治疗10次后疱疹结痂脱落，无腰腹部疼痛发生。

按语：蛇串疮是以皮肤出现集簇疱疹，伴剧烈疼痛为主症的一种常见皮肤病。壮医认为其病因是感受毒邪、毒滞道路、积于肌肤。本病常因失治、误治并发后遗神经痛，导致疾病迁延难愈。壮医水蛭疗法能够有效减少神经痛的发生，通过对患处的吸治，改善局部血液循环，促进炎症吸收和神经修复，有较好的止痛效果。

验案4：痛风性关节炎案

陈某，男，41岁。主诉：双下肢关节反复肿痛3年余，再发加重2天。现病史：患者自诉3年前饮酒后出现右足第一趾关节肿胀、疼痛，呈持续性胀痛，并伴局部皮肤红热，活动受限，曾在我院门诊就诊，诊断为"痛风性关节炎"，经口服非布司他片及止痛药治疗后，关节疼痛缓解，但易反复，并逐渐出现双踝关节、双膝关节肿痛，关节疼痛难忍。2天前上症再发，遂来我院门诊就诊。现症见：右足第一跖趾关节、双踝关节、双膝关节肿胀、疼痛，呈持续性胀痛，活动不利，行走活动时疼痛加重，纳可，寐欠佳，二便调，舌质红，苔黄腻，脉弦数。查体：右侧第一跖趾关节、双踝关节、双膝关节肿胀，肤温稍高，肤色变红，局部压痛明显。

诊断：西医诊断：痛风性关节炎。

壮医诊断：隆芡（阳证）。

中医诊断：痹证。

辨证：湿热内蕴证。

治法：清热利湿，消肿止痛。

处方：行壮医水蛭疗法。

操作：第 1 天取右足第一跖趾关节、右踝关节压痛最明显处行水蛭治疗。间隔 2 天后再取双膝关节压痛最明显处行水蛭治疗，交替治疗 6 次后，各组关节疼痛明显缓解，肤温下降，压痛减轻，随访 3 个月，关节疼痛未见发作。

按语：痛风性关节炎属于中医"痹证"范畴。"随其痹所在，或阳多阴少则为痹热，或阴多阳少则为痹寒"（《推求师意》），痛风性关节炎发作时具有关节红肿热痛的表现，为中医之"热痹"。壮医水蛭疗法具有极强的活血祛瘀、通络止痛功效，对痛风性关节炎急性发作期疗效尤其显著，能够减少患者对药物的依赖，减少非甾体消炎药、秋水仙碱、糖皮质激素等药物对胃肠道的毒副作用。

验案 5：膝关节滑膜炎案

黄某，女，54 岁。主诉：右膝关节疼痛 1 周。现病史：患者自诉 1 周前劳累后出现右膝关节肿胀、疼痛，呈持续性酸胀痛，活动稍受限，行走活动时疼痛加重，曾在外院就诊，诊断为"右膝关节滑膜炎"，经药膏外敷后关节疼痛未见明显缓解，遂来我院门诊就诊。现症见：右膝关节肿胀、疼痛，呈持续性酸胀痛，以关节内侧疼痛为主，夜间疼痛明显，行走、下蹲活动不利，纳可，寐差，二便调，舌质红，苔黄腻，脉滑。查体：右膝关节轻度肿胀，肤温稍高，局部压痛明显，右膝关节骨擦感（＋），右膝关节研磨试验（－），浮髌试验（－），右膝关节屈伸活动轻度受限。

诊断：西医诊断：右膝关节滑膜炎。

壮医诊断：骆芡（阳证）。

中医诊断：痹证。

辨证：湿热蕴结证。

治法：清热利湿，消肿止痛。

处方：行壮医水蛭疗法。

操作：选取右膝关、膝弯穴、阿是穴。皮肤常规消毒后，予水蛭进行吸治，治疗 45 ～ 60 分钟后，取下水蛭，并对叮咬口进行消毒、包扎止血。

每 3 天治疗 1 次，治疗 5 次后右膝关节疼痛明显缓解，肤温下降，压痛减轻，活动较前便利。随访 3 个月，右膝关节疼痛未见复发。

按语：膝关节滑膜炎属于中医学"痹证"范畴，是以膝关节肿胀、疼痛、积液、功能受限等为主要症状的非细菌性炎症，多与肥胖、膝关节退行性变、慢性劳损等有关。壮医水蛭疗法祛瘀生新、活血化瘀，能够促进炎症吸收，有效缓解关节肿胀，减轻关节疼痛，改善关节活动度。患者治疗期间应注意休息，减轻关节压力，避免感受风寒湿邪，肥胖患者减轻体重有利于关节恢复。

附：常用壮医特定穴

1. 梅花穴

【位置】在肿块或皮肤损害处。

【取法】按照体表局部皮肤损害或肿块的形状和大小，沿其周边及中点选取一组穴位，呈梅花形。

【作用】祛风止痒，消肿止痛，软坚散结。疏通龙路、火路。

2. 葵花穴

【位置】在肿块或皮肤损害处。

【取法】按照体表局部皮肤损害或肿块的形状和大小，沿其周边及上面选取一组穴位，呈葵花形。

【作用】祛风止痒，消肿止痛，软坚散结。疏通龙路、火路。

3. 长子穴

【位置】在皮肤损害处。

【取法】以最早出现的疹子为穴。如果无法分辨最早出现的疹子，则以最大的几个疹子为穴。

【作用】祛风止痒，消肿止痛，软坚散结。疏通龙路、火路。

4. 膝关穴

【位置】在地部，膝部。

【取法】围绕膝关节一圈为环，环线上均是穴位，分前后两侧，一般每侧各取3穴，共6穴。

【作用】祛风胜湿，通路止痛，软坚散结。通龙路、火路。

5. 肩关穴

【位置】在天部，肩部。

【取法】围绕肩关节一圈为环，环线上均是穴位。一般取外侧3穴。

【作用】祛风胜湿，通路止痛。通龙路、火路。

6. 膝弯穴

【位置】在地部，膝部。

【取法】位于下肢后侧膝弯（即腘横纹）正中点处，相当于委中穴。

【作用】清热解毒，除暑。通龙路、火路。

7. 肩胛环穴

【位置】在天部，背部。

【取法】沿两肩胛骨外缘包括两肩胛骨在内作椭圆环，环线上均是穴位。

【作用】通路散结，止痛。通龙路、火路。

8. 项棱穴

【位置】在天部，背部颈椎两旁。

【取法】颈椎旁开1.5寸，在与脊柱平行的两条棱线上，每侧7穴，共14穴。

【作用】通调谷道、水道、气道、龙路、火路。

9. 壮医夹脊穴

【位置】在天部，背部胸椎两旁。

【取法】后正中线旁开1.5寸、3寸各两行，近脊者（后正中线旁开1.5寸）为壮医近夹脊穴，每侧12穴，共24穴；平肩胛骨内缘竖线（后正中线旁开3寸）上的穴位为壮医远夹脊穴，每侧12穴，共24穴。壮医夹脊穴共48穴。

【作用】通调谷道、水道、气道、龙路、火路。

（陈　鹏）

第十七章　壮医药锤疗法

一、技术简介

壮医药锤疗法是在壮医理论指导下，使用带有特定壮药粉的木药锤，配合药物外涂，在人体体表相关穴位或部位上进行反复叩击，刺激局部，以疏通气机、畅通气血、解理筋结，清除体内毒素，通调龙路火路，使气血均衡，三气同步，提高身体免疫力，激发身体修复功能，从而达到预防或治疗疾病目的的一种疗法。

1. 技术特点

（1）主张通则不痛，荣则不痛：壮医认为腰腿痛是由于毒邪内侵，人体龙路、火路不通所致。气血不通，则筋脉失养，横络盛加。局部软组织发生粘连及无菌性炎症的化学物质刺激，使小血管痉挛，组织缺氧，纤维组织增生，软组织挛缩，对该组织的微血管神经发生卡压，导致发生各种疼痛。壮医药锤疗法可以"松筋解结"，达到"结解则松""筋松则顺""筋顺则通""通则不痛"的理想功效，从而达到缓解疼痛的目的。

（2）强调药物与物理刺激相结合：采用壮医药锤疗法时，先在选定的治疗部位涂抹相关外用酊剂药酒，接着用药锤进行叩击治疗，其机械性叩击刺激，产生一连串的振动波幅，借助骨骼肌等软组织的传导作用，传递到关节间隙及病区组织，不仅起到松动椎节、剥离粘连、舒展筋脉、行气活血、镇静止痛等功效，还能在捶打的同时，使壮药有效成分通过皮肤渗透至皮下组织，通过微小血管的吸收输送，促进药物的吸收，发挥最大的药理效应，增强疗效。

（3）工具制作简单，操作简单易懂：壮医药锤疗法经济简便，使用方法简单，安全可靠。药锤疗法具有简、便、廉、验的特点，对人员、场地要求不高，应用广泛，适合向城镇社区医疗服务机构和农村医疗机构推广。

2. 理论基础

壮医药锤疗法是在壮医理论指导下，主要以壮医气血均衡学说、三道两路理论、壮医经筋理论为理论基础。气血理论、三道两路理论在前面章节已有论述，此处不赘述。壮医经筋理论称"筋肉"为"伊"与"诺"，称骨头为"骆"，经筋相当于壮医的"火路"。壮医认为人体就像一座高楼大厦，骨头是大厦的钢筋支架，筋肉就是大厦的水泥和砖，钢强墙才稳，筋柔骨才顺，筋与骨关系十分密切。

在生理方面，一方面经筋网络全身，形成许多"网结"，为"巧坞"（大脑）向全身传递信息，达到天、人、地三气同步的健康状态；另一方面经筋攀骨附节，外应天序，内护脏腑，保证机体平衡和正常运动。在病理方面，壮医认为，经筋失衡，外感风寒湿毒邪，筋结形成，横络盛加，阻塞三道两路，使三气不得同步是导致筋病的主要原因。

壮医称穴位为"网结病灶"，壮医认为，穴位是龙路、火路网络在人体体表的网结或反应点。壮族先民很早就学会顺筋摸结，寻找痛点。壮医对"筋骨"的认识主要体现在治疗上，壮族民间的各种"松筋整骨"术和药物治疗方法历史悠久，别具特色。由于生存和止痛的需要，壮族先民通过筋肉拍打、手法松筋、针挑治疗、药物治疗等来防治筋骨病，壮医药锤疗法就是壮族人民治疗筋骨病的主要方法之一。

颈肩腰腿痛是临床常见病、多发病，起病比较隐匿，症状不典型或疼痛时轻时重。现代医学认为，颈肩腰腿痛多为慢性劳损及无菌性炎症引起的以病患部位疼痛、肿胀，甚至功能受限为主的一组疾病。这些疾病的软组织痛点的出现，必然和软组织内的神经受到激惹有关。如果筋膜和肌肉、筋膜和皮下组织之间因损伤或炎症而存在粘连和瘢痕化，或筋膜本身和感觉神经粘连，则这种相对的位移就可以刺激或压迫感觉神经，引起疼痛。软组织产生疼痛的根源是神经根鞘膜外和硬膜外脂肪组织存在无菌性炎症反应病变。

药锤疗法所用的药物有通调龙路火路、散瘀止痛的作用。经外涂药酒叩击后，壮药有效成分通过皮肤渗透至皮下组织，通过微小血管的吸收输送，发挥最大的药理效应。药锤叩击，刺激局部，激发人体正气，清除体内毒素。使体内气血畅通，疏通痹阻的经脉。药物和捶打结合，药理和物理结合，集按摩、点穴和药物导入于一体，作用直达病所，解筋理结，使龙路火路通调，气血均衡，三气同步，疼痛缓解，从而治愈疾病。

从现代医学观点来看，药锤疗法的机械性叩击刺激，产生一连串的振动波幅，借助骨骼肌等软组织的传导作用，传递到关节间及病区组织，起到松动椎节、剥离粘连、舒展筋脉等功效。药锤疗法的机械性叩击刺激可以增加内源性镇痛物质的产生，减少局部致痛物质，从而起到镇静止痛的作用。同时，药锤疗法是一种良性刺激，能调整神经系统功能，改善病变部位的血液循环和新陈代谢，使损伤性、无菌性炎症得以吸收，促进局部炎症水肿消退，起到止痛消炎的效果。

二、适用范围

本法适用于活邀尹（颈椎病）、旁巴尹（肩周炎）、核尹（腰痛）、邦尹（筋膜炎）、核嘎尹（腰椎间盘突出症）等疾病引起的慢性颈肩腰腿痛。

三、技术操作

1. 施术前准备

（1）药锤制作和药酒配制（图 17-1 ～图 17-3）

①药锤制作：药锤是由软质圆木（或塑胶）制成的锤头和手柄组成，其中，锤头直径及长约 3.0cm × 12.0cm，一端设置有凹陷药槽，在药槽的边上设置有固绳槽，在锤头中间侧面设置有手柄安置孔，锤另一头为钝圆锥凸形。锤头和手柄组合时，是将长约 35 cm 手柄的一端安装在锤头中间侧面所设有的手柄安置孔中，由此形成一个初步的锤体。

采集水泽兰、大风艾、五月艾、香茅、两面针叶各适量，晒干打粉，并配合适量冰片、樟脑粉。取上述药粉 10 ～ 20 克，用适量的棉花把药粉吸附起来，再用纱布将吸附有药粉的棉花团包扎成圆球形，最后用红绸、绑绳将其固定在药槽里，制成壮医药锤。

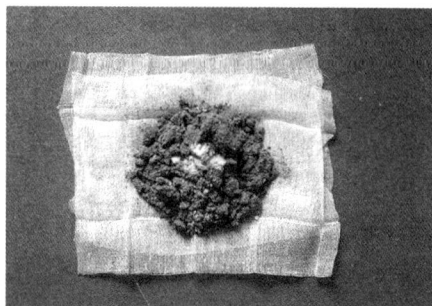

图 17-1　锤头所用壮药粉

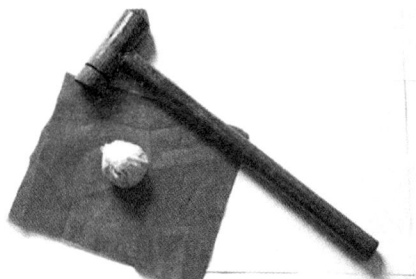

图 17-2　球形壮药粉纱布包与药锤

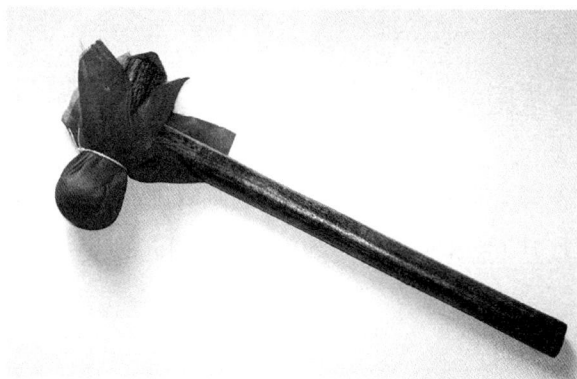

图 17-3　壮医药锤成品

②外用壮药酒：两面针、乌头、七叶莲、泽兰各适量，用50度米酒浸泡而成。药酒有毒，禁止内服。方中两面针、七叶莲、泽兰等具有行气止痛、活血化瘀、行水消肿、舒筋活络、祛风除湿的功效，乌头可镇痉止痛，能治疗风痹、风湿病等。通过高度白酒浸泡来提取各药的有效成分，使各药的有效成分相辅相成。外用壮药酒能通调龙路火路、散瘀止痛，主要用于治疗颈肩腰腿痛。（图 17-4）

（2）诊疗环境：环境卫生应符合 GB15982—2012《医院消毒卫生标准》的规定，保持环境安静，清洁卫生，避免污染，温度适宜。

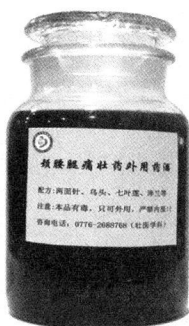

图 17-4　外用壮药酒

（3）材料准备：壮医药锤、外用壮药酒、无菌方纱。

（4）穴位定位：根据患者病情在对应的区域查找筋结点并用标记笔标记。也可根据疾病的经络归属进行循经取穴。

（5）体位选择：根据施术部位，选择患者舒适、医者便于操作的治疗体位。常用体位：侧卧位、俯卧位、俯伏坐位。

（6）清洁消毒：选取治疗部位后，用乙醇方纱对施术部位及周边进行清洁消毒。施术者双手应用肥皂或洗手液清洗干净，再用手消毒液消毒双手。

2. 施术方式

根据患者的不同疾病，取穴不同，选取相应的操作部位。在患处阿是穴或筋结点处涂抹药酒，再用药锤蘸取药酒后（以不滴漏为宜）进行叩击，每处叩击 1 ～ 2 分钟，每分钟 60 次左右，力度以患者感到疼痛但能忍受为度，不可过强或过弱。一般每日 1 ～ 2 次，每次 15 ～ 30 分钟，1 个月为 1 个疗程，可连续治疗 1 ～ 3 个疗程。

3. 施术后处理

（1）患者治疗后应注意保暖，忌食生冷食物。

（2）治疗后若局部有瘀斑，可不处理或局部热敷，一般 1 周内可自行消退。

（3）部分患者治疗 24 小时后局部疼痛加重，为机体的应激反应，可不处理或局部热敷，一般 2 ～ 3 天症状可缓解。

（4）使用过的药粉头作为医疗废物处理。

四、注意事项

1. 要把用药锤治病的原理向患者讲清楚，使患者自觉按要求进行治疗。

2. 药锤疗法需要患者长期坚持，治疗疗程为 3 ～ 6 个月。

3. 药酒和捶打相结合，先擦药酒后捶，或边擦边捶打，可以提高疗效。

4. 根据病情可配合口服药物或其他疗法，以增强疗效。如壮医通调龙路火路内服方：选用七叶莲、透骨草、两面针、丢了棒、大罗伞、小罗伞、金线吊葫芦等其中 3 ～ 5 种，每种 15 克，水煎内服，每日 3 次，每次 100 毫升，配合治疗。

5. 此疗法外用药酒有毒，禁止内服。

6. 禁忌证：有出血或出血倾向者、体质易过敏者或严重虚弱者禁用；重度高血压、糖尿病、血友病以及有凝血功能障碍者禁用；过度疲劳、饥饿、晕血或晕针、精神高度紧张、痛觉敏感的患者禁用；急性外伤（筋伤）禁用；浅表大血管处禁用；怀孕、哺乳期女性及女性月经期禁用。

7. 如患者在治疗过程中出现疼痛难忍、皮肤瘙痒、面色苍白、出冷汗等现象，应立即停止操作，取头低位平卧 10 分钟左右，亦可加服少量糖水使其恢复；若出现药粉或药酒过敏的情况，予以抗过敏药物对症治疗。

五、临床验案

验案 1：肩周炎案

黄某，男，62 岁。主诉：双肩关节疼痛伴活动障碍 1 个月余。现病史：患者自诉 1 个月余前因劳累受凉后出现双侧颈、肩部酸胀痛，活动受限，随后双侧肩部逐渐呈持续性酸胀痛，疼痛剧烈时可向颈项部、双上肢的肘部扩散，疼痛进行性加重，不能自行缓解，遂来就诊。现症见：双肩部呈阵发性酸胀痛，外展、内收、内旋、后伸等活动受限，疼痛剧烈时可向颈项部、双上肢的肘部扩散，疼痛拒按，遇风寒疼痛加重，得温痛减，纳寐一般，二便调，舌质淡，苔白，脉弦紧。查体：双肩关节局部稍肿胀，双肩部肌肉紧张，外展试验（＋），右肩搭肩试验（－），左肩搭肩试验（－），落臂试验（－）。双肩关节外展时，出现典型的"扛肩"现象，喙突、肩峰下、三角肌附着处结节间沟有广泛压痛，呈持续性的隐痛，疼痛时有向颈项部、双上肢的肘部扩散，双肩关节外展、内收、内旋、后伸等活动受限。

诊断： 西医诊断：肩周炎。

壮医诊断：旁巴尹（阴证）。

中医诊断：肩痹。

辨证： 风寒湿证。

治法： 祛风散寒，除湿止痛。

治疗： 艾灸加壮医药锤疗法。

操作： 艾灸局部，每日1次；取特制的壮医药锤，先用活血化瘀通络的药酒充分浸润，用患者可耐受的力度叩击双肩关节患处，每日2次，每次20分钟。

连续治疗10天后，患者双肩疼痛症状较前明显减轻，外展、内收、内旋、后伸等活动较前灵活。随访3个月，患者反馈已无肩关节疼痛发作。

按语： 本案患者劳后当风，感受风寒邪气，邪乘虚入，痹阻经络，局部气血运行不畅，凝结于肩部，不通则痛，故见肩部疼痛，遇风寒疼痛加重，得温痛减。治疗上使用壮医药锤疗法疏通经络、活血化瘀，配合艾灸治疗散寒除湿、温通经络，能够极大地改善患者的疼痛症状，缩短病程。

验案2：膝骨性关节炎案

李某，女，65岁。主诉：反复双膝关节疼痛3年余。现病史：患者自诉3年前在无明显诱因下出现双膝关节疼痛，痛处固定，以左膝关节疼痛为甚，长时间负重行走及剧烈运动后加重，阴雨天气也加重，无放射痛，肤温正常，曾至当地医院行针灸、推拿、敷药治疗（具体不详），上症好转，但仍反复，遂来就诊。现症见：双膝关节疼痛，痛处固定，以左膝关节疼痛为甚，长时间负重行走及剧烈运动后加重，屈伸活动不利，纳可，寐一般，二便调，舌质暗淡，苔薄白，脉弦涩。查体：双膝关节疼痛，压痛明显，活动受限，无放射痛、牵扯痛，局部肤温正常，双膝关节骨擦感（＋），双膝关节研磨试验（±），浮髌试验（±），抽屉试验（－）。辅助检查：双膝关节 MRI 平扫示：双膝关节骨性关节炎改变，双膝关节骨软骨损伤；双膝关节内侧半月板变性；双膝关节少量积液。

诊断： 西医诊断：双膝骨性关节炎。

壮医诊断：邦印（阴证）。

中医诊断：膝痹。

辨证： 肝肾亏虚夹瘀证。

治法： 补益肝肾，化瘀止痛。

治疗： 予壮医药物竹罐、壮医药熨、壮医药锤疗法。

操作： 在双膝处予以壮医药物竹罐治疗，每次治疗间隔 3 日，每次治疗 15 分钟；壮医药熨：敷于双膝关节，每日 1 次；壮医药锤疗法：取特制的壮医药锤，先用适量活血化瘀通络的药酒充分浸润，用患者可耐受的力度叩击双膝，每日 1 次，每次 20 分钟。

连续治疗 7 天后，患者双膝疼痛症状较前明显减轻。继续治疗 20 天后，患者双膝关节无明显疼痛。随访 3 个月，患者关节疼痛未再发作。

按语： 本案患者年老体衰，筋骨懈堕，肝肾不足，气血津液运行无力，血滞成瘀，痹阻经络，属于"本虚标实"之征，其治法，既要补益肝肾、强壮筋骨以治其本，又要活血化瘀、消肿止痛以治其标。由于膝骨性关节炎的影响因素及病因多且复杂，病情容易反复，故需要运用壮医药物竹罐、壮医药熨、壮医药锤疗法等多种疗法结合治疗，促进膝关节功能的恢复，缓解关节疼痛。

（覃文格　陈　鹏）

第十八章　瑶医油针疗法

一、技术简介

瑶医油针疗法是根据瑶医筋脉学说，运用四诊八纲辨别疾病的寒热虚实、标本缓急，进行辨证选穴的一种瑶医特色疗法。具体操作是取适量的硫黄粉末、蛇油，准备不锈钢针、绣花针或一次性针灸针（0.25mm×40mm）数根及一盏酒精灯。先将针在蛇油内浸润，再粘取少许硫黄粉末，在酒精灯上烧灼至针尖稍红，趁热迅速刺入所选的穴位或病灶点，深度为0.1～1.1cm，可通筋脉、调气血，促使机体功能恢复，从而达到防治疾病的目的。

1. 技术特点

瑶医油针疗法是将针、药、火联合应用的一种外治法，主要在广西桂中瑶族地区应用。一般常用蛇油，也可用千斤拔油替代。千斤拔也称为地钻，是瑶族地区的特色药材，也是瑶族人民的常用药。该药性味甘，微涩，平，具有祛风除湿、舒筋活络、消炎止痛、透骨搜风等功效。千斤拔油提取物具有较高的清除自由基活性，减少血红蛋白催化的脂肪自动氧化，抑制脂肪氧化酶和环氧化酶催化的花生四烯酸盐氧化，具有抗炎、抗氧化的作用。硫黄有杀虫、止痒、壮阳之功，宜用于风寒湿邪所致之疮疡。钢针烧灼，不仅起消毒作用，还可回阳祛邪，有热易散、易行之功效。

2. 理论基础

瑶医在长期同疾病作斗争的过程中积累了丰富的防病治病和认识药物的经验，形成了独特的诊病、治病理论以及药物理论。瑶医筋脉学说的"脉"，指筋脉。瑶医所认识的筋脉与中医的经络有相似之处。瑶医学认为筋脉可运行"气"和其他生命物质，并能发挥沟通人体内外、联系各个器官的功能，人体内外无处不有筋脉，故有"百脉"之称。中医学认为，经络是人体特有的结构和组成部分之一，是人体运行气血的通道，是沟通人体内外、上下的一个独特系统，内属于脏腑，外络于肢节，无处不到，遍布全身。经络系统包括十二经脉、奇经八脉、十二经别、十五络脉，及其外围所连系的十二经筋和十二皮部。

瑶医认为，无论何种疾病，不论从外而病，还是从内而病，病邪都是通过全身的筋脉播散、传变，侵犯人体各处。筋脉既是人体一切生理物质存在、运行的依托，亦是病邪稽留的载体。筋脉有大小，疾病初起，病位表浅，病邪停留于大的筋脉；疾病日久，则病位较深，病邪逐渐深入细小的筋脉。当筋脉的某一点出现明显的压痛或硬结，或有色泽变化，通常采用疏通筋脉的方法来治疗。

综上所述，油针疗法是以瑶医筋脉学说为基础，利用四诊八纲辨别疾病的寒热虚实、标本缓急，然后根据辨证选穴处方，依方施术，以通筋脉、调气血使阴阳归于平衡，达到防治疾病目的的治疗方法。

二、适用范围

颈椎病、腰椎间盘突出症、类风湿关节炎、肩周炎、痛风性关节炎、偏头痛等痛证，及青春痘、毛囊炎、痤疮、黄褐斑、带状疱疹、荨麻疹等皮肤病。

三、技术操作

1. 施术前准备

（1）诊疗环境：环境卫生应符合 GB15982—2012《医院消毒卫生标准》的规定，保持环境安静，清洁卫生，避免污染，温度适宜。

（2）材料准备：硫黄粉末、蛇油适量、治疗盘（垫治疗巾）、一次性针灸针、酒精灯、75% 乙醇、镊子、棉签、弯盘、大浴巾、一次性利器盒。（图 18-1）

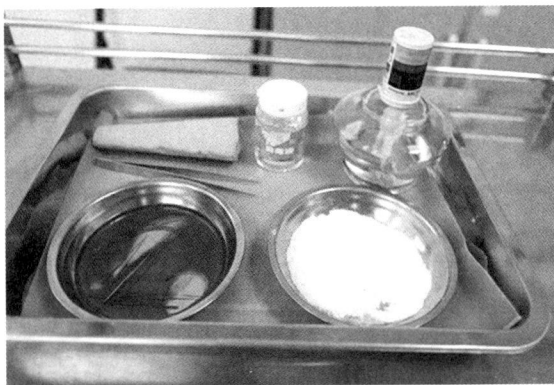

图 18-1　蛇油浸泡过的各种针具、硫黄、酒精灯、75% 乙醇、棉签、镊子

（3）体位选择：根据患者情况选择合适的体位，多选择卧位，也可选择坐位。对于可能晕针的患者，最好选择仰卧位。注意保暖。

（4）消毒：参照前面章节的消毒要求处理。

2. 施术方式

操作时，先把备好的浸有蛇油或者千斤油的针具，置于硫黄粉末中，蘸匀少许硫黄粉末（图 18-2），然后于灯火上烧灼至针尖稍红（图 18-3），趁热迅速刺入所选的穴位或者病灶点，深度一般为 0.1cm（图 18-4）。进针后可进行适度的提插捻转以助得气，每次需留针约 20 分钟，隔日 1 次。还可根据病情，在针刺部位拔罐或药物熏洗。

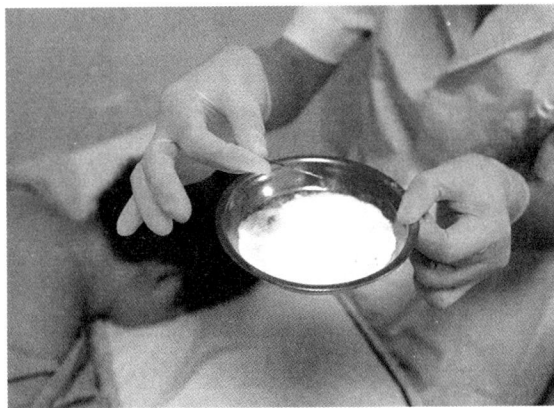

图 18-2　蘸匀少量的硫黄粉

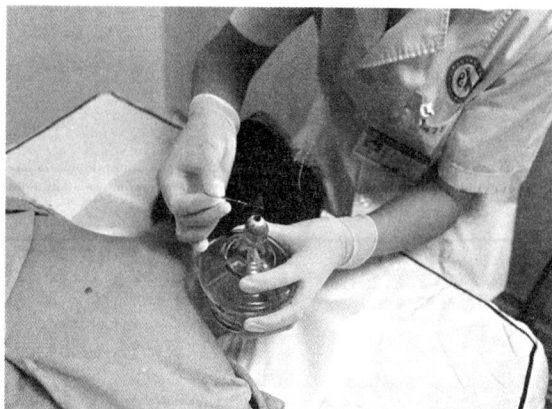

图 18-3　置于酒精灯上烧

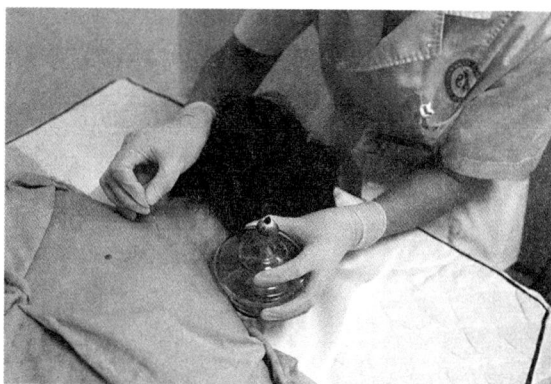

图 18-4　刺入病灶点

3.适应证

（1）各种痛证：偏头痛、三叉神经痛、牙痛、风湿性关节炎、痛风性关节炎、肩周炎、网球肘、筋膜炎、跟腱炎、软组织损伤、退行性骨关节病等。

（2）颈腰专科疾病：落枕、颈肩肌肉劳损、颈椎病、腰椎病等。

（3）神经专科疾病：面神经炎（面瘫）、中风（中风后遗症）。

（4）皮肤科疾病：青春痘、毛囊炎、痤疮、黄褐斑、带状疱疹、荨麻疹、跌打损伤及无名肿毒、乳蛾等。

四、注意事项

1. 向患者耐心解释，消除其紧张心理，使其放松心情，配合治疗。

2. 高热、抽搐、痉挛、高血压、心脏病、恶性肿瘤等患者，以及孕妇、年老体弱者禁用；皮肤过敏、溃疡破损处、有出血性疾病者禁用。婴幼儿患者慎用。

3. 严格执行无菌技术操作，注意保持针孔部位的清洁，切勿搔抓。

4. 患者不宜取站立位治疗，以防晕针。

5. 注意避开血管及主要神经分布区，准确取穴，准确运用进针方法，掌握好进针角度和深度，勿将针身全部刺入，以防折针。

6. 施术过程中应观察患者面色、神情，询问有无不适反应，了解患者心理、生理感受，发现病情变化，立即处理。

7. 起针时要核对穴位和针数，以免将针遗留在患者身上，起针后嘱患者避免剧烈活动。

五、临床验案

验案 1：带状疱疹案

张某，女，75 岁。主诉：右侧腰部麻痛 10 天，伴疱疹 4 天。现病史：患者自诉 10 天前在无明显诱因下出现右侧腰部麻木、瘙痒，4 天前开始出现灼热疼痛，而后相继起红斑、水疱，疱疹日渐增多，疼痛加重，夜间尤甚。经当地医院诊断为"带状疱疹"，予抗病毒药物口服，维生素类药物肌注及炉甘石洗剂治疗外用，疱疹破溃且增多，疼痛加重。现为求瑶医治疗遂来我科就诊。现症见：右侧腰部灼痛，有疱疹，心烦口苦，腹胀、不思饮食，寐差，尿少而黄，便秘结且 5 日未解，舌质红，苔白腻微黄，脉弦滑。查体：右侧腰部疱疹呈带状，面积为 25cm×9cm，肤色深红，疱疹密集成簇，疱内含白色水液，呈水疱状，大部分已破溃，显露出紫红色糜烂面，部分上覆有痂皮，融合成片。

诊断： 西医诊断：带状疱疹。

中医诊断：蛇串疮。

辨证： 肝胆湿热证。

治法： 清利湿热，通经活络。

处方： 予以瑶医油针疗法。

操作： 将烧红的油针点刺疱疹部位，以刺破疱疹为度，迅速将罐扣在疱疹部位，留罐 3～5 分钟，待疱内液体充分流出后起罐。消毒后，用毫针围刺疱疹周围，再针刺患侧相应的华佗夹脊穴。最后用清艾条 1 支，点燃后，悬灸病灶局部，每次 30 分钟，每日 1 次。

治疗 1 次后疼痛明显减轻，其疱疹未再进一步发展，治疗 3 次后创面大部分结痂，并开始发痒。治疗 6 次后，疱疹疼痛已然消失，大部分皮痂已脱落，全身症状得到改善，结束治疗。

按语： 带状疱疹在中医学又称"缠腰火丹""蛇串疮""蜘蛛疮"等，是在皮肤上出现成簇水疱，痛如火燎的急性疱疹性皮肤病。本病是由水痘 - 带状疱疹病毒感染所致，是皮肤科常见病之一。本病的病因主要为风湿热外侵皮肤，与肝、心、脾、肺诸脏有关。可因情志内伤，以致肝胆火盛。或因脾湿郁久、湿热内蕴，外受毒邪而诱发，毒邪化火与肝火湿热等相互搏结，阻遏经络，气血不通，湿热凝聚不得疏泄，故肝胆热盛、脾湿内蕴为其病变之实质。治疗本病应因势利导，顺应毒邪欲出之势，开门给邪气以出路，扶正以加强祛邪的能力，邪去正安则疾病得愈。

验案 2：类风湿关节炎案

韦某，男，55 岁。主诉：反复全身关节疼痛 2 年，加重 1 个月。现病史：患者自诉于 2 年前因受凉后反复出现全身多处关节疼痛，以双侧肩关节、腕关节、掌指关节及膝关节为主，活动关节时疼痛加剧，关节肿痛明显，伴有间断发热，体温 37.2～38℃，自觉全身不适、乏力。2 年来患者症状反复，且逐渐加重，掌指关节出现屈曲畸形，多次在当地卫生院就诊，给予抗炎止痛处理，症状无明显缓解。1个月前，患者再次出现上述症状，关节疼痛不能耐受，夜间尤甚，生活不能自理，遂来都安中医院瑶医科就诊。现症见：全身多处关节疼痛，以双侧肩关节、腕关节、掌指关节及膝关节为主，活动关节时疼痛加剧，夜间疼痛明显。纳寐欠佳，二便调，舌质红，苔薄白，脉紧。

诊断： 西医诊断：类风湿关节炎。

中医诊断：痹证。

瑶医诊断：列钢风。

辨证： 痛痹。

治法： 祛风通络，散寒除湿。

处方： 予以瑶医油针疗法。

操作： ①肩关节：天泉、肩髃、巨骨、肩髎、肩贞，阿是穴；②肘关节：肘髎、曲池、青灵、曲泽、少海，阿是穴；③腕关节：阴郄，阳池、冲门、阳溪、经渠、列缺、太渊、阿是穴；④膝关节：髌骨、内膝眼、外膝眼、阿是穴；⑤踝关节：商丘、解溪、中封、昆仑、大钟、照海，阿是穴；⑥指关节：八邪；趾关节：八风。常规局部皮肤消毒，然后手持针柄将浸润蛇油的针体在酒精灯火焰上烧灼，至针体稍红时取下，迅速刺入所选的穴位。留针30分钟，隔日1次。

连续治疗1个月后，患者的关节疼痛、关节肿胀等临床症状均得到改善。

按语： 类风湿关节炎是以慢性、对称性、多关节非感染性炎症为特征的疾病。瑶医将该病称为"列钢风"，认为该病缘于素体本虚，或感受风、寒、湿等外在邪毒，致使体内盈亏失衡、阴阳失调而发病。油针疗法是根据瑶医药筋脉学说，辨别疾病的盈亏寒热，通过针具对人体体表一定部位或穴位的刺激，以及热量和药物对体表皮肤、穴位的渗透作用，以疏通筋脉、筋经，调整气血脏腑平衡，使机体功能和合，进而达到治愈疾病的目的。

验案 3：乳腺增生症案

杨某，女，45 岁。2019 年 2 月 15 日就诊。主诉：反复乳房胀痛 5 年余。现病史：患者 5 年前无明显诱因出现经前双侧乳房胀痛，伴乳头疼痛、乳房皮肤瘙痒。当地医院就诊，诊断为"乳腺增生症"，曾服用乳癖胶囊，疗效欠佳，为求进一步治疗，遂至都安中医院瑶医科就诊。现症见：经前双侧乳房胀痛，伴乳头疼痛、乳房皮肤瘙痒，月经周期正常，月经量少、色淡，无痛经等症状，纳寐可，二便调，舌质红，苔薄白，脉弱。

诊断： 西医诊断：乳腺增生症。

中医诊断：乳癖。

辨证： 冲任失调证。

治法： 调摄冲任，疏通乳络。

处方： 予以瑶医油针疗法。

操作： 施术者用手仔细触诊，摸出增生硬结，左手固定硬结（必要时需第三者帮忙），右手持浸泡过的油针（特制）在酒精灯上烧至通红、发白。在硬结上点刺 3～5 针，针刺时要速进疾出，然后术者用两手的食指、拇指，在硬结的周围用适当的力度挤压，可见黏稠淡黄色液体流出，直到挤不出液体为止。此时，增生的硬结部位立刻感到柔软，并再次消毒。隔日治疗一次。

连续治疗 6 次后，患者月经前乳房胀痛等临床症状得到改善。

针刺后，局部红肿未能完全消失时，应避免洗浴；局部发痒不能用手抓，以免感染；针孔用消毒敷料覆盖，胶布固定，3 天内禁止沾水。

按语： 乳腺增生症是乳腺组织的良性增生性疾病，其特点是单侧或双侧乳房疼痛并出现肿块，乳痛和肿块与月经周期及情志变化密切相关。乳房肿块大小不一，形态不一，边界不清，质地不硬，活动度好。本病好发于 25～45 岁的中青年女性，其发病率占乳房疾病的 75%，是临床最常见的乳房疾病。乳腺增生症属于中医的"乳癖"范畴。中医认为情志不遂，郁怒伤肝，肝气郁滞，气血凝结乳络，加之思虑伤脾，痰湿内生，气滞痰凝、瘀血结聚成乳房肿块。或冲任失调，气血瘀滞，经脉阻塞，导致乳房结块、疼痛、月经不调。瑶医认为乳腺增生症是经道阻塞、经气流通不畅、盈亏不平衡所致，属于瑶医"肿症"范畴，治疗上采用火攻寒气，故使用瑶医油针疗法消肿散结、疏通乳络、调节机体平衡，使人体恢复健康。

验案 4：膝骨性关节炎案

唐某，男，56 岁。主诉：左膝关节疼痛 6 天，加重 2 天。现病史：患者于 6 天前受凉后出现左膝关节疼痛，经局部理疗后疼痛有所减轻。2 天前左膝疼痛加剧，伴左膝关节活动受限，无局部肤温升高，曾在外院就诊，行左膝关节 DR 检查提示：左膝关节骨质增生。为求系统治疗，遂至都安中医医院瑶医科就诊。现症见：左膝关节疼痛，活动受限，纳寐欠佳，二便调，舌质红，苔白，脉濡。

诊断： 西医诊断：左膝骨性关节炎。

　　　　中医诊断：膝痹。

辨证： 痛痹。

治法： 疏经活络，通痹止痛。

处方： 予以瑶医油针疗法。

操作： 取穴左鹤顶、左犊鼻、左内膝眼。先将无菌针灸针的针体在蛇油中浸润，然后手持针柄将浸润蛇油的针体在酒精灯火焰上烧灼，至针体稍红时取下，迅速刺入所选的穴位。每次留针 10 分钟，隔日治疗 1 次。

连续治疗 7 次后，患者的关节肿胀、疼痛等临床症状得到改善。

按语： 膝骨性关节炎是指关节软骨出现原发或继发性退行性改变，并伴软骨下骨质增生，从而使关节逐渐被破坏及产生畸形，影响膝关节功能的一种退行性疾病。中医认为本病是由慢性劳损、受寒、外伤或年老体弱、肝肾亏虚、气血不足所致。油针疗法具有针和灸的双重作用，既有针刺刺激，又有温热刺激，具有温经祛寒、疏通气血的功效。

验案 5：产后痹证案

患者林某，女，35 岁。主诉：产后全身关节疼痛半年余。现病史：患者自生产后受风，感觉全身关节疼痛，尤以肩、背、腰及双下肢为甚，疼痛严重时，如冰水刺骨，难以忍受。未曾系统诊疗，现为求瑶医治疗遂来就诊。现症见：全身关节疼痛，尤以肩、背、腰、双下肢为甚，平素动则汗出，恶风畏寒，纳食不香，大便不畅，寐尚可，舌质淡红，苔薄白，脉沉细。

诊断：西医诊断：全身多发性骨关节炎。

中医诊断：产后痹证。

辨证：气血两亏，寒凝血滞证。

治法：补益气血、温阳通脉、疏风散寒。

处方：予以瑶医油针疗法。

取穴：华佗夹脊穴。

操作：针具采用 0.25 mm×40 mm 一次性使用无菌针灸针数枚，酒精灯 1 盏。操作时先把无菌针灸针的针体在蛇油中浸润，然后手持针柄将浸润蛇油的针体在酒精灯火焰上烧灼，至针体稍红时取下，迅速刺入华佗夹脊穴。每次留针 30 分钟，隔日治疗 1 次。

治疗 8 次后，患者全身关节疼痛明显减轻，无冰水刺骨之感，汗出减少，稍有恶风畏寒。针治 14 次后，患者仅腰部还有冷痛感，其他关节疼痛基本消失，劳累后稍有疼痛，微有汗出。针治 17 次后，患者疼痛全部消失，全身感觉有力，纳食香甜，二便正常。

按语：产后痹证是指产妇在产褥期内出现关节酸楚、疼痛、麻木、重着、功能受限等表现的疾病。《妇科玉尺》曰"产后真元大损，气血空虚"，本病由于产后营血亏虚，经脉失养，风寒湿邪乘虚而入，邪气稽留关节、经络所致。瑶医油针疗法能温阳通脉、散寒止痛、通调气血，气血运行，则经络疏畅，故能痛止。

附：常见病证选方

1. 中风偏瘫

偏瘫取患侧上肢的肩髃、曲池、手三里、外关、合谷；患侧下肢的环跳、阳陵泉、足三里、昆仑等穴。每次治疗时，取其中 2～3 穴即可。如能在局部取穴治疗的同时，再配合手、足阳明经走向而循经遍刺，疗效更佳。亦可根据病情适当选用内服外洗疗法，以利疾病早日康复。

2. 肩周炎

选肩三针（肩髃、肩前、肩髎或肩贞）、天宗、臂臑、曲池为主，进针深度 0.5～1 寸。如活动受限，臂不能上举、外展后伸者，加用毫针刺对侧下肢条口透承山。

（韦漫琴）

第十九章 瑶医刺血疗法

一、技术简介

瑶医刺血疗法是指用三棱针、粗毫针、注射针头或小尖刀等刺入人体的一定穴位、病灶点或者一些络脉，通过挤压或者拔罐等方法放出少量血液，使热毒随血外泄；具有解表止痛、泻热解毒、镇静止痉、消肿化瘀、急救开窍、祛风止痒等作用，从而达到防病治病目的的一种外治方法。

1. 技术特点

瑶医刺血疗法是瑶族地区一种独特的外治方法。瑶山地处南疆，气候阴湿多雨，脚气、风湿、身重、毒疮等疾病多发，大瑶山更为突出。瑶族先民在与疾病长期斗争的过程中，结合中医学的针灸，创造出一套简便、效捷的瑶医刺血疗法。历经千年技法流传，在临床上常常立起沉疴，顿消痼疾。瑶医刺血疗法不仅对人体无损害，还可减轻某些中、西药物对人体的毒副作用，且耗材廉价，操作简便快捷，疗效迅速。

2. 理论基础

（1）盈亏平衡论：瑶医的基本理论为盈亏平衡论，强调机体是个统一的整体，即机体自身各脏腑之间以及机体与周围环境之间需保持盈亏平衡。

（2）神路通畅理论：人体神路指经络、气血通道，瑶医认为人体神路以通畅为用，不通则病。

疾病的发生发展过程中，痧、瘴、蛊、毒、风、痨、瘀、寒、热等致病因素，都会导致病邪凝滞神路，形成"锁结"，导致身体盈亏失衡。锁则阻，结则病，通则调，调则愈。瑶医刺血疗法通过对神路上的锁结进行解锁，以达解表止痛、泻热解毒、镇静止痉、消肿化瘀、急救开窍、祛风止痒的功效，使患者机体处于盈亏平衡状态，从而治愈疾病。

二、适用范围

瑶医刺血疗法可以广泛用于内科、外科、妇科、儿科、五官科疾病等。其中，点刺法多用于昏厥、高热、中风闭证、急性咽喉肿痛；刺络法多用于中暑、发痧；散刺法多用于丹毒、痈疮、顽癣、扭挫伤；挑刺法多用于痔疾、目赤红肿、疳积、血管神经性头痛、肩周炎、胃痛、颈椎病、失眠、支气管哮喘、带状疱疹、皮肤过敏、湿疹等。

三、技术操作

1. 施术前准备

（1）诊疗环境：环境卫生应符合 GB15982—2012《医院消毒卫生标准》的规定，保持环境安静，清洁卫生，避免污染，温度适宜。

（2）材料准备

①针具：粗毫针、三棱针、小眉刀、皮肤针、手术尖头刀、不同型号的注射针头（一般常用 5 号、7 号、10 号针头），可根据施术部位、刺血量的多少、施术者的习惯等来选择合适的针具。（图 19-1）

②其他工具：碘酊棉球、75% 乙醇棉球、生理盐水棉球、干棉球。若需配合拔罐，则准备大、中、小号火罐若干，95% 乙醇棉球等。

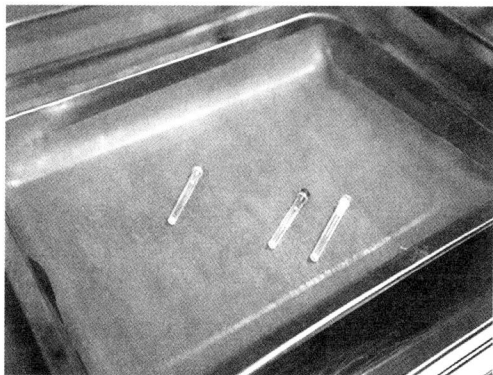

图 19-1　刺血针具

（3）体位选择：根据刺血部位选择患者舒适、医者便于操作的体位。常用体位：仰卧位、侧卧位、俯卧位、俯伏坐位、侧伏坐位。

（4）消毒：参照前面章节的消毒要求处理。

2.施术方式

（1）点刺法：针刺前在点刺穴位的上下，用手指向点刺处推按，使血液积聚于点刺部位。常规消毒后，医者用左手拇、食指固定点刺部位，右手持针直刺2～3mm，快进快出，点刺后采用反复交替挤压和舒张针孔的方法，使点刺部位出血数滴，或挤出液体少许，右手用干棉球将血液或液体及时擦去。为了刺出一定量的血液或液体，点刺穴位的深度不宜太浅。（图19-2）

①点刺针具：最好选择小四棱针、小三棱针或不同型号的注射针头（一般常用5号、7号、10号针头）。

②技术要求：点刺准、快，穴点排列均匀，深浅适度。由于患者职业、年龄、性别等不同，皮肤的厚薄存在差异；冬天、夏天的气温不同，对皮肤的紧张度亦有影响。因此，在刺入的深浅上应灵活掌握，一般以0.05～0.1cm为宜。

③点刺强度：一般分为弱刺激与强刺激两种。弱刺激是点刺最轻微的一种方法，刺后以皮肤不出血为度。对于人体生理功能减弱者，可发生促进作用，也就是"兴奋作用"，适用于慢性病和体质衰弱的年老患者。强刺激是点刺中较强的刺激，刺至皮肤微有血迹，由于连续刺激，可以缓解功能亢进，达到所谓的"抑制作用"，用于急性病或局部病变。

④点刺线距：一般按线、圈、点进行点刺，如四肢、胸腹、腰背可按经络路线进行，主要以经络线上的穴位为点刺点。以足太阳膀胱经为例，即从第一胸椎棘突下旁开1.5寸的大杼穴顺序而下，肺俞、心俞、膈俞……至会阳。关节病、皮肤病，则绕关节周围或局部皮肤进行等间距点刺。如选用大椎治疗肩周炎时，大椎上下左右0.5cm的范围皆为常用的点刺部位。治疗四肢末梢疾病，主要点刺指（趾）端穴位，如少商、商阳、中冲、关冲、少泽、少冲等。如果在同一点刺线需要重复点刺，必须间隔几分钟，并注意点刺部位有无出血。

⑤适应证：点刺法具有活血消肿、开窍泻热、通经活络的作用，主要用于急性病的实热证。轻针散刺可疏通经络、调和气血，通过局部影响全身，从而达到扶正祛邪的作用，故又适用于部分慢性病。本法多用于指趾末端、面部、耳部的穴位，如井穴、十宣、印堂、攒竹、耳尖、扁桃体、四缝等。

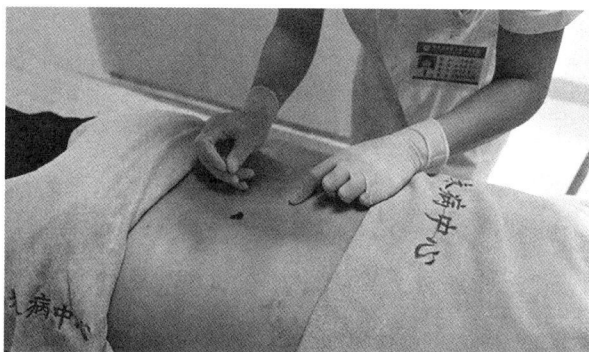

图 19-2　点刺法

（2）刺络法（图 19-3）

① 浅刺：即点刺随病变显现的浅表小静脉使之出血的方法。常规消毒后，右手持针垂直点刺，快进快出，动作要求稳、准、快。每次出血 5 ~ 10mL。此法多用于小静脉显现的部位，如下肢后面、额部、颞部、足背等。

② 深刺：点刺病变部位较深、较大的静脉并放出一定量血液的方法。先用橡胶管结扎在针刺部位的上端（近心端），使相应的静脉进一步显现，局部消毒后，左手拇指按压在被刺部位的下端，右手持三棱针对准需刺的静脉向心斜刺，迅速出针，针刺深度以针尖"中营"（刺入静脉 1 ~ 2mm）为度，让血液自然流出，松开橡胶管，待出血停止后，以无菌干棉球按压针孔，并以 75% 乙醇棉球清理创口周围的血液。本法出血量较大，一次治疗可出血几十毫升甚至上百毫升，多用于肘窝、腘窝部的静脉及小静脉瘀滞处。

刺络法适用于中暑、中风昏迷、休克、急性肠胃炎、急性结膜炎、头痛、神经性皮炎、急性扁桃体炎、腰肌劳损、丹毒、疖肿等急性发作的疾病。刺络法要注意严格消毒，对有血液病的患者不可使用，对体弱、贫血的患者以及孕妇慎用。每次出血量以不超过 10mL 为宜。

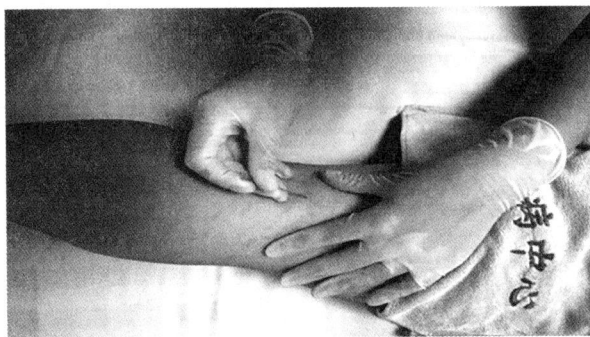

图 19-3　刺络法

（3）散刺法：又称"豹纹刺"，是对病变局部周围进行点刺的一种方法。根据病变部位大小的不同，可刺 10 ～ 20 针，由病变外缘环形向中心点刺，或用梅花针重叩局部加拔火罐，以促使瘀血或水肿得以排出，达到祛瘀生新、通经活络的目的。此法多用于局部瘀血、血肿或水肿、顽癣等的治疗。（图 19-4）

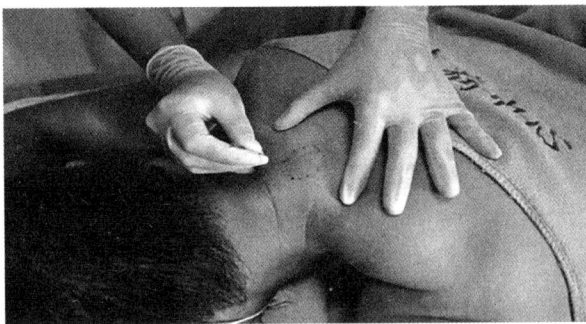

图 19-4　散刺法

（4）挑刺法：用左手按压施术部位两侧，或捏起皮肤，使皮肤固定，右手持针迅速刺入皮肤 1 ～ 2mm，随即将针身倾斜挑破皮肤，使之流出少量血液或少量黏液。也有将针刺入皮肤 5mm 左右，将针身倾斜并使针尖轻轻挑起，挑断皮下部分纤维组织，然后出针，覆盖敷料。此法常用于治疗肩

周炎、胃痛、颈肩综合征、失眠、支气管哮喘、血管性头痛等。（图 19-5）

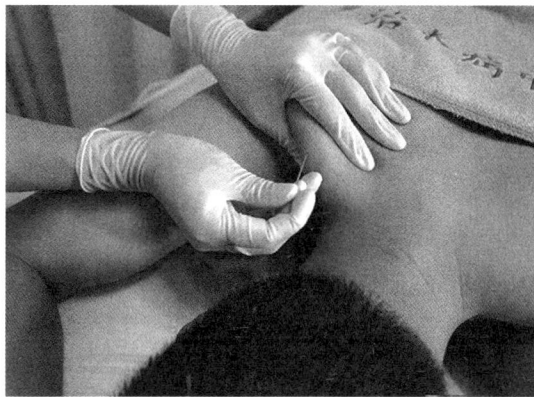

图 19-5　挑刺法

①部位选择：挑刺法必须按照辨证施治的原则，明确病位，以做出临床诊断，确定治则和治法，选取相应的穴位和部位。

以背俞穴、夹脊穴为代表的定点挑治：临床可观察背俞穴处的皮下组织有无隆起、凹陷、松弛和皮肤温度异常等反应现象，以此分析、判断疾病的归经。也可以寻求阳性反应点作为取穴依据。如临床治疗头面、颈项部疾病及相对应的脏腑器官疾病，取颈 1 至颈 7 的夹脊穴；治疗胸腔内脏及上肢疾病，取胸 3 至胸 7 的夹脊穴；治上腹部内脏疾患，取胸 8 至胸 12 的夹脊穴；治疗腰部和下腹部内脏疾患，取胸 10 至腰 2 的夹脊穴；治疗肛门部和下肢部疾患，取腰 2 至骶 4 的夹脊穴等。

"以痛为输"寻找痛点挑刺：在病变体表局部区域内，寻找最明显的压痛点进行挑刺，如肩痛，可在肩胛冈的表面和三角肌的前缘等处找到痛点；腿痛多可在腰骶关节的表面找到痛点。

以脊髓神经节段分布选点挑刺：这是将"脊髓神经节段性分布"的理论应用于挑刺疗法中的一种方法。

选择反应点挑刺：选用某些疾病在体表有关部位出现的反应点，如压敏点、疹点等。疹点的特征似丘疹，稍突出于皮肤，似针帽大小，多为灰白色或暗红色、棕褐色或浅红色，压之不褪色。选点时要注意与痣、毛囊炎、色素斑相鉴别。寻找疹点有困难时，可用手摩擦相应部位的皮肤，使局部发热泛红，红疹则会显露出来。

以上四种选穴方法，可单独应用，亦可结合运用。

②适应证：头痛、眩晕、感冒、神经衰弱、结膜炎、热性病，可于颈项部、颞部选穴或敏感点；偏头痛、额神经痛、感冒、眼病、热性病，可于颈项部和颞部、额部选穴或敏感点；眩晕、眼病、发热、小儿抽搐，可于项部、额部和眼区选穴或敏感点；眼病，于风池穴和眼区周围选穴或敏感点；急性结膜炎、眼底或视网膜出血，可于耳郭后风池穴附近和眼区周围部选穴或敏感点；颈淋巴结结核，可于颈部选穴或敏感点；急慢性喉炎、咽喉炎、扁桃体炎、上呼吸道感染，于喉结附近及颈部选取敏感点；胸痛、肋间神经痛、感冒，可于任脉选穴或敏感点，亦可于相应背俞穴选穴或敏感点；热病、急慢性胃肠炎、胃及十二指肠溃疡、胃肠痉挛及神经痛、膀胱炎、月经不调，可循经选穴或按痛点、脊髓神经分布、敏感点等几种取穴原则综合取穴；上肢部肌肉麻痹、关节痛等疾病，于颈椎部选穴或敏感点，亦可按以上四种选穴方法相结合，选取部位或敏感点。下肢部肌肉麻痹、关节痛等于腰骶部选穴或敏感点，亦可按以上四种选穴（点）方法结合应用；疳积，于鱼际部选穴或脾俞、肺俞部取穴；消化不良，选取四缝或脾俞、胃俞。

③注意事项：术中注意无菌操作，嘱咐患者注意保持局部清洁，注意施术部位 3～5 日不要沾水，防止感染。针尖切忌在创口上点刺。挑治后注意休息，不吃刺激性食物。对孕妇、严重心脏病患者及有出血倾向的患者慎用或不用。

④禁忌证：患有血小板减少症、血友病等有出血倾向疾病的患者以及晕血者、血管瘤患者，一般禁止用本疗法。贫血、严重心脏病、低血压、孕期和过饥过饱、醉酒、过度疲劳者，不宜使用本疗法。

3. 出血量

在刺血疗法中，出血量的多少，直接关系到治疗效果。原则上根据以下几方面而定。①体质：一般年轻力壮、气血旺盛者出血量可稍多，年老体弱、小儿、妇女则出血量宜少。②部位：四肢部出血量可略多；头面、指（趾）部出血量宜少。③病情：阳证、实证、热证、新病刺血量偏多；阴证、虚证、久病则出血量宜少。④季节：秋冬之季，人之阳气深藏，治宜通达，故针刺宜深，刺血稍多。夏季，人体阳气旺盛，气血充沛，故多浅刺。

刺血疗法出血量一般分为四种：

（1）微量：出血量在1滴左右，包括局部充血、渗血，以及《内经》中所载"出血如大豆""见血而止"及"微出血"等情况。微量刺血主要用于较大面积浅表疾患，如神经性皮炎、下肢慢性溃疡、银屑病、白癜风、末梢神经炎、顽癣，以及慢性软组织劳损、头痛、不寐等。常使用皮肤针散刺。

（2）少量：出血量一般在10滴左右（大约半毫升），主要用于头面及四肢指（趾）部穴位，适用于一些急性、热性病，如感冒、急性结膜炎、急性咽炎、急性扁桃体炎、疟疾等。常使用三棱针速刺法。

（3）中等量：出血量在30mL左右。主要用于一些外科感染性疾患及部分急症，如疔、疖、痈、疽、乳腺炎、急性软组织扭伤、中暑、各种痛证、精神系统疾病等。常在四肢部用三棱针点刺法。

（4）大量：出血量超过50mL，可达上百毫升，甚至更多。这种方法多用于一些慢性全身性疾患和部分急证、实证，如中风后遗症、脑震荡后遗症、真性红细胞增多症、癫狂等。刺血时可以用三棱针刺络拔罐或注射器抽吸。

一般情况下，刺血量为5滴左右，1日或2日1次；刺血量大者，1周刺血不超过2次。1～3次为1个疗程。

4.刺血部位

根据不同的病证，取不同的部位或穴位，如病变局部、阳性反应处、对称反应处、所过部位经脉的井穴、其他反应处。

（1）头痛：取大椎、太阳、耳尖。大椎，用三棱针点刺3～5针，拔罐出血5～10mL。太阳，点刺2～3针，拔罐出血2～5mL。耳尖，点刺，挤出5～10滴血。

（2）小儿发热、咽痛：刺少商和商阳。捏住指尖，快速点刺，挤出 5 滴左右。

（3）腰部疾患：取委中、腰阳关。委中主要在血络上点刺、拔罐，多者出血 50mL 左右。腰阳关，点刺 3～5 下，拔罐出血 10～20mL。

（4）四肢病变和皮肤病：如痹证、痿证、痤疮、银屑病、湿疹，取穴大椎、肺俞、心俞、肝俞、胃俞、肾俞、耳尖，皮肤类疾病加曲泽、血海。操作方法：分别在各腧穴点刺 3～5 针，然后拔罐，以没有血液流出为度。在此期间，要注意观察出血量。在点刺治疗的过程中，可以一次少选几个部位，分期分批治疗，避免一次性放血太多。一般刺血后，如果一次见效，就不用再刺。如果出血量很大，需 10 天或 15 天后才能再次施术。如果出血量不大，可以 3 天或 7 天 1 次，根据患者的病情决定间隔天数。

四、注意事项

1. 对于刺血量较大的患者，术前应做好解释工作。

2. 由于创面较大，必须进行无菌操作，以防感染。

3. 操作手法要稳、准、快，一针见血。

4. 若穴位和血络不吻合，施术时宁失其穴，勿失其络。

5. 点刺穴位时不宜太浅，深刺血络时要深浅适宜。

6. 为了提高疗效，应保证出血量，出针后可立即加用拔罐以辅助出血。

7. 点刺、散刺法可每日 1 次或隔日 1 次，挑刺、刺络法宜每 5～7 日施术 1 次。

8. 避开动脉血管，若不小心误伤动脉出现血肿，以无菌干棉球按压局部止血。

9. 治疗过程中须保证患者体位舒适，切忌在患者过饥或过饱的状态下施针，谨防晕针。

10. 大病体弱、重度贫血、孕妇及有自发性出血倾向者慎用此法。重度下肢静脉曲张者禁用。

五、临床验案

验案 1：腰椎间盘突出症案

黄某，男，55 岁。主诉：腰痛伴左下肢疼痛、麻木 7 天。现病史：患者自诉 7 天前因劳作时弯腰提重物，突然出现腰部疼痛，伴左下肢疼痛、麻木、活动受限，曾至当地县人民医院就诊，腰部 CT 提示：腰 4/5 腰椎间盘突出。予口服西药（具体不详）后疼痛稍有缓解，后左下肢麻木加重，为求系统治疗遂至都安县中医医院治未病中心就诊。现症见：腰痛，左下肢疼痛、麻木，活动受限，纳寐欠佳，二便正常，舌质红，苔薄白，脉弦涩。

诊断：西医诊断：腰椎间盘突出症。

中医诊断：腰腿痛。

辨证：气滞血瘀证。

治法：活血化瘀，行气止痛。

处方：予以瑶医刺血疗法。

操作：腰部取腰俞、白环俞、上髎、次髎、下髎、环跳进行点刺，每次 1 ～ 2 穴。左下肢取承扶、殷门、委中、委阳、阳交、悬钟、跗阳、丘墟、昆仑进行点刺，每次 2 ～ 4 穴。第 1 次刺血出血量宜大，方能缓解疼痛，数穴总出血量 50 ～ 60mL，以后减为 10 ～ 30mL，隔日施术 1 次。

经过 2 次治疗后，患者腰部疼痛明显缓解，左下肢疼痛稍缓解，仍有麻木感；继续在左下肢的委中、悬钟等穴位处施术，经 3 次治疗后。患者左下肢疼痛及麻木症状明显缓解。

按语：腰椎间盘突出症是以腰腿痛为主症的常见骨伤科疾患之一，多发于 20 ～ 50 岁的青壮年，男性多于女性。本病属于中医"腰腿痛"的范畴。本病多有不同程度的外伤史，以及不断遭受挤压、牵引和扭转等外力作用，使椎间盘逐渐变性，弹性减少，在外力的作用下，发生纤维破裂和髓核向后外侧突出。由于腰椎的负重量及活动度较胸椎为大，尤以第 4、5 腰椎及第 1 骶椎是全身应力的中点，负重及活动度更大，故最易引髓核突出。

若突出椎管内的髓核或纤维破裂片未压迫神经根时，只有后纵韧带受到刺激，则以腰痛为主；若髓核向后外侧突出，可引起单侧腰腿痛；若伴有后纵韧带完全破裂，髓核若向椎管中心突出，可引起马尾神经受压，出现马鞍区麻痹和大小便功能障碍；少数患者纤维裂口大而后纵韧带未破裂者，髓核可因体位不同而左右移动，造成两侧下肢交替性疼痛。本案采用瑶医刺血疗法，取膀胱经穴以及腰部局部腧穴刺血，旨在祛瘀生新，疏通经络。

验案2：颈椎病案

蓝某，男，50岁。主诉：反复右侧颈肩部及右上肢疼痛1个月，加重3天。现病史：患者1个月前在无明显诱因下出现右侧颈肩部及右上肢疼痛，疼痛沿右上臂外侧、前臂外侧至拇指放射，食指和中指麻木，颈肩部活动略受限。曾于当地人民医院就诊，颈椎CT提示：颈椎病改变，颈6/7椎间盘突出。自服止痛药，上述症状稍缓解。3天前晨起颈肩部不适加重，右侧肩胛部、背部疼痛剧烈，无头晕、头痛。现为求进一步诊治，遂至我院治未病中心门诊就诊。现症见：颈肩部疼痛，活动受限，右侧肩胛部及背部疼痛剧烈，纳寐欠佳，二便调，舌质暗红，苔白腻，脉弦。查体：颈肩部肌肉僵硬，压痛明显。颈抵抗（−），臂丛牵拉试验（＋）。

诊断： 西医诊断：颈椎病。

中医诊断：项痹。

辨证： 风寒湿证。

治法： 疏风散寒，化湿宣痹。

处方： 予以瑶医刺血疗法。

操作： 风池、天柱、肩井、肩髃、曲池、外关予刺血，气罐拔罐，留罐10分钟。隔日1次。

经过3次治疗，患者颈肩部疼痛减轻，右上肢上抬稍有活动不利，仍有右手指末端麻木，继续在左条口、十宣予瑶医刺血，经过2次治疗后，患者颈肩部疼痛等症状明显得到好转。

按语： 颈椎病是由于椎间盘退变、脊椎骨质增生以致脊髓和神经根受压的疾病。其致病原因是随着年龄的增长，或长期被动体位使椎间盘髓核部分所含水分不断减少，造成髓核弹力降低，收缩变小。同时，环状纤维呈玻璃样变，致其向外膨出并变得粗糙。又椎间盘与椎体之间发生摩擦，产生骨质增生。由于椎间盘退化造成椎间隙狭窄，因而出现神经根受压及缺血等改变。本案患者素体虚弱，腠理不固，风寒湿邪乘虚侵袭颈肩臂肌肉，故颈肩、上肢疼痛。瑶医刺血疗法重在刺激腧穴发挥相应的作用，如风池、外关疏风散寒，天柱、肩井、肩髃、曲池疏通少阳、阳明经脉气血。

（韦漫琴）

第二十章 瑶医火攻疗法

一、技术简介

瑶医火攻疗法是将药粉涂抹在人体的经络穴位和患部，然后垫上湿热毛巾，并在毛巾上倒上药酒，通过燃烧毛巾上的药酒以施灸的一种技法，是瑶族传统灸法之一。

瑶医火攻疗法是瑶族人民从古代沿用至今，依然广为使用的一项重要医疗技法。广西中医药大学第一附属医院仁爱分院瑶医诊疗室董明姣副主任医师通过对瑶族地区5省22县火攻疗法的使用技法进行调查，总结并创造出了操作简单、舒适度较高、易于推广的瑶医火攻疗法，经10多年的临床实践，证明其在未病先防和既病防变方面有较好的作用及疗效。

1. 技术特点

（1）综合疗法优势：集药物、火灸、经络腧穴刺激于一体，将瑶族地区天然独特的药用植物配制成药粉涂抹在人体的经络穴位和患部，通过燃烧浸有药酒的毛巾产生灼热或温热刺激，促进药物的渗透吸收，具有疏通经络、调和气血、平衡阴阳、增强体质、防病治病和保健等功效。

（2）灵活应用药物：除了火热灸灼刺激穴位以激发经络功能外，还发挥了药物的自身功效。针对不同病证或同一病证的不同情况，对症用药，一人一方。以瑶族山区特有的新鲜草药为主，如枫荷桂、了刀竹、丢了棒、土杜仲等。用药灵活多变，不拘泥于传统中医的"热者寒之"的治疗法则，热证也可根据正确选穴及药材使用进行治疗，具有鲜明的民族特色。

2. 理论基础

（1）三元和谐论：瑶医以"三元和谐"为医道之理论纲纪，即天地人和谐会通。三元和谐的理论渊源在于：生命过程与自然过程的和通，生命空间与自然空间的和通，从而有生命运动与自然运动的和通，生命变化与自然变化的和通，以及生命信息、能量、物质与自然信息、能量、物质的和通。三元和谐是健康长寿的根本保证，三元失和是疾病发生的根本原因。所以，三元失和是诊道审察的根本病机，三元和谐是治道追求的根本目标。"三元和谐"是瑶医对生命与自然相互关系的认识。瑶医火攻法通过火灸刺激背部阳经经络、腹部阴经经络，使天地人和谐会通，达到防病治病的目的。

（2）气—万化论：在瑶医理论中，气代表万物之根本，故瑶医医道纲纪中明确提出"气—万化"。气—万化论是瑶医针对人体生理病理提出的理论。瑶医认为，"一"为生存之道，"气"为生化之源，万化源于一气。气—万化，表现了瑶医感悟生命过程及其与自然社会相互关系的根本途径。其中"气"亦是运动方式，"一"是生存之道和生命过程，"万"是各种各样的生命运动方式，"化"是通过各种变化创造出各种各样的物质运动方式。所以，瑶医"气—万化"全面概括了生命和运动的过程，以及各种运动方式的相互关系。瑶医认为，气既是人体的重要组成部分，也是激发和调控人体生命活动的动力源泉，是感受和传递各种生命信息的载体。气运行不息，推动和调控人体内的新陈代谢，维系着人体的生命进程。气为人之根本，气血生成于上部，充实于中部，根植于下部，三部之气相互协调则无病，失调则发病。总之，气是生命物质与功能的总体。人体生命现象都可以归结于"气"，这是对"气"作为万物基础内涵的进一步深化。瑶医火攻疗法用热灸的方法，刺激人体经络之气，以激发气的运行，使气运行于天地人三部，三气交感和合、协调有序，则生命活动稳定有序。

（3）盈亏平衡论："盈亏平衡则健康，盈亏失衡则发病"。瑶医认为，人体的内部以及人体与外部环境之间是对立统一的关系，动态平衡是"盈亏平衡"的核心。外界不良因素（如天气骤变、痧气、瘴气、蛊、毒等）或人体自身免疫调节功能失常（如劳逸过度、饮食所伤、先天禀赋不足等）会打破平衡，引起疾病。瑶医以"盈亏平衡"为病机的理论纲纪，遵循宇宙中能量守恒的原则，以动态平衡为主要表现的盈亏平衡归根结底是气的平衡。中医所说的"正气"，瑶医称之为"盈"；中医所说的"邪气"，瑶医称之为"亏"。瑶医的盈和亏是指两种相对的生理、病理状态，是人体对外界和致病因素的生理或病理反应。盈者气足也，满或有余之意；亏者气空也，虚或耗损之意。盈和亏在一定条件下遵循着守恒规律而相互转化。瑶医通过盈亏理论指导瑶医火攻法在药材、药性上面的选择，对于盈证的治疗，以打药为主，即瑶药中刚峻、取效迅速，具有驱逐邪气之效的药物；治疗亏证则以部分风药为主，即瑶药中具有和缓、平调腑脏功能作用的药物。瑶医火攻疗法通过火灸、药物，作用于人体的阳经、阴经，使人体阴阳得以平衡。

（4）瑶医以"祛因为要"为治道之理论纲纪：三元和谐，气一万化，和则为正气，失和为邪气。邪气不仅是指物质性致病因素，也是生命活动方式的失和。正气万化为各种生命活动方式，邪气万化为各种病态活动方式。邪为病之因，祛因即祛邪。邪在则盈亏失衡，邪去则盈亏平衡。邪有盈亏，药有风打。阴阳是归类一切之简明数序，盈亏更能直接把握邪气万化。所以，瑶医治道中以"风亏打盈"为主要治则。盈则消，治盈以打药为主；亏则补，治亏以风药为主。

（5）病因学的理论观念：广西瑶族地区环境特殊，炎热多湿，虫蛇遍布，瑶医在病因认识上除一般因素外，对疹瘴、蛊毒、风虚有独到的认识。如把痧症、瘴症细分多种，提出"由病从痧起，痧由毒盛生"；认为万物皆可变化为毒，毒可以有形，也可以无形，但一经致病则变化多端且凶险难治。有"百病百因，百因毒为首"的谚语；把风症分为72种，进一步分为血风和气风两大类，并概括为"十病九因风"；有"百病虚为根"的说法，尽管虚不是原始病因，但是一经形成就是现实病因，可以变生他症。

（6）瑶医以"药分风打"为药道理论之纲纪：瑶医用药丰富，常用五虎、九牛、十八钻、七十二风。虎以象其威猛，牛以象其沉稳，钻以象其尖锐穿透，风以象其善行数变。五虎属打药，九牛属风药，其余属风打相兼。风有九牛之强以补益；打有五虎之威以祛邪；风打相兼有十八钻之锐以通达透利；更有七十二风之广以寒热补泻。风药合亏，打药合盈。"风者纯而缓，打者燥且急"。风柔打刚，风弱打强。非风不足以调滋，非打不足以去暴。风打相伍，刚柔相济，制偏补偿，和合趋利。瑶医火攻法的药方，根据不同病况选择不同的药物作为原料，灸灼时根据不同病证的患者选择不同的药物。

二、适用范围

1. 痒证

痤疮、带状疱疹、荨麻疹、过敏性皮炎、脂溢性皮炎、牛皮癣、湿疹、老年疣、荨麻疹、脂溢性皮炎、急慢性湿疹、神经性皮炎、皮肤瘙痒症等。

2. 痛证

类风湿关节炎、强直性脊柱炎、痛风、增生性骨关节炎、腰椎间盘突出症、三叉神经痛、网球肘、肩周炎等。

3. 肿证

水肿、乳腺炎、乳腺增生症、乳腺纤维瘤、乳腺囊肿、扁桃体肿大、肺气肿等。

4. 亚健康

亚健康指的是一种介于健康与疾病之间的状态，表现出生理功能的减退，如自觉疲劳、胸闷、失眠、健忘等。

三、技术操作

1. 施术前准备

（1）火攻药粉制作

①药材选择：根据病证，按配方选取瑶药，检查药材有无变质、霉变、潮湿等。

火攻方基础方：枫荷桂、铜钻、威灵仙、小钻、山胡椒、了刀竹、丢了棒、土杜仲等。

②药粉制作：根据疾病或体质证型，选取配方，将配方药材打粉，药粉

瓶装或袋装密封备用（注意药粉的储存，以防变质）。（图20-1）

③制作方法：临床使用前检查药粉有无变质、霉变等，取所需药粉的量按比例放入合适器皿中，加入调和剂（米酒）调和，搅拌成糊状即可。

（2）火灸用药酒制作

①药酒选择：瑶族地区自产的50度的高度米酒。

②制作方法：将瑶药配方装入一个陶瓷缸里，倒入高度米酒，浸泡1个月。

③药酒用量：根据施灸部位来调整用量，药酒要加入95%乙醇，按5:5的比例调配。（图20-2）

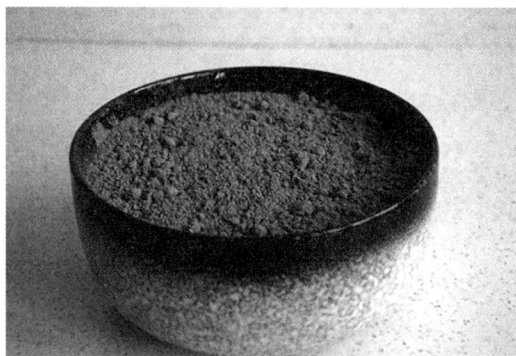

图20-1 火攻药粉

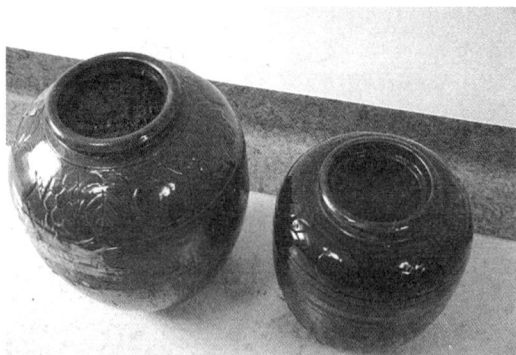

图20-2 瑶药和米酒

（3）诊疗环境：环境卫生应符合 GB 15982—2012《医院消毒卫生标准》的规定，保持环境安静，清洁卫生，避免污染，温度适宜。

（4）材料准备

打火机、皮肤消毒液、一次性放血针或注射器针头、棉签、火罐、酒精灯、毛巾、一次性橡胶手套（具体根据临床操作需求准备）。

（5）选取经络：膀胱经、督脉、任脉等。

（6）体位选择：根据火攻的部位，选择患者舒适、医者便于操作的治疗体位。常用体位：俯卧位、仰卧位、侧卧位。

（7）消毒

① 术者消毒：施术者双手应用肥皂或洗手液清洗干净，再用速干手消毒剂消毒。

② 施术部位消毒：施灸前应该对患者施灸部位进行消毒，灸区消毒可用 0.5% ～ 1% 的碘伏棉球在灸区部位由中心向外做环形擦拭消毒。

2. 施术方式

根据患者病情，用消毒针具在背部穴位刺络放出少量（1 ～ 10mL）血液或淋巴液（图 20-3），然后拔火罐（图 20-4），吸拔出 5 ～ 10mL 的血（图 20-5）。

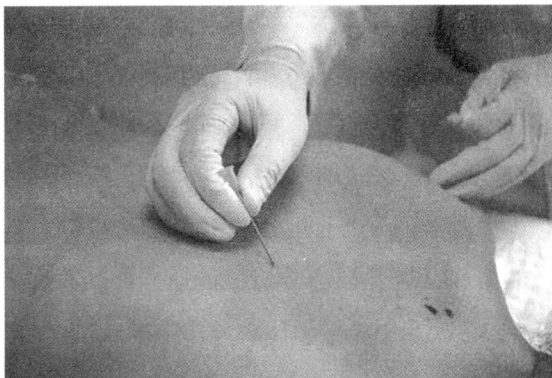

图 20-3　刺络

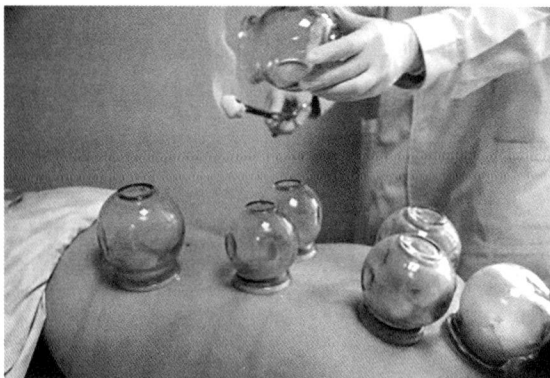

图 20-4　拔火罐

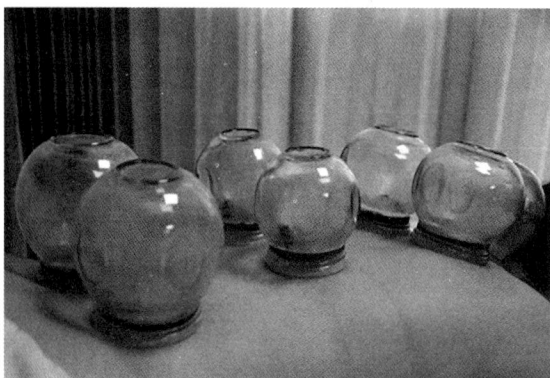

图 20-5　吸拔出 5 ～ 10mL 的血

　　把药粉均匀涂抹于所选经脉上（如督脉、任脉、膀胱经）（图 20-6），其上放湿热毛巾，并在相应区域倒上药酒（图 20-7），点火燃烧（图 20-8），待火燃烧片刻，吹灭火苗（图 20-9），稍息片刻，再倒上药酒，点火燃烧，如此反复，直至皮肤泛红。此步骤直接作用于人体的任督二脉、膀胱经、胆经在颈肩的走向位置和肌肉劳损区或堵塞区。有调理任督二脉、疏通经络、调和气血、平衡阴阳、增强体质的作用。

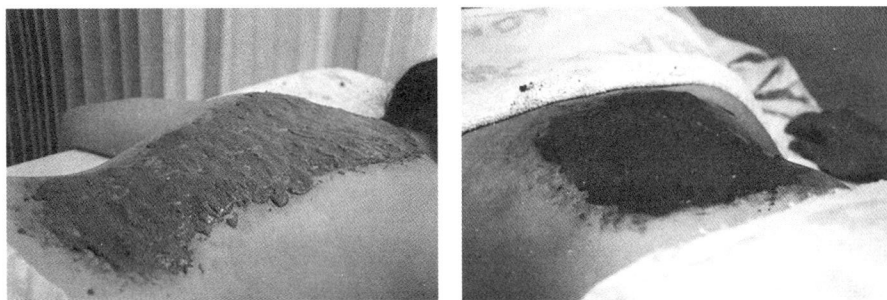

A.督脉和膀胱经　　　　　　　B.腹部（任脉、肾经、胃经、脾经）

图 20-6　涂抹药粉

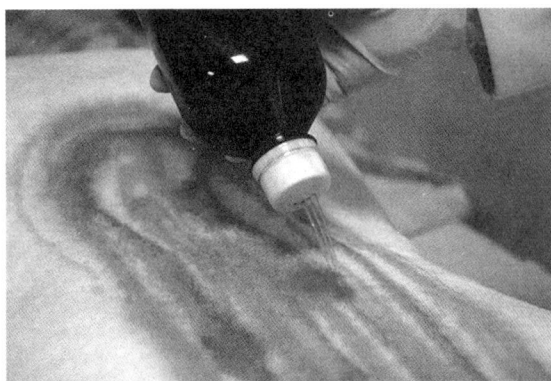

图 20-7　将药酒洒在湿毛巾上（背部）

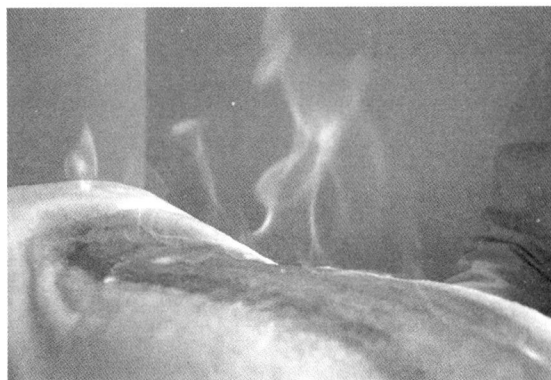

图 20-8　点火（背部）

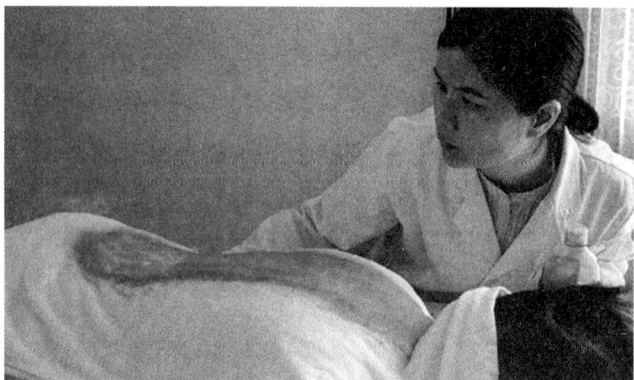

图 20-9　用嘴从上往下缓缓吹气灭火（背部）

3. 施术后处理

（1）施术后的正常反应：施灸后，施灸局部皮肤多有红晕灼热感，无须特殊处理，保持施灸部位洁净，灸感多在灸后 3 小时内自行消失。

（2）施术的善后与处理：施灸后，如有水疱，直径小于 1cm，只要不擦破，不需任何处理，待其自行吸收即可；如大于 1cm，可用消毒针从水疱底部将其刺破，放出水液后，再涂以龙胆紫药水；若情况严重，请专科医生协助处理。

四、注意事项

1. 施术者应严肃认真，专心致志。施灸前应向患者说明施术要求，消除患者的恐惧心理，取得患者的合作。

2. 临床施灸应选择正确的体位，要求患者的体位舒适，既有利于准确选定穴位，又有利于施灸顺利完成。

3. 在施灸时，要注意防止火势过大，以免造成皮肤及衣物的烧损。

4. 施灸过程中，要随时了解患者的反应，若患者感觉过烫，可将毛巾轻轻托起，使其与皮肤之间有一定的距离以缓解灼热感。

5. 施术的诊室，应注意通风，保持空气清新。

五、临床验案

验案 1：腰背肌筋膜炎案

杜某，女，36 岁。主诉：反复腰背部疼痛 1 年，加重 1 周。现病史：患者自诉 1 年前在无明显诱因下出现腰背部牵扯痛，遇寒疼痛加重，未曾系统诊疗，1 周前上述症状加重。现为求进一步治疗，遂来广西百色市那坡县中医医院壮医科就诊。现症见：腰背部牵扯痛，伴转侧不利，怕冷，月经量少，行经时小腹隐痛，经色淡，面色暗黄，纳寐欠佳，舌淡胖，苔白腻，边有齿痕。查体：腰背部肌肉僵硬，可触及散在条索状物。

诊断：西医诊断：腰背肌筋膜炎。

壮医诊断：夺核拖（阴证）。

中医诊断：腰痛。

辨证：寒湿证。

治法：散寒祛湿，温经通络。

处方：予瑶医火攻法灸背部督脉、膀胱经，腹部任脉、肾经、脾经、胃经。

操作：在患者肾俞穴、大肠俞刺络，并在刺络的地方拔罐，吸拔出 10mL 左右的瘀血。随后将药粉分别涂抹于背部的督脉、膀胱经上，其上置湿热毛巾，并在相应区域倒上药酒，火灸该区域，待火燃烧片刻，用嘴吹灭火苗，稍息片刻，再倒上药酒，点火燃烧，如此反复，直至皮肤泛红。因患者有月经量少、痛经的症状，除了灸背部督脉、膀胱经，还需配合灸腹部任脉、肾经、胃经、脾经，操作方法同前。每次治疗 30 分钟，每日 1 次，7 天为 1 个疗程。

二诊（初诊后 1 周）：患者腰背部牵扯痛、面色暗黄的症状明显好转。继续原方案治疗。

三诊（初诊后 2 周）：患者已无腰背部牵扯痛症状，月经量明显增多、色红，无明显痛经，面色暗黄明显好转。继续原方案治疗。

随访 3 个月，患者症状未复发。

按语：腰背肌筋膜炎是一种腰背部肌筋膜和肌组织发生水肿、渗出和纤维性变化的非特异性炎症，主要表现为肌肉发紧、僵硬和弥漫性疼痛等，属于中医学"痹证""腰痛""经筋病"等范畴，其病理改变受内因、外因两方面因素影响，内因主要为脏腑气机升降失衡，气血瘀滞经络，经络不通则痛；外因多为外伤迁延不愈，或风寒湿邪困阻，致经络气血运行不畅。经筋与四肢百骸关联，主司运动，若筋脉痹阻，致气血不足，经筋失养，不荣则痛。本案采用肾俞穴、大肠俞刺络放血，调节腰部局部气血；予瑶医火攻法温通腰背部经络，散寒除湿；火攻腹部任脉、肾经、脾经和胃经，温通腹部经络，健脾除湿，益肾调经。

验案 2：神经根型颈椎病案

麻某，女，42 岁。主诉：反复颈肩部胀痛伴右上肢放射痛 2 年余，再发加重 1 周。现病史：患者自诉 2 年余前在无明显诱因下出现颈肩部胀痛、活动不利，未曾系统诊疗，1 周前上述症状再发加重，为求壮瑶医治疗遂至我科门诊就诊。现症见：颈肩部胀痛，右上肢放射痛，胁肋部胀痛，平素爱发脾气，寐差多梦，月经量少，色暗，有血块。纳可，睡眠欠佳，多梦，舌暗红，苔白，脉弦涩。

诊断：西医诊断：神经根型颈椎病。

　　　　壮医诊断：活邀尹（阴证）。

　　　　中医诊断：项痹。

辨证：气滞血瘀证。

治法：活血通络，行气止痛。

处方：予瑶医火攻法。

操作：在大椎、风门、肺俞、肝俞、胆俞、期门等刺络，并拔罐，吸拔出 10mL 左右的瘀血。随后将药粉分别涂抹于背部督脉、膀胱经上，其上置湿热毛巾，并在相应区域倒上药酒，火灸该区域，待火燃烧片刻，用嘴吹灭火苗，稍息片刻，再倒上药酒，点火燃烧，如此反复，直至皮肤泛红。

因患者有月经量少、血块、睡眠欠佳的症状，除了灸背部督脉、膀胱经，还需灸腹部任脉、肾经、胃经、脾经、肝经，操作方法同前。在双侧期门穴刺络拔罐，将药粉涂抹任脉、肾经、胃经、脾经、肝经上，进行火攻治疗。每次治疗30分钟，每日1次，7次为1个疗程。

二诊（初诊后1周）：患者颈肩部胀痛伴右上肢放射痛症状好转，无胁肋部胀痛，睡眠佳，脾气已能控制，月经量变多，色红，无血块。继续原方案治疗。

三诊（初诊后2周）：患者颈肩部胀痛伴右上肢放射痛症状基本消失，月经正常，脾气好转。

随访3个月，患者症状未复发。

按语：西医认为，颈椎病是一种颈椎间隙及其附属结构退行性病变引起的疾病，患者常因不良生活习惯致使颈椎劳损、骨质增生产生骨刺，严重者椎间盘脱出、韧带增厚，导致颈椎脊髓、椎动脉或神经根受压，引发相应的临床症状。中医认为，足太阳膀胱经与督脉循行于项背，若经脉阻滞、气滞血瘀，闭塞不通，则见颈肩部疼痛、活动不利。本案取大椎、风门、肺俞等穴刺络放血以疏通项背部气血，予肝俞、胆俞刺络放血以通利筋骨，并予瑶医火攻法疏通督脉、膀胱经以调其阳，灸腹部任脉、肾经、胃经、脾经和肝经以调其阴，使阴阳调和，阴平阳秘。

（农玉莺）

第二十一章　瑶医竹筒梅花针疗法

一、技术简介

竹筒梅花针是广西瑶医传统疗法之一，是运用竹筒药罐和丛针针具作用于体表一定部位来治疗疾病的一种方法。竹筒梅花针施治时，先常规消毒叩打部位的皮肤，涂上浸泡好的药酒，再使用蘸上药酒的竹筒梅花针进行叩打，叩打后再进行竹筒药罐拔罐。因叩刺皮肤后，叩刺部位所泛起的红晕形似片片梅花，故称为梅花针。

1. 技术特点

（1）针法简单易学：竹筒梅花针的操作方法简便易学。同时，竹筒梅花针疗法对于治疗场地无特殊要求，可以在多种场合下进行操作。

（2）方式安全温和：竹筒梅花针疗法只刺激浅表的皮肤，不会伤及内脏。其刺激温和，一般不会出现晕针现象及安全问题。

（3）适用范围广：瑶医竹筒梅花针疗法对于内、外、妇、儿、皮肤等科疾病均有良好的疗效。同时由于其安全可靠，男女老少皆可使用。

（4）经济低廉：竹筒梅花针疗法所使用的竹筒、针具成本低廉，无须辅助器械，治疗成本低，可以减轻患者的经济负担。

2. 理论基础

瑶医竹筒梅花针疗法是以中医的经络、皮部理论和整体观念以及瑶医目诊理论为指导，结合临床瑶药煮罐施针，利用药的热力促进药物渗透入腧穴，从而达到温经通络、祛寒除湿、行气活血、回阳固脱等治疗作用的疗法。针刺、瑶药二者的联合运用不仅提高了临床疗效，也扩大了疾病的主治范围。

（1）经络感传学说：《素问·皮部论》载："欲知皮部，以经脉为纪者也，诸经皆然。""凡十二经络者，皮之部也。""是故百病之始生也，必先于皮毛。"梅花针疗法的重点刺激部位在"十二皮部"。"十二皮部"是脏腑所属的十二经脉在表皮的感应反射区，也是十二经脉在皮肤的分区和十二经脉循行之地。通过刺激皮肤相应反射区，针感可随着刺激部位的不同而驱动相应区域的经络的循行，使针感传至对应的脏腑、筋肉、关节等人体特定部位，从而获得调节经络气血、改善脏腑功能等治疗作用。

（2）神经反射学说：根据著名的巴甫洛夫神经反射学说——人体的大脑、四肢和器官功能，大致是由中枢神经和周围神经系统支配。当神经系统受损或出现紊乱时，其支配部位便会出现功能失调，这就表现为神经系统疾病。针刺所形成的"痛感反射弧"，能够促使中枢神经和周围神经系统产生兴奋或抑制等各类调节反应，进而影响免疫、内分泌、体液等各系统的调节机制。因此，在治疗过程中，通过刺激局部皮肤，引发中枢神经系统的神经反射，该反射会沿着相应的传导路线，对相应的器官起到改善作用，从而产生局部或整体的良性调节效果。

（3）整体辨证理论：人体是一个有机整体，遵循"诸于内必形之于外"的规律。经络有一定的循行规律，内脏发生病变，常通过经络在相应的部位有所体现。所以我们可以根据经脉的循行部位，以及所联系脏腑的生理、病理特征，对各种临床症状展开分析，以此判断疾病的病位、传变过程和发展趋势。内脏疾病往往会在与之相关联的皮肤上呈现出多种反应，如疼痛、压痛、颜色改变、皮内出现结节等，这些反应均可作为诊断的指标。与此同时，刺激相应的阳性反应点，能够作用于经络与脏腑，起到疏通气血、调整阴阳的功效，最终实现治疗疾病的目的。

（4）同病异治，同经多治：人体经脉上分布着众多腧穴，这些腧穴借助经络与脏腑相连。相较于单纯使用毫针，梅花针疗法刺激的局部皮肤面积更大。一条经脉在其循行路线中，与多个脏腑、器官密切联系。同时，由于多条经脉在循行时都与同一脏（腑）存在紧密联系，且在功能上相互影响，故而能够对同一脏（腑）的生理功能进行调控，进而治疗同一脏（腑）的各种病证。结合五行学说的相生相克理论、藏象学说及经脉脏腑相关学说等，以患病经脉的腧穴为核心，有选择性地刺激经络腧穴，可用于治疗相关脏腑、经络的疾病。不同的腧穴有它们自己的特性，能够治疗多种特定的病证。

（5）瑶医目诊辨病：瑶医目诊是独具特色的一门科学方法，其特点可用五个字高度概括，即简、便、验、廉、捷。

①白睛形色变化与目诊：在白睛诊法中，主要观察巩膜上的结膜，即球结膜上出现的血管形态、颜色等变化，以此来判断相应脏器可能发生的病变。临证时，若球结膜上出现异常信号，通常表示病程短，为新病；巩膜上出现异常信号，则表示病程长，为久病。

②白睛血管形变及目诊含义：局部血管根部粗大、曲张或怒张，相应血管呈怒张状，多属血瘀证或病情较重、较急，常见于肺炎、急性肝炎等。血管出现离断、分叉延伸且被黑色瘀血点隔开，往往表示该部位脏器局部血液循环障碍，存在狭窄、阻塞，常见于颈椎病、输卵管闭塞、脉管炎等。此外，出现雾斑、黑点、黑圈、螺旋形状血管、蜘蛛网状血管、叶脉状、横行血丝，均表示血管循环障碍，局部有瘀滞、不通、闭塞之象。血丝延长则表示病情发展方向及疾病范围向另一部位发展或传变，如腰腿痛、坐骨神经痛、上肢痛。

③白睛血管颜色变化及目诊含义：血管鲜红多为新病、急病、热病。紫红、深红提示症状加重、加深，病情恶化。红中带黑多为新病久治不愈，入里化热，瘀血内生，提示病程长。红中带黄，提示病情好转，病势减轻。血丝淡黄，为病将愈。若血丝色淡黄略红，提示病情虽好转，但尚有余热未清。浅淡属虚证、寒证。正常者血丝少而直。暗灰色为陈旧性病灶，多见于肺结核、肝炎等疾病痊愈后留下的"烙印"。

④白睛诊伤定性：报伤点色淡如云，提示伤在气分，病势较轻。色黑而沉着，形如芝麻者，提示伤在血分，病势较轻重。报伤点血丝弯曲如蛇行或螺旋状，提示有较剧烈的疼痛。

⑤白睛诊伤定位：以瞳孔水平线对应于脐水平线，在报伤点出现的同侧躯体有伤；报伤点出现在瞳孔水平线以上者，提示伤在脐水平线以上部位，包括腰背、上肢肩周、头部。

（6）应用传统特色瑶药煮罐：瑶药是广西民族药的代表，尤其是"五虎九牛十八钻七十二风"等传统老药。

过节风：百合科植物开口箭的根状茎。产于广西那坡、百色、隆林等县市；分布于湖北、江西、福建、浙江等省。其全年可采，可鲜用也可晒干后入药，味甘、苦，性凉。过节风含有甾体、皂苷、生物碱、强心苷、挥发油、脂肪酸等多种化学成分，可用于风湿骨痛、痈疮肿毒，属于瑶药的经典用药。

走马胎：分布于广西、广东、江西、福建等省区。其秋季采挖，可鲜用也可以干用，性辛、温，味苦。走马胎含有皂苷、黄酮、挥发油等多种成分，可用于风湿性关节炎。筋骨疼痛、跌打肿痛，产后风瘫，半身不遂，慢性溃疡等病证，为广西瑶药常用 108 种经典老班药中的"血风"。

冬心威：为杜鹃花科植物真白珠的全株或根。用于产后或风湿性关节炎、慢性支气管炎，常泡酒服，或煎水外洗。

酿摸勉：为菊科植物地胆草的全草。其具有清热解毒之功，主要用于慢性肝炎、黄疸型肝炎、目赤肿痛、痈肿疮毒等病证。

地雷：为毛茛科植物单叶铁线莲的块根。用于跌打损伤、腹痛、癌性疼痛。外伤用其磨粉用醋调和外敷。地雷制成的注射液曾在临床上使用，对消化道平滑肌痉挛等所致腹痛及各种癌性疼痛有很好的止痛效果。

走血风：为芸香科植物飞龙掌血的根。用于跌打损伤、风湿性关节炎、肋间神经痛、风湿偏瘫等病证。江华瑶族自治县人民医院曾将飞龙掌血制成注射液肌注，在治疗风湿性关节炎方面取得较好的疗效。

获表：为兰科毛萼珊瑚兰的全株。用于风湿性关节炎、偏正头痛等病证，常泡酒服，或煎水服，或作药条灸患处。

东破石珠：为葡萄科植物三叶青的块根。用于泌尿系统结石、胃痛、跌打损伤等病证，常煎水服，或研末敷患处。其含黄酮及黄酮、精氨酸等多种氨基酸、黏液质、鞣质、酚类、甾体化合物等。现代药理研究表明，东破石珠对流感、乙脑等病毒有抑制作用。

酱滴：为紫葳科植物紫葳的根、花。用于骨折、跌打损伤、酒糟鼻等病证，煎水服，或捣烂外敷，其有效化学成分为黄酮、生物碱、鞣质及还原糖。

雪朋仲：为番荔枝科植物瓜馥木的全株。用于风湿性疾病、坐骨神经痛等病证，可煎水服，或泡酒服，或煎水外洗。每逢瑶族传统的端午药市，本品到处可见，常与其他风药配伍煎水洗澡。

届招览：为五加科植物树参的根或全株。用于风湿骨痛、偏瘫，煎水服、煎水洗澡或泡酒服。瑶族人民认为本品是治疗风湿性疾病、偏瘫的必备药。

采用瑶药配方煮制竹罐，使罐内吸收浓郁的药气之后吸附于相关穴位之上，通过竹罐的负压作用用力吸附和药气的热敷渗透，从而达到疏通经络、祛除病邪的功效。瑶药具有显著的祛风、活血的作用，可以延缓罐中瘀血凝固的速度，以便瘀血顺利排出。药物与拔罐相结合，共同达到活血通络、祛风散寒、调整气血、扶助正气、祛除病邪的目的。瑶药通过煎煮或酒浸具有温通效应。"温通"即"以温促通"，"通"具有通畅、通达、通调等含义。药酒温通效应，即药酒的温热刺激作用于人体的特定部位，可以产生使人体气血运行通畅的效应。瑶药药酒通过外在刺激，使皮肤更有效地吸收药物，从而发挥其药理效应，具有引经药和透皮剂的功效。

二、适用范围

竹筒梅花针疗法的适用范围相当广泛，不论实证、虚证、热证、寒证，均可运用。总体来讲，梅花针疗法主要有解表祛风、活血化瘀、行气通阳、泻热止痛等功效，更适宜于实证、热证。对皮肤科和内科、外科、妇科、儿科、耳鼻喉科等诸多疾病均可治疗。

三、技术操作

1.施术前准备

（1）竹筒制作：用1～2年生的坚固的细毛竹（斑竹）节，剥去其外表皮（篾青）后，经半机械加工制成不同规格的一端有节密闭、一端开口的竹罐（竹管）。依据不同病情、不同病位选用一定数量的竹罐（经二次加工后，要求罐壁薄厚均匀适当、罐口平滑圆钝），一般10个左右。（图21-1）

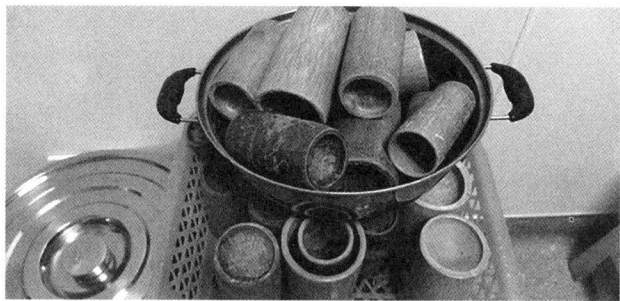

图 21-1　药罐

（2）药材选择与药酒：根据病证，按配方选取中药材，检查药材有无变质、霉变、潮湿等情况。取适量药粉，按比例加入调和剂调和，手工或采用特制模具制成药饼。推荐黄酒作为调和剂。根据中药配方及调和剂的不同，药粉与溶液的比例稍有差异。

（3）诊疗环境：环境卫生应符合 GB15982—2012《医院消毒卫生标准》的规定，保持环境安静，清洁卫生，通风透气，温度适宜。

（4）材料准备

①七星梅花针，见图21-2。

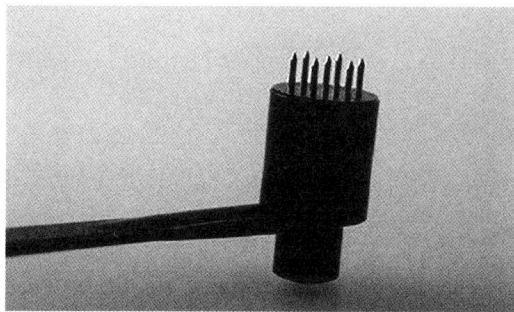

图 21-2　七星梅花针

②辅助用品：点火工具、治疗盘、弯盘、镊子、消毒棉签、消毒棉球、

消毒镊子等（具体根据临床操作需求准备）。

（5）施术部位：具体疾病选穴可根据临床具体情况选取。

①局部叩刺：指在病变部位或病变邻近部位进行叩刺的一种方法。此种方法直接作用于病变部位或病变邻近部位，如湿疹直接叩刺病变部位及邻近部位，扭伤后直接叩刺瘀肿部位，带状疱疹叩刺疱疹邻近部位。

②腧穴叩刺：指根据病变的具体情况，选择相应的腧穴进行叩刺的一种方法。此种方法利用腧穴的特性，调整虚实，平衡阴阳，疏通气血。如腹泻选足三里、中脘、天枢等穴；发热选大椎、曲池、合谷等穴；咳嗽选肺俞、中府、尺泽、列缺等穴。

③循经叩刺：指循着经脉进行叩刺的一种方法。这种方法沿着经脉进行叩刺，叩刺的范围广，能调整相应经脉的气血运行，治疗相应经脉疾病。循经叩刺最常用的是颈背腰部的膀胱经及督脉。如风疹，沿肺经及背部膀胱经叩刺；小儿食积，沿背部督脉叩刺；中风偏瘫，沿背腰部督脉、膀胱经叩刺。

④阳性反应点叩刺：叩刺皮肤上出现的各种反应点，如疼痛点、压痛点、颜色变化点、皮内结节等，叩刺阳性反应点可达到疏通经络、散结除痹的作用。

（6）体位选择：选择施术者能够正确取穴、操作方便，患者感觉舒适的体位。常用体位有3种，即卧位、坐位和立位。

（7）消毒

①部位消毒：施针前应该对患者的施针部位进行消毒，可用0.5%～1%的碘伏棉球在施针部位由中心向外做环形擦拭消毒。

②术者消毒：施术者双手应用肥皂或洗手液清洗干净，再用速干手消毒剂消毒。

③梅花针消毒：梅花针疗法有一定的创伤性，钢针直接与血液和体液接触，所以要严格消毒，预防感染。梅花针使用后要先清洗干净，去除钢针之间的皮屑、血液等，然后消毒，一般用2%碱性戊二醛溶液浸泡10小时，也可用75%的乙醇浸泡半小时以上。或者使用一次性针具。

④保管：梅花针使用后，经清洗消毒，用消毒棉纱或消毒棉球包好针头，放置于清洁干燥的地方即可，一般可放置在专门装针具的铝盒里，避免针尖与硬物碰撞，以免损坏针尖。梅花针保管方便，无特殊要求。

2.施术方式

（1）梅花针施术

①持针：按软柄与硬柄分两种。软柄梅花针持针法：手握拳状，拳眼向上，将针柄末端固定在掌心，拇指和食指顺势握住针柄，拇指在上，食指在下，使针柄呈水平位。硬柄梅花针持针法：手半握拳状，手背向上，手掌向下，无名指和小指将针柄固定在小鱼际处，以拇指、中指夹持针柄，食指置于针柄中段上面。不论是软柄还是硬柄梅花针持针法，都要求持针稳定、手腕灵活。

②手法：基本手法为"叩刺"，即运用腕部的摆动，带动梅花针，使钢针叩击在皮肤上，并迅速弹起，反复进行，要做到活、稳、直。

活：梅花针叩刺是以腕部活动为中心的，腕部运动要灵活，使钢针叩击在皮肤上能迅速弹起。叩击的动作要灵活，叩击的频率要达到 150 次 / 分，频率过慢，叩击就失去了"弹性"。

稳：首先持针要稳，持针不稳，则难以控制力度、频率、幅度。要稳，就是说叩击要有一定的频率、力度，节律要整齐。在既定区域逐渐移动，不能随意叩击。

直：针尖要垂直接触皮肤，不能有倾斜。要求梅花针叩击到皮肤时，给予皮肤一定的力量后迅速弹起。

③强度：根据病情的不同，叩击的强度分为轻度、中度和重度。

轻度：叩刺用较轻腕力叩刺，针尖接触皮肤时间较短，局部皮肤略见潮红，基本无渗血，患者疼痛感觉轻微。运用较广泛，对于老人、儿童及体弱者尤其适宜。

中度：叩刺的腕力介于弱、强刺激之间，局部皮肤潮红，稍有渗血，患者稍觉疼痛。运用广泛，对于大多数疾病都可用。

重度：叩刺的力度强，局部皮肤可见明显渗血。重度刺激较疼痛，一般较少运用，多用于放血及阳性反应点叩刺。重度叩刺不要求皮肤潮红，局部皮肤渗血即可，一般叩刺 5 ～ 10 下即可达到要求。

3. 施术后处理

（1）施术后的正常反应：梅花针疗法安全可靠，一般无危险性，无不良反应。施针局部皮肤多有红晕灼热感，无须特殊处理，保持施针部位洁净，避免表皮溃疡引发感染。叩刺后如果有渗血，先用75%的乙醇棉签擦拭干净，再用消毒干棉球按压片刻，避免瘀血引起皮下血肿。避免抓挠，如局部有感染，应使用抗生素抗感染。

（2）常见异常反应及处理方法

①如出现晕针、血肿、出血等情况，参照前面章节处理。

②皮肤过敏：叩刺部位出现斑丘疹、瘙痒，轻者无须特殊处理，重者暂停梅花针治疗，可内服或外敷抗过敏药。

③感染：叩刺治疗后，局部出现红、肿、热、痛，针眼处有小脓点等，轻者一般不出现全身症状或者全身症状很轻，重者可出现发热、怕冷、头痛、疲乏等。严禁在感染部位进行叩刺，局部可贴敷消炎药，严重者可口服抗生素。

四、注意事项

1. 禁忌人群：皮肤破损、溃疡、瘢痕体质者；凝血功能障碍、血友病患者；孕妇的腰骶部、腹部；严重心脏病、糖尿病患者；产后及习惯性流产者；治疗部位有感染者。

2. 叩刺后局部轻微充血为正常反应，若出血，需按压止血。治疗后4小时内避免沾水。

3. 严防感染，操作前注意严格消毒。

五、临床验案

验案1：类风湿关节炎案

刘某，女，36岁。主诉：全身关节疼痛2年余。现病史：患者自诉近2年来出现手指关节和膝关节痛胀，渐至肩关节、颈椎、膝关节及趾关节疼痛，晨僵时间大于半小时，手逐渐不能合拢，时有不自主抖动、发麻。下雨等天气变化时，肩关节、膝关节出现红、肿、胀、痛。曾自服药物（塞来昔布片），病情逐渐加重，双膝关节隐痛，蹲起困难，遂来门诊求诊。现症见：双手指、颈、肩、双膝、趾关节疼痛，晨僵，偶有发热，体温在37.5℃左右波动。舌体胖大，舌质暗红，少苔，脉浮弦。查体：双手、颈、肩、双膝、趾关节疼痛，以双膝关节为著，关节按压痛（＋），双手握拳困难（轻度），双膝关节轻度肿胀。辅助检查：化验RF++，血沉60mm/h，ASO 200U。X线片示：双手骨质轻度疏松，软组织肿胀，指间关节间隙变窄，双足关节面硬化，趾间关节间隙变窄，双膝关节软组织略显肿胀，关节间隙变窄，关节面光滑。

诊断： 西医诊断：类风湿关节炎。

中医诊断：痹证。

辨证： 风寒湿证。

治法： 舒筋活络，松解粘连，滑利关节。

处方： 予瑶医竹筒梅花针疗法治疗。

取穴： 尺泽、少海、内关、曲池、手三里、第5～7颈椎及第1～4胸椎两侧；患部关节周围、上肢掌侧面及外侧。

操作： ①梅花针，在上述穴位处采用较重刺激手法。首先在曲池、手三里穴位处叩打10次，再在第5～7颈椎两侧各刺2～3次，第1～4胸椎两侧各刺2～3次；沿肩关节周围呈环形刺2～3次；肩胛冈上方刺2～3次；肩关节前缘向下经肘窝到腕关节掌侧面刺3次；自三角肌下经上臂外侧桡侧刺3次。

②竹筒：上肢主穴天髎、肩髎、曲池、支沟、外关、会宗、阳池等；下肢主穴环跳、风市、腰阳关、阳陵泉、三阴交、足三里等。阿是穴拔筒，在疼痛部位每距离 6 ～ 10cm 拔 1 筒。

羌活 20g，桂枝 20g，川芎 20g，过节风 20g，走血风 20g，刘寄奴 20g，威灵仙 20g，透骨草 20g，红花 12g，当归 10g，防风 15g，草乌 10g，川乌 10g，杜仲 12g，木瓜 15g，雪朋仲 15g，水煎外用。

将上药装入纱布缝的口袋，袋宽10cm、长16cm，以水 1500 ～ 2000mL，沸煎 20 ～ 30 分钟，取出药袋后，将竹筒浸入再泡 1 小时，后以文火煎 30 分钟备用。按疼痛及针刺部位不同，循经取穴加阿是穴。从热药液中取出竹筒拔上，每次可治疗 2 ～ 3 处，每处可拔 10 余个竹筒，每次 15 ～ 20 分钟。每周治疗 1 次，10 次为 1 个疗程。

二诊（初诊后 1 周）：手指关节、膝关节、肩关节、颈椎、膝及趾关节疼痛缓解，晨僵时间多在 30 分钟。

三诊（初诊后 3 周）：手指关节、膝关节、肩关节、颈椎、膝及趾关节疼痛好转，晨僵时间小于 15 分钟。

注意事项：①应拔部位，如肿胀皮脂肥厚，可用三棱针浅刺以微量出血。②治疗时患者宜平卧。③根据拔罐部位选择大小适宜的竹筒，如头项、手、背、指关节等皮肤面积小，可选小口径竹筒；腹背、臀部和大腿部的皮肤面积大、肌肉厚，可选择口径大的竹筒。④起筒时，压低竹筒，气入筒落。

按语：类风湿关节炎在中医学中称为"痹证""历节风""鹤膝风"等，关节肿大畸形者称为尪痹。早在《素问·痹论》中就指出："风寒湿三气杂至，合而为痹也。其风气胜者为行痹，寒气胜者为痛痹，湿气胜者为著痹也。""所谓痹者，各以其时，重感于风寒湿之气者也。""此亦其食饮居处，为其病本也。"风寒湿痹，是因气候变化无常，冷热交错，或居处潮湿，涉水冒雨，或邪气直入肌肉、关节、筋脉所致。治疗上，风偏胜的患者属于行痹，可使用具有祛风除湿作用的药物治疗，如桂枝、防风、秦艽、羌活、海风藤、鸡血藤、络石藤、忍冬藤、威灵仙等。寒偏胜的患者在治疗时需使用具有散寒活血作用的药物，如川乌、草乌、附子、麻黄、细辛。湿偏胜的患者需使用具有祛湿活血、通经活络作用的药物治疗，如独活、茯苓、蚕砂、木通、防风、苍术、蚕沙、络石藤、木防己、茯苓、忍冬藤等。本案梅花针叩刺松解粘连，滑利关节，竹筒疗法疏风散寒，除湿止痛，共奏舒筋活络，散寒除湿之功。

验案 2：鼻炎案

陈某，男，35 岁。主诉：反复鼻塞、打喷嚏 5 年余，再发加重 2 天。现病史：患者于 5 年前在无明显诱因下出现晨起打喷嚏、鼻塞，流清水样鼻涕、鼻痒，自行口服抗感冒药（具体不详）治疗无效，曾至当地社区医院就诊，诊断为"慢性鼻炎"，予口服氯雷他定等抗过敏药后症状稍有缓解。2 天前上症再发，现为求中医药治疗，遂至我院门诊就诊。现症见：鼻塞，鼻痒，打喷嚏，流清水样鼻涕，纳寐一般，二便调，舌质淡，苔白，脉弱。查体：鼻黏膜淡红，双下甲肿胀，双鼻道可见清涕。

诊断：西医诊断：慢性鼻炎。

中医诊断：鼻鼽。

辨证：肺脾气虚证。

治法：健脾补肺，通利鼻窍。

处方：予瑶医竹筒梅花针疗法治疗。

操作：①梅花针：采用中重度刺激手法。首先沿鼻背部两侧各刺 2 ～ 3 次。于鼻骨与鼻软骨交界处点刺 4 ～ 5 次，再自枕骨粗隆下方第 2 颈椎至第 7 颈椎两侧各刺 2 ～ 3 次。最后在风池、肺俞、足三里穴叩刺 10 次。

②竹筒疗法：选双侧合谷、曲池、风池、肺俞、足三里、丰隆及后颈部、颈椎等。

药物处方：五指毛桃 20g，东破石珠 20g，川芎 20g，陈皮 15g，厚朴 20g，蔓荆子 20g，红花 12g，当归 10g，冬心威 15g，防风 15g，甘草 20g，水煎外用。

将上述瑶药装入纱布缝的口袋，以水 1500 ～ 2000mL，沸煎 20 ～ 30

分钟，取出药袋后，把竹筒放入药汁中浸煮 5 分钟，用竹钳趁热取出竹筒，快速甩掉筒内药汁，严防烫伤皮肤，以拔火罐手法迅速拔于患处，每次拔 10 分钟左右，1 次可拔 1～5 枚。每周治疗 1 次，10 次为 1 个疗程。

二诊（初诊后 1 周）：患者无明显鼻塞流涕，呼吸通畅等。建议患者继续坚持治疗，每周 1 次以巩固疗效，提高体质。

按语：慢性鼻炎属于中医学"鼻鼽""鼻窒"范畴。本病是由于肺脾气虚，复感外邪，病邪郁久，阻滞鼻窍所致。临床以健脾补肺、通利鼻窍为基本治疗方法。本案予梅花针叩刺鼻部以疏通鼻窍，叩刺颈椎两旁膀胱经循行之处以祛除外邪，竹筒拔罐取手阳明大肠经腧穴，乃因其"上挟鼻孔"，与鼻气相通，故取曲池、合谷疏通手阳明大肠经经气，又用风池解表散寒，丰隆化痰降浊，肺俞、足三里补肺健脾，提高机体免疫力。

（林　飞）

第二十二章　瑶医滚蛋疗法

一、技术简介

瑶医滚蛋疗法作为瑶族民间传承的一种独特医疗方法，是瑶医临床诊治与预防疾病的极具特色的疗法之一。该疗法通过以新鲜禽蛋或者煮熟的禽蛋（多用鸡蛋，也可用鸭蛋、鸟蛋等，以下以鸡蛋为例）在患者身体相关部位往复滚动，以此实现诊断与治疗的目的。

2015 年 12 月，在广西壮族自治区卫生和计划生育委员会的组织下，广西中医药大学瑶医药学院由李彤教授牵头，负责起草并完成了瑶医诊疗技术操作规范标准。瑶医"滚蛋疗法"于 2016 年获批成为广西第六批自治区级非物质文化遗产代表性传统医药项目。

1. 技术特点

瑶医滚蛋疗法的治疗机理，依托于瑶医穿经走脉和启关透窍的理论。借助鸡蛋的温热按摩效应，对穴位和经络形成刺激，运用行气、理气、破气、降气等法改善气机循行，促使人体三部功能达到协调状态，推动各脏腑气血恢复盈亏平衡，进而改善疾病转归态势，助力人体正气的康复。

（1）诊断与治疗相结合：滚蛋疗法并非单纯的治疗手段，同时具备诊断功能，具有治疗与诊断相结合的特点。如采用白蛋滚法热滚后，蛋黄表面隆起的小颗粒越多，说明病情越重；反之，则说明病情越轻。蛋黄表面出现的小颗粒是体内邪毒外排的表现。若小颗粒呈小条索状，或蛋黄表面呈湿润圆点，或蛋白清稀附着于蛋黄表面，提示体内湿气偏重。若蛋黄呈青色、黑色，提示寒湿邪气侵袭人体。若蛋黄呈金黄色、红色，则提示火热邪气侵袭人体（图 22-1）。另外，若采用银蛋滚法则观察银器的颜色，偏红色、黄色多为火热邪气伤人；偏黑色、紫色多为寒湿邪气伤人。一般来说，颜色越深，表明病情越重。冷滚法用于诊断时，需将连滚 3 天后的鸡蛋煮熟，再通过观察蛋黄、蛋白的收缩程度判断疾病的轻重缓急。若蛋黄、蛋白层次分明，收缩程度小，提示病情较轻或病情缓解，预后良好。反之，则是病情较重，需要继续治疗。此外，滚蛋部位如果不能灵敏感受鸡蛋的热度，则说明邪气较为深重，需要持续滚蛋。在民间，白蛋滚法、银蛋滚法主要用于病因的判断，而冷滚法使用相对较少。

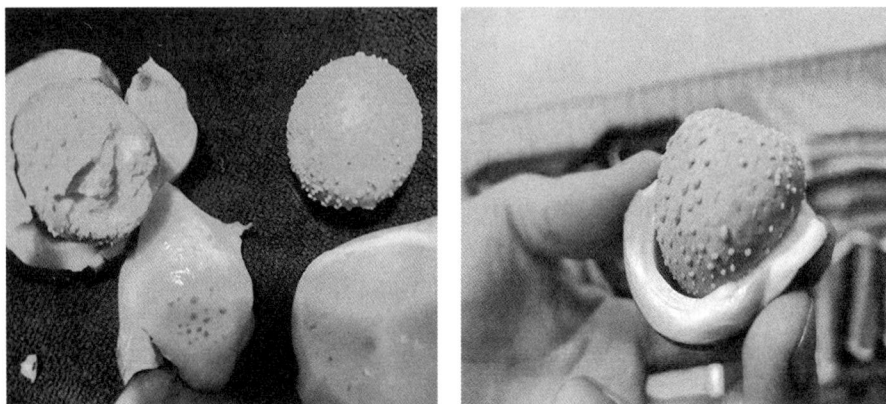

图 22-1　滚蛋治疗后药蛋表现

（2）穿经走脉和启关透窍并用：滚蛋疗法具有穿经走脉和启关透窍并用的特点。穿经走脉法具有宣通气血、消除凝滞、舒筋通络等功效；启关透窍法则是通过通利窍道、祛风化湿，将积聚于人体内部的病邪祛除体外。

（3）疗法多样：依据临床病证及病证的具体情况，决定是否添加药物共同煎煮，以及是否配合银器使用。基于此，"滚蛋疗法"可分为白蛋滚法、药蛋滚法和银蛋滚法。其中治疗疾病主要用药蛋滚法和热滚法，诊断疾病主要用白蛋滚法、银蛋滚法，而热滚法在民间还常用于养生保健。药蛋滚法是根据病情需要，适当添加药物与蛋同煮的滚蛋疗法，如感冒可加生姜、艾叶、葱白等；风湿病加杜仲、羌活、独活、桑枝等；跌打损伤加桃仁、红花、金腰带、三百棒等；消化不良加山楂、鸡内金、神曲等。

（4）简便廉效：滚蛋疗法具有取材方便、操作简单、适用范围广泛、毒副作用小、治疗过程舒适无痛苦、疗效确切可靠、易为患者所接受等诸多优点，具备较高的推广应用价值，因而在民间，医生常用此法进行疾病诊治或开展养生保健工作。

2. 理论基础

瑶族滚蛋疗法作为一种综合疗法，其理论基础涵盖多个层面，深深扎根于瑶族传统医药文化及相关哲学理念之中。

（1）巫医结合的历史渊源：瑶族医药的发展历经从迷信鬼神的巫术，到医药与巫术并存的巫医结合阶段，最终演变为以医药为主导，具有巫医结合的特点。瑶族滚蛋疗法的雏形可追溯至巫术中的"鸡卜"。早在汉代，鸡卜就在岭南地区流行，清康熙年间《红苗归流图》及《汉书·郊祀志》均有记载。宋代周去非在《岭外代答·鸡卜》中详细描述了鸡卜的操作方法，包括以小雄鸡或鸡卵进行占卜等。直至今日，鸡卜在岭南地区的壮、瑶、苗、傣等少数民族中仍有流传。巫师在进行鸡蛋卜时，对鸡蛋画符念咒，并用熟鸡蛋在人体全身进行滚动以驱邪治病，这种巫医结合的形式成了滚蛋疗法最早期的萌芽，体现了瑶族医药发展初期的独特形态。

（2）"元气一元论"的哲学支撑：两汉时期的"元气一元论"是滚蛋疗法的重要理论根基。该理论认为，元气是宇宙的唯一本原或本体，万物皆由元气化生。气是人生存的基础，是生命活动之主、之本、之母。人体的组成物质都是由气化生的，人体各个器官的功能活动都是由气派生。气的存在状态有弥散和聚合两种，人体由气聚合而成，人的感觉、思维、情志等精神心理现象，以及脏器、皮毛、肌肉、筋骨、爪牙等生命物质基础，都是气运动产生的。在生理状态下，气运行到不同部位，与相应物质结合化生为"精气""血气""津气"等。瑶医从物质层面将人体存在的精、气、血、津液等多种物质归于"一气"，并且认为不同器官的功能由气灌注至相应器官所形成的，如气灌注于心则为心气，灌注于肝则为肝气，灌注于脾则为脾气，灌注于脑则为脑气等，充分体现了瑶医将气作为生命物质与功能的总体，使其具有整体观念。人体生命现象虽然很多，但不同的生理现象可以归结为"一气"的变化与化生。这为滚蛋疗法调节人体气机以恢复健康提供了哲学依据。

（3）穿经走脉与启关透窍的治疗理念：滚蛋疗法以瑶医穿经走脉和启

关透窍理论为核心指导。穿经走脉中的"穿"是贯通、宣通、疏通以及通顺、往来交接之意，该方法具有宣通气血、消除凝滞、舒筋通络等功效，主要适用于病邪凝滞筋脉、筋脉不通、筋骨疼痛的病证，对维持正常的生命活动、保障机体内外环境协调统一至关重要。启关透窍中，启为开启，关指关隘，透即透达，窍泛指人体与外界相通的五官九窍。瑶医认为人体五官九窍以畅通为用，不通则病。启关透窍法是通过通利窍道、祛风化湿，将积聚于体内的病邪排出体外。当风、热、寒、暑、湿、痧等外邪入侵人体，致使正气亏虚、筋脉不通，进而引发筋骨疼痛等病证。在病理状态下，外来邪气经由口鼻或表皮侵袭人体，人体的三部之气、筋脉之气与外来的天地之气相互杂合，导致气的功能失常，或虚或阻，或运行紊乱，导致百病丛生。因此，瑶医主张通过滚蛋疗法调节人体内盈亏平衡，使三部功能协调，气的运行畅通无阻，常采用行气、理气、破气、降气等方法进行治疗。

（4）鸡蛋药用价值的实践依据

①鸡蛋的药用价值：《本草纲目》对鸡蛋的药用价值有明确记载："卵白象天，其气清，其性微寒；卵黄象地，其气浑，其性温；卵则兼黄白而用之，其性平。精不足者补之以气，故卵白能清气，治伏热、目赤、咽痛诸疾；形不足者补之以味，故卵黄能补血，治下痢、胎产诸疾；卵则兼理气血，故治上列诸疾也。"主要表明鸡蛋具有润肺利咽、清热解毒以及补血等功效，为滚蛋疗法提供了基本的药用支持。

②鸡蛋作为祛风邪介质：在中国古人文化中，《易·说卦传》记载"巽为鸡"，在八卦中，巽代表风，所以鸡蛋属于风类。《灵枢·五味》记载"鸡味辛，先走肺"，体现了同类相聚、同气相求的原理。基于此，鸡蛋在滚蛋过程中可作为介质，将风邪引入蛋内以祛除病邪。并且根据病情配伍药物，煎煮药蛋，在滚蛋时药物可渗透到人体，达到祛风兼祛除邪气的作用，用以治疗多种疾病。

③鸡蛋的解毒作用：中国古代"毒气"的概念十分宽泛，将所有对人体有害的因素都归为"毒气"范畴。民间认为纯银制品可验毒，银戒指或

银币与蛋放在一起滚动时，鸡蛋吸收的邪气与银器发生反应，银器会变色（黑、蓝、红色），颜色越深表明毒气越重，可反映毒气的性质和轻重程度。明代《本草纲目》记载银屑内服有"安五脏、安心神、止惊悸、除邪气"等作用，所以将银戒指或银币与蛋一同滚动，不仅能反映邪气的性质和毒气的轻重程度，还能通过除邪气以增强滚蛋疗法的治疗功效，进一步丰富了鸡蛋在滚蛋疗法中的药用价值内涵。

二、适用范围

适用于因风、热、寒、暑、湿、痧等病邪入侵机体而致正气亏虚、筋脉不通而致筋骨疼痛等病证，如轻症的痧症（感冒初期）、中暑、风敌症（关节酸痛、肿痛）、干证（热证）、小儿干病（小儿高热）、小儿闹脚（小儿消化不良、厌食）、辣给闷（痛经）、头痛、失眠、播冲（跌打损伤）等。

三、技术操作

1. 施术前准备

（1）诊疗环境：环境卫生应符合 GB15982—2012《医院消毒卫生标准》的规定，保持环境安静，清洁卫生，避免污染，温度适宜。

（2）材料准备

①鸡蛋：取新鲜无裂痕的鸡蛋，清水洗净，擦干备用。

②包裹物：洁净的纱布、棉布或手绢等。

③银器：取纯度不低于 92.5% 的银器（如银毫、银戒指、银手镯等）洗净、擦干备用。

（3）部位选择：常选头部、额部、颈部、胸部、背部、四肢和手足心，侧重在患部或疼痛点。

（4）体位选择：根据灯火灸的部位，选择患者舒适、医者便于操作的治疗体位。常用体位：仰卧位、侧卧位、俯卧位、俯伏坐位、侧伏坐位。

2. 施术方式

（1）热滚法：是借助煮熟的鸡蛋，在人体体表病变部位反复滚动，以此达到诊治疾病的一种方法。根据临床需要是否添加药物同煮，以及有无银器的配合，可分为白蛋滚法、药蛋滚法和银蛋滚法。该方法常用于治疗伤风感冒、风寒咳嗽及风寒湿性病证等。如感冒、咳嗽、肌肉酸痛、关节疼痛、风湿病、老寒腿、腹痛、头痛、痛经、中风、面瘫等。

①白蛋滚法：操作时，先将鲜蛋放置于清水中，冷水下锅煮熟，此步骤需注意冷水下锅，避免鸡蛋因温度骤升而破裂。待煮熟后，小心去壳，确保鸡蛋完整无损。随后，可选择徒手抓取鸡蛋，或用纱布、手绢将鸡蛋包紧。趁热在皮肤表面反复快速滚动热熨。滚动手法灵活多样，既可以沿直线来回滚动，也可以采用顺时针或逆时针画圈的方式，滚动过程中需均匀用力。操作时长一般控制在 5 ～ 10 分钟，直至皮肤呈现红晕，且微微汗出为度。当蛋变凉后，可再在温水中加热，以便循环使用。针对一个部位的操作，通常需要准备 2 个鸡蛋，当然，也可以根据操作部位的大小和病情实际需要，适当调整鸡蛋的数量。若在诊治同步进行的情况下，则需额外多备 1 ～ 2 个鸡蛋，以便在诊断疾病时进行比较观察。为切实保障疗效，需注意以下几点：其一，鸡蛋要新鲜，土鸡蛋最好；其二，去壳时需谨慎，保持鸡蛋的完整性；其三，在滚蛋过程中，切勿用力挤压鸡蛋，防止其破裂而影响操作进程；其四，严格把控滚蛋过程中的温度，以被操作者能够忍受为度。温度过低不利于热力的传导和渗透，难以达到理想的治疗效果；而温度过高易致烫伤，尤其是针对老人和儿童，更要格外注意温度把控，严禁温度过高。

②药蛋滚法：是将药物与鸡蛋协同运用以治疗疾病的方法。具体操作流程如下：将鸡蛋与选定的药物同煮 10 ～ 15 分钟。煎煮结束后，取出鸡蛋并去壳，接着将去壳的鸡蛋再次放入药汁中，继续共煮 5 分钟；或者在鸡蛋用清水煮熟去壳后，再与煎好的药汁同煮 10 ～ 15 分钟，制成药蛋。制成吸足药汁的药蛋后，同样可选择徒手或用纱布、手绢包紧，随后进行滚蛋操作，其滚动手法与白蛋滚法一致。在民间实践中常依据所治病证的不同，

因地制宜，选择常见药物与鸡蛋共煮制成药蛋。例如，治疗感冒，可将生姜、大蒜、艾叶等药材与蛋同煮，制成药蛋。药物的用量应根据鸡蛋的数量进行合理调配。在煮药蛋时，宜选砂锅或陶罐，因其材质能够更好地保留药物成分。在滚蛋操作前，可先使用浸满药汁的热毛巾对即将施治的部位进行热敷，通过热敷促使毛孔张开，为药物的渗透创造有利条件，从而提升治疗效果。

③银蛋滚法：是将银器与鸡蛋相结合用来诊治疾病的方法。具体操作流程如下：将鸡蛋煮熟去壳后，将银器（以银币或银戒指为佳）放于鸡蛋旁边，或放于蛋黄中间，或放于蛋白中间，用纱布或手绢包紧后趁热滚蛋，手法与白蛋滚法一致。在疾病治疗过程中，可将使用后的变色的银器置于水中煮沸 5 分钟，或用艾草灰擦净，或用牙膏刷洗干净，以去除所带的邪毒以便循环使用。

（2）冷滚法：即将新鲜带壳鸡蛋用清水冲洗干净后，在人体皮肤表面反复滚动以诊治疾病的方法。其滚动手法与热滚法一致，每个部位的操作时间以 10 ～ 15 分钟为宜，鸡蛋可以连用 3 天。若用于疾病诊断，则需将滚过的鸡蛋煮熟后再进行判断。

3. 施治前、后处理

操作前检查患者施治部位皮肤无溃烂，表面擦洗干净。令患者盖被静卧 5 ～ 10 分钟。

4. 治疗时间及疗程

每日 2 ～ 3 次，每次 10 ～ 20 分钟，痛证可滚至痛减或消失，3 天为 1 个疗程。日常保健则每周 1 次。

5. 禁忌证

传染性皮肤病、皮肤破损、溃疡或已溃烂化脓者禁用。

四、注意事项

煮药蛋时宜选砂锅或陶罐；鸡蛋应冷水下锅，缓慢加热；去壳时保持鸡蛋完整；滚蛋过程中不得用力挤压。

五、临床验案

验案：小儿发热案

于某，男，6岁。主诉：发热1天。现病史：患者家属代述患儿1天前因受凉后出现发热，最高体温39.5℃，随后出现咳嗽、少痰等症。未曾系统治疗，为求瑶医治疗，遂来就诊。现症见：发热，咳嗽，少痰，痰微黄，无鼻塞流涕，无呕吐，无腹泻等症，食欲欠佳，二便调，舌质红，苔薄黄，脉浮数。

诊断：西医诊断：小儿支气管炎。

中医诊断：风温病。

瑶医诊断：小儿嘞爷叮凉。

辨证：风温犯肺证。

治法：祛风清热，润肺止咳。

处方：中药配合药蛋滚疗法。

操作：中药处方止嗽散加减：连翘6g，荆芥6g，陈皮5g，前胡5g，甘草3g，浙贝5g，紫菀5g，共6剂，每日1剂，水煎服。

药蛋滚法：将鸡蛋与药物同煮10分钟后，取出鸡蛋去壳后再与药汁共煮5分钟，再将吸足药汁的药蛋用纱布包紧后滚蛋。趁热在头项部、肩部、皮肤表面反复快速滚动热熨。操作时间以10分钟为宜，直至皮肤红晕、微微汗出为度。蛋凉后可在温水中加热循环使用。每日1～2次，6天为1个疗程。

治疗结束35分钟后，患儿体温降至37.8℃；4小时后再次给予滚蛋疗法，治疗结束30分钟后，患儿体温恢复至正常。

初诊第3天，患儿体温恢复正常，咳嗽减少，无痰，舌质淡红，苔薄白，脉稍数。

　　按语： 中医认为小儿脏腑柔嫩，形气未充，气血相对不足。小儿五脏"肺脾常虚"，肺气虚，肺卫不固，易受风邪侵扰，耗伤肺脏津液，致痰黏壅阻气道，肺失肃降，上逆为喘；脾气虚，津液运化不足，炼津成痰，留储于肺，则咳嗽有痰。本案患儿感染风温毒邪，卫气抗邪，故见发热，肺气受邪，失其宣肃，而见咳嗽，故予滚蛋疗法退热解表，止嗽散加减宣肺解表，化痰止咳。

（林　飞）

第二十三章 松针点灸疗法

一、技术简介

松针点灸疗法，属于直接灸法，与临床上的药线点灸相似。该疗法选用新鲜南洋松叶作为材料，将单支、多支（2～5支，甚至5～20支）一端整齐成束点燃后，运用暗火快速点灸患者体表穴位或部位，以此对患者施灸的一种治疗方法。

广西壮族自治区防城港市第一人民医院中医科主任蒙维光，在广泛收集灸法作用机理、运用材料及方法等相关研究资料时，发现松针具有特殊性能。松针内含木质纤维、革质、油脂，经过处理后，其粗细适宜，质地刚柔适度，具备一定的韧性，不易折断，燃烧时呈暗火，且燃烧缓慢，不易熄灭，同时散发清香气味。基于这些特性，可将单支或多支松针成束点燃为患者施灸，施灸时所需火力大小能够依患者病情灵活调节。松针点灸与艾条灸、艾绒灸、药线灸、雷火灸等传统灸法不同，其最为突出的优势在于施灸火力可随意调节，进而实现灸法的补泻效果。松针点灸疗法的创新之处在于开创了以松针为施灸材料的先河，能够较好地实现灸法补泻，更充分地体现辨证施灸的意义。

松针点灸疗法是蒙维光主任医师的研究成果，经广西科技厅认定为"广西壮族自治区科学技术研究成果"。相关研究发表了论文5篇，其中包含1篇中文核心期刊论文，具有较高的学术价值，且该疗法在国内属于首创。此疗法所用原材料分布广，制备过程简单，成本较低，操作简便，施灸时火力大小可随意调节，便于实现灸法补泻效果，有效提高了灸法的疗效，使灸法治疗变得更加便捷。目前，该疗法已在广西壮族自治区内多家医院推广应用，并取得了较好的社会效益和经济效益。由于操作便捷、价格低廉、见效快、疗效好、安全性好、易于推广，适宜在农村、社区等地区广泛推广应用，具有较高的临床实用价值。

1. 技术特点

（1）独特材料优势：选用南洋松叶为原料，处理后粗细适中，刚柔适度，韧性佳，不易折断。燃烧时呈暗火，且燃烧缓慢，不易熄灭，还散发清香气味，为施灸提供稳定且适宜的条件。

（2）灵活施灸方式：可依实际需求，采用单支、多支（2～5支，甚至5～20支）松针成束点燃施灸，点灸速度快，施灸方式既能够单根使用，也可多根成束进行集中或分散点灸。

（3）精准补泻调节：打破传统灸法难以实现"泻"的局限，依据中医"实则泻之，虚则补之"的原则，通过调节火力大小与刺激强度实现补泻。火力大、刺激性强为泻法，火力小、温和持久刺激为补法，精准辨证施灸。

（4）便捷操作特性：材料制备简单，原材料分布广泛。施灸时火力大小可随意调节，施灸强度能灵活掌握，操作便捷，极大地提升了灸法的实用性与适应性。

2. 理论基础

灸法治病的理论基础是经络腧穴学说。经络是人体运行气血、联络脏腑、沟通内外、贯穿上下的路径，它是各个同类性能的腧穴在生理上、病理上作用的联缀系统。每条经脉都有一定的循行路线，并有一定数量的穴位。松针点灸疗法是用松针在体表一定的穴位或部位上烧灼，结合松针药物和灸的作用，利用其热力及药物作用来调节机体功能，起到扶正祛邪、平衡阴阳、疏通经络的作用。

现代研究发现，灸法对机体的作用是通过影响细胞因子、蛋白基因表达等发挥的，同时受到腧穴特异性、施灸材料及刺激量等因素的共同影响。其作用机理具有广泛性和复杂性。临床实践验证，灸法具有调节神经系统功能、改善循环、促进组织修复的作用，对多种疼痛、各种急慢性炎症、癌症、糖尿病、妇科疾病等均有疗效，而这些疾病的产生常常是多因素共同作用的结果。灸法对于这些疾病的治疗，通过相关的实验检测，已经影响到细胞、分子生物学水平，是多因素参与、协同对疾病或外界刺激产生积极反应的结果，这与中医学的整体观极为相似。

二、适用范围

松针点灸疗法可以广泛应用于内科、针灸科领域，也可延伸治疗其他外科、妇科等各科疾病。尤其对头痛、关节炎等疾患治疗效果显著。

三、技术操作

1. 施术前准备

（1）松针制作：采摘新鲜南洋松叶，去柄，整齐，每 1kg 浸泡于 70% 乙醇 2000mL，内加冰片 20g，花椒 200g 等，浸泡 5～10 天，取出晾干，备用。

（2）诊疗环境：环境卫生应符合 GB15982—2012《医院消毒卫生标准》的规定，保持环境安静，清洁卫生，避免污染，温度适宜。

（3）材料准备：点火工具、治疗盘、弯盘、镊子、消毒棉签、消毒棉球、消毒镊子等，具体根据临床操作需求准备。

（4）选穴定位：应符合 GB/T12346 的规定。具体疾病选穴可根据临床具体情况选取。

（5）体位选择：根据松针点灸施术的部位，选择患者舒适、医者便于操作的治疗体位。

（6）消毒

①部位消毒：施灸部位消毒可用 0.5%～1% 的碘伏棉球在灸区部位由中心向外做环形擦拭。

②术者消毒：施术者双手应用肥皂或洗手液清洗干净，再用速干手消毒剂消毒。

2. 施术方式

医者取单支、多支（2～5 支，甚至 5～20 支）松针，右手拇、食、中三指捏住成束，如同抓住一支毛笔，将前头整理整齐（如笔尖一头），点燃，用暗火快速点灸辨证所选的穴位或部位，每穴或每个部位点灸 2 次。

治疗疗程：每日点灸 1 次，4 次为 1 个疗程，1 个疗程结束后休息 1 天，继续下 1 个疗程。

3. 施术后处理

（1）施术后的正常反应：施灸后，施灸局部皮肤多有灼热感，无须特殊处理，保持施灸部位洁净，避免表皮溃疡引发感染。

（2）施术的善后与处理：若施灸过程中对表皮基底层以上的皮肤组织造成灼伤，可导致水肿或水疱。如水疱直径小于 1cm，不需任何处理，待其自行吸收即可；如水疱较大，大于 1cm，可用消毒针剪刺破疱皮，放出水疱内容物，并剪去疱皮，暴露被破坏的基底层，涂搽消炎膏药以防止感染；若出现感染，轻者予红霉素或四环素软膏涂擦，重者加用抗生素口服抗感染治疗。必要时请专科医生协助处理。

四、注意事项

1. 施术者应严肃认真，专心致志，精心操作。施灸前应向患者说明施术要求，消除恐惧心理，取得患者的合作。

2. 临床施灸应选择正确的体位，要求患者的体位平正舒适，既有利于准确选定穴位，又有利于施灸的顺利完成。

3. 在施灸时，本疗法最为强调辨证施灸、补泻操作，初学者需要多练习才能熟练掌握，取得理想的疗效。

4. 用松针点灸时，应严格控制火力，点灸手法不宜过重，接触皮肤即可，接触皮肤时间不宜过长，否则会造成烧伤。一旦造成烧伤，可涂擦烫伤膏，并避免沾水，以防感染。

5. 点灸时，明火应远离毛发、衣物，一定要注意用暗火点灸，在点灸头部穴位时，明火会引起毛发着火，并引起烧伤，因此，点灸头部必须格外慎重。点灸后的松针应放置于用防火材料制作的密闭容器内，以防燃烧，发生火灾。必要时,在点灸过程中,准备好一条湿毛巾,以便处理毛发、衣物着火。

五、临床验案

验案:头痛案

张某,女,35 岁。主诉:反复左侧头痛 2 年余。现病史:患者自述 2 年余前因长期熬夜后开始出现左侧头痛,无头晕、恶心等不适,曾在外院行针灸治疗,经治疗后头痛稍好转,后因工作压力大而左侧头痛反复发作,现为求进一步治疗,遂来就诊。现症见:左侧头痛,隐痛为主,时有头晕、乏力、心悸,纳可,寐欠佳,二便调,舌质淡红,苔少,脉细无力。

诊断: 西医诊断:偏头痛。

中医诊断:头痛。

辨证: 气血不足证。

治法: 补益气血。

处方: 予松针点灸疗法治疗。

操作: 取百会、左风池、左太阳、阿是穴、双心俞、双脾俞、双足三里、双血海,行松针点灸法。取 2 ~ 5 支松针,将一头整齐,点燃,用暗火快速点灸穴位,每穴点灸 2 次。4 次为一疗程,1 个疗程结束后休息 1 天,继续下 1 个疗程。

二诊(初诊后第 5 天): 患者左侧头痛明显减轻,继续予原方案治疗。

三诊(初诊后第 10 天): 患者头痛消失,嘱其继续用松针点灸法维持治疗。

按语: 偏头痛的发病机制至今尚未完全阐明,现在多数学者认为偏头痛与三叉神经功能失调、头颅血管舒缩功能障碍等因素有关。原因患者工作压力大,暗耗精血,又长期熬夜,伤及气血。气血不足,脑窍失其濡养,病位在头,疼痛部位在侧头部,与手足少阳经密切相关,故取左侧风池疏通少阳经气，太阳、阿是穴疏通头部气血，心俞、脾俞、足三里、血海健脾养心、补益气血，百会升提气血。松针点灸疗法刺激诸穴以达到补益气血、疏通经络之效。

附：松针点灸治疗偏头痛常用取穴

主穴：百会、风池、太阳、率谷、攒竹、丝竹空、阳陵泉、外关、阿是穴。

配穴：头痛目眩，心烦易怒，夜寐不宁，面赤口苦，舌红苔黄，脉弦数，属肝阳上亢证，加太冲、三阴交、涌泉。

头痛昏蒙，胸脘满闷，呕吐痰涎，舌苔黄腻，脉滑数，属痰热上扰证，加足三里、中脘、合谷。

头痛绵绵，遇劳则甚，兼见心悸怔忡，神疲乏力，面色不华，食欲不振；舌淡苔白，脉细无力，属气血亏虚证，加脾俞、足三里、血海。

头痛经久不愈，痛处固定不移，痛如锥刺，舌紫黯或有瘀斑，脉细涩或细弦，属瘀阻脑络证，加合谷、血海、曲池。

（麦　威）

第二十四章　滴水观音艾灸疗法

一、技术简介

滴水观音艾灸疗法是先将中药配方药粉放置于滴水观音根茎切片上，再将艾绒置于药粉处，施灸时在穴位与滴水观音根茎切片之间垫上相应规格的布料后进行施灸的一种治疗方法。

该疗法起源于广西"药都"玉林。清中后期，曾为御医的北方陈氏族人因朝廷纷争迁至玉林。行医期间，他们发现当地的中草药滴水观音具有清热解毒的功效，可以用于治疗痧症、热病等。陈氏后人在先辈的指导下，继承和发展了滴水观音的应用，将五味子、路路通等21味中草药配成独家秘方，并将滴水观音根茎切片用于艾灸，开创了滴水观音隔物灸疗法。如今，该疗法由其第三代传承人宁善秀进行传承和发展。

滴水观音，又名海芋，是天南星科海芋属多年生草本植物，其根茎可入药。滴水观音药性属阴，艾草药性属阳。将艾绒成团置于滴水观音根茎切片上大面积缓慢燃烧，能使阳气平和进入人体，实现阴阳平衡，有效预防人体虚、寒、湿、瘀等问题，达到"未病先治"的效果。历经200多年的传承与发展，滴水观音艾灸疗法日趋成熟，疗效显著。其配方于2020年获"国家发明专利保护项目"，该疗法也被评为"广西壮族自治区级非物质文化遗产"。

1.技术特点

（1）综合疗法优势：本疗法融合滴水观音、艾灸、中药及经络腧穴等多种治病方法。滴水观音性寒、味辛，归心、肝、胆、大肠，《广西中药志》《本草纲目》等古籍记载其对肺结核、痧证、热病、瘴疟等多种病症有治疗作用。以滴水观音入药作引，与艾灸的极阳之力结合，平衡人体阴阳，借助艾炷燃烧的热能促使药物渗透，起到散寒祛邪、疏经通络、促进血液循环的功效。

（2）取材与施灸精准：与隔物灸疗法一样，滴水观音艾灸疗法选用新鲜滴水观音根茎与优质陈艾为灸材，搭配特定中药配方药粉进行艾灸。依据患者病证，精准选择施灸部位与处方，灵活调整灸量与灸感。病证轻者，灸量少、灸感温和；病证重者，灸量多、灸感强烈。同时，根据病证的虚实，采用相应补泻手法。

（3）多元手法协同：秉持中医辨证论治精髓，施灸前先对患者进行"辨证"，明确疾病性质、病因与病位，制订同病异治或异病同治方案。根据病变部位大小、经络循行及肌肉走向，施加点、揉、按、推等手法，舒散筋结、疏通局部经络气血，再行灸法，利用灸法温通的特性，进一步促进机体气血循环。

2. 理论基础

（1）中医辨证论治理论为纲：秉持中医学整体观，将人体视为有机整体，各脏腑、经络、气血相互关联影响。以辨证论治为核心指导，通过"望、闻、问、切"全面收集患者信息，精准辨析病因、病位、病性、病情及病机，据此制订个性化灸治方案，强调因人而异、因病而异的精准治疗思路。

①辨证施灸，对证疏通：如泄泻，临床诊治宜辨暴泻或久泻，辨其虚、实、寒、热等，对于食滞肠胃证的泄泻，治疗以温通为法，在施灸前先采用顺时针摩腹，配以消食化积的中药配方粉剂，如山楂、鸡内金等药物，再在腹部进行施灸，灸量宜大，灸感宜强；而对于脾胃虚寒型的泄泻，其灸治则以温补为法，选用逆时针摩腹，配以健脾益气的中药配方粉剂，如党参、白术等药物，再在腹部进行施灸，采用循序渐进的灸量，灸感宜温和。

②体质辨证，对经施灸：根据人体九种体质辨识法，将人体体质划分为平和质、阴虚质、阳虚质、气虚质、气郁质、湿热质、痰湿质、瘀血质、特禀质。根据患者的病证辨识其所属经络，进行辨经施灸。对于阴虚质患者，宜小火施灸，选用滋阴之穴，如三阴交、太溪等；对于阳虚质患者，

宜采用重灸温补阳气，选用关元、神阙等穴；对于气虚质，可选用足三里、气海等穴，采用火力较温和的施灸手法；对于气郁质，选用膻中、肝俞等穴，宜大火施灸以温促通。

（2）阴阳调和为本：利用滴水观音的极阴之力与艾灸的极阳之力相结合，遵循中医阴阳平衡理论。人体阴阳协调是人体健康的基础，阴阳失衡会引发疾病。该疗法旨在借二者的特性调节阴阳，以达到祛寒散湿、通经止痛之效，助力恢复人体的阴阳平衡状态。

（3）药物协同增效：配伍特定中药配方药粉，依据不同病证与体质，选取针对性的药材。借助中药归经理论，引导药力直达病所，与艾灸及滴水观音协同作用，增强对疾病治疗的靶向性，提升整体治疗效果，从多维度调节人体功能，促进康复。

（4）激发循经感传：艾灸治病的作用基础是热刺激与药物渗透，通过艾炷灸的循经感传作用使施灸部位或穴位热敏化，产生透热、扩热、传热、局部不热远部热、表面不热深部热等效应，从而促使药物在热刺激产生的温通效应及循经感传作用下向机体渗透，还可以通过激活局部特异感受器、热敏感免疫细胞、热激蛋白等主要途径和启动机制，直接产生多种局部效应，并由神经、体液传导，将温热刺激信号影响至远部器官及全身，引起远部特定靶器官和全身系统的后续效应。

二、适用范围

1. 痛证，如落枕、颈椎病、腰腿痛、类风湿关节炎、痛风等。

2. 消化系统疾病，如泄泻、便秘、功能性消化不良、腹痛、腹胀等。

3. 妇科疾病，如痛经、盆腔炎、月经不调、乳腺增生症、子宫肌瘤等。

4. 内分泌疾病，如高脂血症、高尿酸血症、肥胖等。

5. 呼吸系统疾病，如过敏性鼻炎、支气管肺炎等。

三、技术操作

1. 施术前准备

（1）滴水观音制备

① 滴水观音的选择：选取新鲜的、根茎较粗壮的滴水观音，用清水将附着的泥土冲洗干净备用。

②滴水观音的规格：将清洗干净的滴水观音根茎进行切片，厚 0.5cm，小号 5cm×4cm、中号 7cm×6cm、大号 9cm×8cm。

（2）艾炷制备

① 灸材选择：三年或五年陈艾。

② 制作方法：将艾绒置于相应规格的半圆形模具中，用手将艾绒压实，使其紧致不易松脱。

③艾炷规格：底径，小号 2～2.5cm，中号 3～3.5cm，大号 4～4.5cm；高度，小号 2cm，中号 3cm，大号 4cm。

（3）中药配方制作：根据病证、体质类型，按配方选取优质中药，将配方药材打磨成粉，过 80 目筛，将打磨成粉的中药配方用药粉瓶分装，密封保存备用。以下为中药粉配方：

肝肾亏虚引起的腰膝酸软、遗精、阳痿、早泄等，可选用独活、桑寄生、川芎、续断、杜仲、熟地、白芍等补益肝肾。

气滞血瘀引起的头痛、痛经、腹痛等，可选用羌活、牛膝、香附、没药、红花、川芎、黄芪等行气活血化瘀。

脾胃虚引起的腹胀、便秘、功能性消化不良等，可选用枳实、白术、山楂、鸡内金、茯苓、神曲、陈皮等健脾消食。

心脾两虚引起的失眠，可选用酸枣仁、茯神、丹参、远志、黄芪、当归、木香等宁心安神。

（4）姜泥制备：选取未经炒制的干姜，打磨成粉，过 100 目或 120 目筛，分装备用。选用固体医用凡士林，与干姜粉按重量 2∶1 的比例配制，也可根据凡士林的稠度调整凡士林与干姜粉的比例。

陶制罐器，加热水锅（要比陶制罐器略大些）各1个，将凡士林倒入陶制罐器中，再将此罐器放入热水锅中，往水锅中注入适量水，隔水加温，溶解凡士林。水温控制在90℃以内。待凡士林完全溶解成液体状态后，分次缓慢加入干姜粉，边加入边搅拌均匀。继续以小火加热水锅，水温维持在80～90℃。过100目筛的干姜粉需熬煮6小时，120目筛的则熬煮2小时。熬煮过程中每半小时搅拌一次，使干姜粉与凡士林充分融合。熬煮结束后，把姜泥用分装瓶分装，冷却后再将分装瓶的盖子盖上。

（5）诊疗环境：环境卫生应符合GB15982—2012《医院消毒卫生标准》的规定，保持环境安静，清洁卫生，避免污染，温度适宜。

（6）材料准备

辅助工具：打火机、石蜡油、治疗盘、弯盘、镊子、医用棉签、治疗巾、消毒镊子等。

（7）施灸部位的选择：根据患者的病证、体质类型选取相应的施灸部位或穴位。如颈椎病引起的颈肩部疼痛，可选取颈项部作为施灸部位；痛经引起的腹部疼痛，可选取腰骶部的八髎穴作为施灸部位；前额、眉棱骨痛，可以选取前额部、眼周等作为施灸部位；小儿遗尿症可选用神阙穴进行施灸。

注：具体疾病选穴、部位可根据临床具体情况选取。

（8）体位选择：根据病情需要选取适宜的体位，如仰卧位、侧卧位、俯卧位、俯伏坐位等。

（9）消毒

①部位消毒：在施灸前用碘伏在患者施灸部位由中心向外周环形消毒。

②术者消毒：施术者佩戴好口罩帽子，按照七步洗手法用肥皂水或洗手液清洗双手后，再用速干手消毒剂消毒，消毒完毕后佩戴无菌手套。

2.施术方式

（1）根据病证和体质类型，使用姜泥，在施术部位根据人体的经络循行方向及肌肉走向进行相应的点、按、揉、推等手法。

（2）将治疗巾覆盖在施术部位上，将新鲜的滴水观音根茎切片置于施术部位的治疗巾上。

（3）将中药配方药粉置于滴水观音根茎切片上，再将艾炷置于药粉上，将艾炷点燃进行施灸。

（4）当患者感觉施术部位出现灼痛感时，将治疗巾进行上下左右移动，直至艾炷燃烧结束，患者自觉温热感消失后，结束本次操作（图 24-1）。

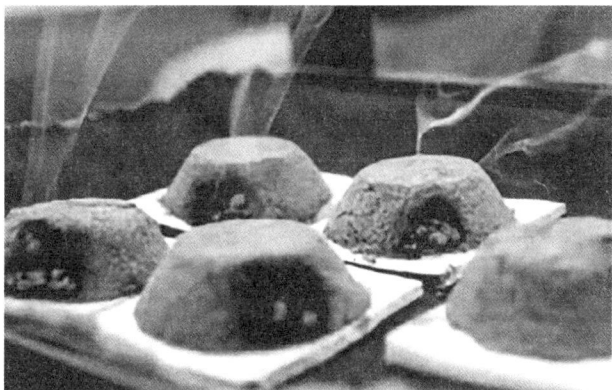

图 24-1　滴水观音艾灸

3. 施灸后的处理

（1）施灸后的正常反应：施灸后，局部皮肤潮红伴灼热感，为正常的施灸反应，多在灸后可自行消退，无须特殊处理。避免挠抓，以免抓破皮肤引发感染。

（2）施灸的善后与处理：若施灸过程中，因施灸过量，灸感过强出现局部皮肤小水疱，注意避免擦破，局部用碘伏消毒，任其自然吸收即可；若施灸后出现较大的水疱，先用碘伏进行消毒，再用无菌注射针挑破疱皮放出疱液，再次以碘伏消毒后用无菌纱布覆盖以防感染，并注意休息，加强营养，保持局部清洁。若出现局部皮肤红肿或渗血等情况，必要时可请专科医生协助处理。

四、注意事项

1.施术前向患者做好沟通工作，说明施灸的相关要求，以减轻患者的紧张情绪。施术者在施灸过程中应全神贯注，严谨认真，细心操作。

2.施灸时根据患者的病情需要选择适宜的体位。

3.在施灸过程中，施术者要注意询问患者的灸感，并根据患者的灸感适当地移动治疗巾，同时要注意避免艾火掉落烫伤皮肤。

4.颜面部、眼周、关节等部位，施灸时灸感不宜太强，灸量不宜过多。大血管分布的区域不宜施灸。

5.糖尿病患者应在血糖控制稳定后，再行施灸，并且灸量应循序渐进，灸感宜温和。

6.注意掌握施灸禁忌证：实热证、阴虚发热、高热昏迷者，久病重病体质较为虚弱者、大汗淋漓者，皮肤受损、瘢痕体质、酗酒及精神障碍、不能配合者均不宜施灸。经期女性及孕妇的腹部、腰骶部不宜施灸；无自制能力者不宜施灸。

五、临床验案

验案：腹痛案

患者，女，40岁，已婚。主诉：反复下腹部疼痛1个月。现病史：1个月前在无明显诱因下出现下腹部疼痛，呈阵发性刺痛，疼痛发作时拒按，平素心烦易怒，寐差，纳可，二便正常，患者曾在外院确诊为"慢性盆腔炎"，予以西药口服治疗，但疗效不佳。既往月经规律，经期7天，月经周期28～30天，孕2产1。现症见：下腹部胀痛，痛处固定不移，伴腰酸痛、乏力，纳可，寐欠佳，二便正常，舌质暗红、苔薄白、脉沉细。

诊断：西医诊断：盆腔炎性疾病后遗症。

中医诊断：腹痛。

辨证：气滞血瘀证。

治法：疏肝行气、化瘀止痛。

处方：滴水观音艾灸治疗。

部位：腹部、侧腹部、腰部。

方药：羌活、牛膝、香附、没药、红花、川芎、黄芪、五味子、路路通等。

操作：

（1）首先在患者的腹部涂以姜泥，随后进行顺时针揉腹 5 分钟，逆时针揉腹 5 分钟，从髂前上棘分推两侧侧腹部至第十二肋下 5 分钟（即侧腹部胆经循行部位），从肋脊角分推两侧腰部至髂后上棘（即腰部膀胱经循行部位），揉腹及分推侧腹部、腰部的力度以患者能耐受为度。

（2）揉腹及分推侧腹部结束后，在患者的腹部覆盖 4 层治疗巾，将 5 片新鲜的滴水观音切片置于治疗巾上，将中药粉（羌活、牛膝、香附、没药、红花、川芎、黄芪、五味子、路路通等）均匀涂抹于滴水观音切片上，再在药方上放置艾炷点燃施灸，感觉施术部位出现灼痛感时，将治疗巾进行上下左右移动，直至艾炷燃烧结束，患者自觉温热感消失后，结束本次操作。隔日 1 次，5 次为 1 个疗程。

二诊（初诊后第 5 天）：治疗 3 次后，患者下腹部疼痛症状明显减轻，腰部酸痛感亦较前缓解，偶有乏力。按原方案继续治疗。

三诊（初诊后第 9 天）：治疗 5 次后，患者下腹部已无明显疼痛，无腰酸、乏力等。按原方案继续治疗。

随访 3 个月，患者反馈上症均未见复发。

按语：盆腔炎性疾病归属于中医学中的"腹痛""妇人腹痛"等范畴，该患者下腹部胀痛、腰部酸痛，平素心烦易怒，肝气郁结，气滞血瘀，不通则痛，结合患者舌质暗红、苔薄白，脉沉细，辨证属气滞血瘀证，治宜疏肝行气、活血化瘀为法。故选用羌活、牛膝、香附、没药、红花、川芎、黄芪、五味子、路路通等行气活血化瘀、通络止痛药物组方。盆腔炎性疾病主要病位在胞宫，与冲、任、督与胞宫关系密切。肝与胆相表里，肝肾同居下焦，肾为先天之本、主藏精，肝主藏血、主疏泄，故选取腹部、侧腹部、腰部作为施术部位，以疏肝利胆、补肾养肝。滴水观音，药性属阴；艾草，药性属阳，用滴水观音极阴之力与艾灸极阳之力相结合，使人体的阴阳趋于平衡，同时通过艾炷燃烧时产生的热能以及循经感传作用，将药物的功效逐渐向机体内渗透，以达行气活血，通络止痛的作用。

（麦　威）

参考文献

[1] 覃乃昌.广西世居民族[M].南宁：广西民族出版社，2004.

[2] 覃芳，覃乃昌，廖明君，等.八桂文化大观·溯源系列[M].南宁：广西人民出版社，2009.

[3] 唐正柱.发挥广西特色文化优势[N].广西日报，2012-3-29.

[4] 陈学璞.发展广西地域文化彰显八桂地方特色[J].广西教育学院学报，2014（2）：1-7.

[5] 广西大百科全书·地理[M].北京：中国大百科全书出版社，2008.

[6] 陈学璞.桂学学科的地域性特色——桂学的学科性质和特色研究系列论文之三[J].广西教育学院学报.2013（1）：1-4+14.

[7] 徐杰舜，何月华.汉族迁入岭南钩沉[J].湖北民族学院学报（哲学社会科学版），2019，37（01）：71-86.

[8] 戴铭.论晋唐时期八桂医学的形成与发展[D].长沙：湖南中医药大学，2011.

[9] 曾思玲，卢薏，戴铭，等.八桂医学理论体系形成的历史渊源[J].中华中医药杂志，2021，36（3）：1240-1244.

[10] 宋宁，庞声航，黄汉儒，等.壮医研究概况与展望[J].广西中医药，2003，26（4）：38-41.

[11] 林怡，戴铭.八桂医学之中医学术流派述略[J].中医文献杂志，2015，33（01）：37-41.

[12] 林怡，滕晓东，莫清莲，等.八桂针灸流派刍议[J].中国中医基础医学杂志，2012，18（11）：1242-1244.

[13] 黄汉儒.壮医理论体系概述[J].中国中医基础医学杂志，1996，2（6）：3-7.

[14] 马丽，戴铭.浅析壮医药学派的形成与发展[J].中华中医药杂志，2016，31（11）：4821-4823.

[15] 范建华，谢唐贵，曹斌，等.广西瑶医药研究现状及发展对策[J].中国中医药图书情报杂志，2015，39（3）：5-7.

[16] 覃迅云，李彤.中国瑶医学[M].北京：民族出版社，2001.

[17] 莫莲英，何最武.试论瑶族医药的盈亏平衡理论及临床应用[J].中国民族民间医药，1996（4）：7-8.

[18] 李彤.瑶医医理简述[J].广西中医药，2003，26（6）：39-41.

[19] 朱琏.新针灸学[M].南宁：广西科学技术出版社，2008.

[20] 李季.韦立富教授针灸学术思想和临证经验[J].上海针灸杂志，2014，33（06）：499-500.

[21] 韦立富，潘小霞，刘兵，等.朱琏针灸临床特色与经验[J].中国针灸，2015，35（01）：94-97.

[22] 赵利华，黄瑜，庞勇，等.朱琏缓慢捻进针法传承浅析[J].江苏中医药，2009，41（01）：45-46.

[23] 韦立富，岳进，潘小霞.现代针灸学家朱琏学术思想简介[J].中国针灸，2008，28（09）：667-671.

[24] 赵晓君，黄丽琳，麦威，等.朱琏抑制Ⅱ型针法对多囊卵巢综合征伴胰岛素抵抗大鼠IRS-1、IRS-2蛋白的影响[J/OL].南京中医药大学学报，2021，37（04）：542-547.

[25] 唐莫玲.朱琏Ⅱ型兴奋针法治疗肾虚型月经后期的临床研究[D].南宁：广西中医药大学，2020.

[26] 岳进，陈敏，易蕾，等.朱琏针法对多囊卵巢综合征伴睡眠障碍患者的临床研究[J].右江医学，2020，48（12）：915-919.

[27] 岳进，易蕾，方誉，等.朱琏针法对肥胖型多囊卵巢综合征患者性激素和代谢水平及卵巢形态和功能的影响[J].广西医学，2020，42（21）：2759-2763.

[28] 庞瑞康，范郁山.朱琏抑制Ⅰ型针法结合壮医药线点灸治疗急性期带状疱疹的临床研究[J].中国针灸，2021，41（06）：608-612.

[29] 崔结美，刘忠毅.朱琏针灸抑制Ⅱ型手法治疗神经根型颈椎病的临床研究[J].实用中西医结合临床，2018，18（07）：137-139.

[30] 庞瑞康，玉杰锋，范郁山.缓慢捻进针法配合壮医药线点灸治疗膝骨关节炎[J].中医学报，2020，35（06）：1337-1340.

[31] 岳进，黎芳，马玲，等.朱链兴奋手法针刺治疗周围性面瘫85例[J].中医研究，2018，31（04）：52-54.

[32] 曾雨飞.朱琏针灸治疗腰椎间盘突出症60例临床效果观察[J].中医临床研究，2019，11（05）：100-102.

[33] 张澎，耿宝忠，王君琳，等.缓慢捻进针法治疗腰椎间盘突出症50例疗效观察[J].湖南中医杂志，2017，33（08）：104-106.

[34] 贺彩，范郁山.范郁山朱琏针法发挥[J].中医药导报，2020，26（13）：185-186+198.

[35] 王登旗.学习朱琏老师针刺手法的体会[J].上海针灸杂志，2006，25（03）：1-3.

[36] 张全爱，盛燮荪.凌汉章针灸学术特色探析[J].浙江中医杂志，2013，48（06）：440-441.

[37] 郑伟峰.明代医家针刺补泻手法的文献研究[D].长春：长春中医药大学，2009.

[38] 张澎，范郁山，冯玉山，等.浅刺结合走罐治疗周围型面瘫急性期临床观察[J].亚太传统医药，2017，13（04）：115-116.

[39] 陈洁洁，苗芙蕊，罗钰莹，等.范郁山教授浅刺法治疗面瘫急性期临床经验[J].光明中医，2015，30（01）：19-20.

[40] 范郁山，黄尉.沿皮浅刺配合壮医药线点灸治疗带状疱疹临床观察[J].山东中医药大学学报，2009，33（06）：500-501.

[41] 范郁山，乐小燕.毫针浅刺法治疗椎基底动脉供血不足的疗效观察[J].广西中医学院学报，2007，10（01）：8-9.

[42] 范郁山，姚春.皮下浅刺针法治疗椎-基底动脉供血不全症60例[J].针灸临床杂志，2003，20（01）：4，39-40.

[43] 范郁山.浅刺针法探微[J].中国针灸，2003，23（02）：29-31.

[44] 李嘉烨，杨楠.基于"络脉—玄府"探讨化瘀通络法治疗脑小血管病[J].环球中医

药，2021，14（08）：1407-1410.

[45] 范郁山.平刺百会、列缺治疗排尿困难20例[J].中国针灸，1999，19（11）：40.

[46] 周庆翀，刘署鹏，范郁山.沿皮浅刺法治疗小儿多动症41例[J].针灸临床杂志，2010，26（07）：38-39.

[47] 冯玉山，范郁山.壮医药线点灸治疗带状疱疹后遗神经痛的临床研究进展[J].湖南中医杂志，2017，33（07）：219-220.

[48] 范郁山，曾懿懿，农凤冠，等.缓慢捻进法配合壮医药线点灸治疗带状疱疹的临床观察[J].辽宁中医杂志，2012，39（10）：2050-2051.

[49] 范郁山，姚春.壮医药线点灸治疗带状疱疹20例[J].中国民族医药杂志，1998，4（01）：17.

[50] 王丹凤，范郁山.范郁山教授运用"三阶序疗法"治疗周围性面瘫的经验[J].广西中医药，2017，40（06）：34-36.

[51] 邓媛，范郁山，黄小丽，等.浅刺针法配合走罐治疗黄褐斑20例[J].河南中医，2013，33（06）：956-957.

[52] 庞勇，李保良.不同穴位治疗缺血性中风的临床研究[J].中国针灸，2000（02）：5-8.

[53] 庞勇，李雁，邹卓成，等.益肾调督针法治疗缺血性中风30例临床观察[J].江苏中医药，2006，（03）：41-42.

[54] 甘霖，庞军，吕琳.中医壮医临床适宜技术[M].北京：北京科学技术出版社，2010.

[55] 欧敏锐，吴国欣，林跃鑫.中药白芥子研究概述[J].海峡药学，2001，13（2）：8-11.

[56] 刁义平.生甘遂和醋甘遂提取物急性毒性和刺激性实验研究[J].药物不良反应杂志，2007（04）：243-246.

[57] 巴艳东，魏瑞仙，吕虎军，等.三伏贴引起皮肤严重水疱反应的多种因素分析[J].针灸临床杂志，2015，31（10）：55-58.

[58] 乔赟，易蔚.论热证伏贴——对《"冬病夏治穴位贴敷"疗法临床应用指导意见（草案）》的商榷[J].中国针灸，2010，30（06）：505-507.

[59] 黄瑾明，黄贵华，苏曲之，等.壮医脐环穴及其临床应用[J].中国针灸，2013，33（06）：561-564.

[60] 刘儒鹏，王鸿红，宋宁，等.广西黄氏壮医针灸流派天阴阳针法概述[J].中国针灸，2020，40（09）：991-995.

[61] 黄瑾明，宋宁，黄凯，等.壮医针灸学[M].北京：中国中医药出版社，2017.

[62] 黄瑾明，秦祖杰，宋宁，等.壮医脐环穴的历史渊源、理论基础与临床研究[J].亚太传统医药，2019，15（10）：43-45.

[63] 国生，戴晓晖，王康，等.命门-丹田-脐系统是振腹疗法的理论基础[J].环球中医药，2016，09（06）：717-719.

[64] 陈超群.基于壮医脐环穴调气法针刺脐内环穴结合体穴治疗失眠的临床观察[D].南宁：广西中医药大学，2020.

[65] 宋宁.壮医道路理论初探[J].中国中医基础医学杂志，2011，17（5）：490-492.

[66] 宋宁.壮医气血理论的理论基础与临床应用[J].中华中医药杂志，2013，28（01）：35-37.

[67] 李慧敏, 刘兵, 章梅芳. 壮族医学"三道两路"核心理论的建构[J]. 武汉大学学报（人文科学版）, 2017, 70（06）: 65-71.

[68] 黄梓健, 戴铭, 张璐砾. 壮医针灸流派研究概述[J]. 中医药导报, 2018, 24（24）: 53-55.

[69] 黄瑾明, 宋宁, 黄凯. 中国壮医针灸学[M]. 南宁: 广西民族出版社, 2010.

[70] 黄艳宁. 老壮医罗家安针挑疗法简介[J]. 内蒙古中医药, 1990（03）: 20.

[71] 黄贤忠. 壮医针挑疗法. 2版[M]. 南宁: 广西科学技术出版社, 2000.

[72] 黄贤忠. 壮医针挑疗法[J]. 内蒙古中医药, 1985（01）: 19.

[73] 黄汉儒. 中国壮医学[M]. 南宁: 广西民族出版社, 2001.

[74] 韦明婵, 秦祖杰, 林江, 等. 壮医基础理论研究进展[J]. 中国民族民间医药, 2018, 27（24）: 56-61.

[75] 蓝日春. 浅谈壮医的治病机理及用药特点[J]. 中国民族民间医药, 1999（26）: 1-2.

[76] 朱红梅, 苏东兵, 黄汉儒. 中国壮医学[M]. 南宁: 广西民族出版社, 2001.

[77] 牙廷艺, 冯桥, 杨燕妮, 等. 壮医针挑疗法治疗痛风性关节炎的理论探讨[J]. 广西中医药, 2014, 37（5）: 43-44.

[78] 赵红娟. 壮医针挑疗法治疗乳腺增生的理论探讨[J]. 云南中医中药杂志, 2019, 40（06）: 84-85.

[79] 全梦华, 李秀兰. 红金消结胶囊联合刃针疗法治疗乳腺囊性增生症的临床观察[J]. 中国医学创新, 2018, 15（17）: 69-72.

[80] 刘冠军. 针挑疗法[J]. 吉林医学, 1974（3）: 28-29.

[81] 乐小燕, 陈日兰, 汤献忠. 壮医针挑疗法治疗原发性甲状腺功能亢进症66例[J]. 广西中医药, 2004, 27（1）: 29-30.

[82] 蔡恒, 王伯章. 针挑疗法的临床应用[J]. 上海针灸杂志, 1992（2）: 17.

[83] 涂耀荣. 浅谈针挑疗法[J]. 中国民间疗法, 1994（3）: 25.

[84] 罗健. 针挑疗法治疗机理新探[J]. 中国民间疗法, 1996, 3（2）: 4.

[85] 张红参, 黄岑汉, 窦锡彬, 等. 壮医针挑疗法刺激点—皮肤异点理论与临床运用[A]. 中华中医药学会、贵州省针灸学会. 中华中医药学会第十次全国中医外治学术会议贵州省针灸学会2014年学会年会论文集[C]. 2014: 3.

[86] 黄贵华, 黄瑾明, 黄敬伟. 壮医优势病种诊疗规范[M]. 南宁: 广西民族出版社, 2011.

[87] 董少龙. 壮医内科学[M]. 南宁: 广西民族出版社, 2006.

[88] 林辰, 黄敬伟. 中国壮医经筋学[M]. 南宁: 广西科学技术出版社, 2014.

[89] 韦英才. 实用壮医筋病学[M]. 南宁: 广西科学技术出版社, 2016.

[90] 黄龙祥辑校, 王雪苔审订. 黄帝明堂经辑校[M]. 北京: 中国医药科技出版社, 1998.

[91] 黄龙祥. 针灸名著集成[M]. 北京: 华夏出版社, 1997.

[92] 元·王国瑞. 扁鹊神应针灸玉龙经[M]. 合肥: 安徽科学技术出版社, 1992.

[93] 黄汉儒. 中国壮医学[M]. 南宁: 广西民族出版社, 2018.

[94] 叶庆莲. 壮医基础理论[M]. 南宁: 广西民族出版社, 2006.

[95] 林辰. 壮医药线灸[M]. 南宁: 广西科学技术出版社, 2017.

[96] 韦明婵, 秦祖杰, 林江, 等. 壮医基础理论研究进展[J]. 中国民族民间医药, 2018, 27（24）: 56-61.

[97] 洪宗国，邓小莲.壮医毒病论[J].中南民族大学学报，2012，31（3）：38-42.

[98] 宋宁，薛丽飞，梁薇.壮医"三部"调气法及其临床应用[J].中国民族医药杂志，2015（12）：9-10.

[99] 黄瑾明.中国壮医针灸学[M].南宁：广西民族出版社，2010.

[100] 林辰，黄敬伟.中国壮医经筋学[M].南宁：广西科学技术出版社，2014.

[101] 韦贵康.中医筋伤学[M].上海：上海科学技术出版社，1997.

[102] 韦英才.实用壮医筋病学[M].南宁：广西科学技术出版社，2016.

[103] 李洪，李捷，黄敬伟.壮医经筋疗法探微[J].中国民族医药杂志，2010（9）：1-4.

[104] 梁子茂，韦英才.壮医经筋学说理论初探[J].新中医，2017，49（12）：10-13.

[105] 闫明，张贝贝，贾红玲.十二经筋临床应用浅析[J].中医学报，2015，30（8）：100-103.

[106] 董少龙.壮医内科学[M].南宁：广西民族出版社，2006.

[107] 梁子茂，刘柏杉，李建颖，等.壮医经筋手法配合火针治疗腰椎间盘突出症临床观察[J].上海针灸杂志，2014，33（10）：45-47.

[108] 宣蛰人.宣蛰人软组织外科学[M].上海：文汇出版社，2009.

[109] 吴绪平，沈玉杰，荣洪贺.内热针疗法导读[M].北京：中国医药科技出版社，2017.

[110] 高谦.内热针治疗[M].南昌：江西科学技术出版社，2018.

[111] 吴绪平，沈玉杰，荣洪贺.中华内热针临床诊断与治疗[M].北京：中国医药科技出版社，2015.

[112] 荣洪贺，魏洪雷，南伟.内热针治疗临床手册[M].天津：天津科学技术出版社，2020.

[113] 缪鸿石.电光与电疗[M].上海：上海科学技术出版社，1979.

[114] 吴峻，喻海忠，沈蓉蓉，等.火针治疗慢性软组织损伤实验研究生化检测报告[J].江苏中医药，2003（04）：38-39.

[115] 杨志丽，高谦，王刚，等.软组织内热针与银质针对大鼠骨骼肌慢性损伤后SOD、MDA水平的影响[J].中华保健医学杂志，2011，13（01）：28-30.

[116] 罗程，刘冰冰，欧阳丽斯，等.在肌腱损伤动物模型修复过程中bFGF和Ⅰ型胶原蛋白表达的特征[J].中山大学学报（医学科学版），2011，32（01）：31-38.

[117] 严愉芬.近十年火针治疗炎症性疾病的研究概况[J].中国中医药科技，2006（04）：283-286.

[118] 王文华，尚凯，郭旺旺.内热针针刺腰夹脊穴治疗腰椎间盘突出症的临床疗效分析[J].数理医药学杂志，2021，34（08）：1125-1127.

[119] 黄汉儒.中国壮医学[M].南宁：广西科学技术出版社，1998.

[120] 宋宁，秦祖杰，梁薇，等.壮医莲花针拔罐逐瘀疗法治疗瘀血型偏头痛疗效观察[J].中华中医药杂志，2013，28（06）：1904-1906.

[121] 黄瑾明，韩海涛，李婕，等.莲花针拔罐治疗带状疱疹后遗神经痛的疗效观察[J].广西中医药，2011，34（1）：31-32.

[122] 苏淑丹，梁振兴，罗清娥.四妙汤加味配合壮医莲花针拔罐逐瘀疗法治疗急性痛风性关节炎疗效观察[J].中国民族民间医药，2013，22（17）：4-35.

[123] 梁振兴.壮医莲花针拔罐逐瘀疗法治疗痛风性关节炎疗效观察[J].实用中医药杂志，2012，28（12）：1046-1047.

[124] 窦锡彬, 黄正干. 壮医莲花针拔罐逐瘀疗法结合自血疗法治疗黄褐斑36例[J]. 中国民族民间医药, 2012, 21（08）：5-6.

[125] 卢波. 壮医莲花针拔罐逐瘀疗法配合电围刺治疗髋关节滑囊炎的临床疗效观察[J]. 中国民族民间医药, 2012, 21（13）：6-7.

[126] 程先明. 壮医莲花针拔罐逐瘀疗法治疗急性腰扭伤疗效观察[J]. 内蒙古中医药, 2012, 31（18）：29-30.

[127] 林华胜, 黄瑾明, 黄贵华, 等. 壮医针灸理论之三道两路学说[J]. 国医论坛, 2014, 29（04）：63-64.

[128] 林华胜, 黄贵华, 李雪梅, 等. 壮医针灸技术机理研究之壮医莲花针拔罐逐瘀疗法[J]. 时珍国医国药, 2016, 27（8）：1927-1928.

[129] 戴作波. 水蛭及其炮制品中水蛭素的测定[J]. 求医问药（下半月）, 2012, 10（12）：343-344.

[130] 段超, 刘娟. 仿生诱导高效提取水蛭素及分离纯化的研究[J]. 黑龙江医药科学, 2008（03）：40-41.

[131] 顾银良, 罗春贞, 李凌, 等. 水蛭素衍生物基因的克隆及其在哺乳类细胞中的表达[J]. 上海医科大学学报, 1996（03）：185-188.

[132] 林晓洋. 天然水蛭素分离纯化研究[D]. 南宁：广西大学, 2007.

[133] 焦燕. 水蛭素多肽改性丙烯酸系人工晶状体及其性能的研究［D］. 广州：华南理工大学, 2013.

[134] 孙雪. 蚂蟥酶解物肠吸收机制及其抗凝物质基础初探［D］. 北京：北京中医药大学, 2015.

[135] 徐明杰, 赵迪. 水蛭素的药理作用及临床应用研究进展[J]. 中国现代中药. 2021, 23（4）.747-754.

[136] 张隆庆. 纤溶酶治疗急性脑血栓患者36例临床疗效分析[J]. 中国民族民间医药, 2013, 22（23）：105-106.

[137] 黄瑾明, 黄汉儒. 壮医药线点灸疗法[M]. 南宁：广西人民出版社, 1986.

[138] 方懿林.《壮族麽经布洛陀影印译注》医药词语研究[D]. 南宁：广西大学, 2013.

[139] 庞宇舟. 花山岩画壮医学内涵探析[J]. 光明中医, 2008, 23（12）：1871-1873.

[140] 覃文格. 实用壮医药[M]. 南宁：广西科学技术出版社, 2011.

[141] 覃文格, 杨文进. 桂西名壮医杨顺发治疗颈肩腰腿痛的经验[J]. 中国民族医药杂志, 2014, 20（10）：4-5.

[142] 韦英才, 梁子茂. 壮医经筋学说理论浅探[J]. 新中医, 2017, 49（12）：173-176.

[143] 陆冰, 李征宇, 肖彬. "以痛为输"法治疗软组织损伤的国内外研究进展[J]. 中国中医药图书情报杂志, 2018, 42（1）：65-68.

[144] 王文霞, 张春艳. "以痛为输"治疗经筋病的认识[J]. 中国中医药现代远程教育, 2015, 13（1）：3-4.

[145] 谷晓玲, 丁霞, 文艳, 等. 探析《灵枢》"快然"之感[J]. 山东中医杂志, 2019, 38（2）：190-192.

[146] 李洪. 李婕. 黄敬伟壮医经筋疗法探微[J]. 中国民族医药杂志, 2010（9）：20-22.

[147] 董福慧. 皮神经卡压综合征的病因病机[J]. 中国骨伤, 2003, 16（2）：117-119.

[148] 李征宇. 陈培青. 龚利. 等. "以痛为腧"按揉法对腰椎间盘突出症的镇痛作用及机理

研究[J]. 长春中医药大学学报，2012，28（4）：750.

[149] 王明杰，王悦良，张运佳，等. 瑶药千斤拔油针疗法对类风湿关节炎的疗效分析及细胞因子的影响[J]. 时珍国医国药，2019，30（9）：2172-2175.

[150] 覃讯云，李彤. 实用瑶医学[M]. 北京：中国民族出版社，2001.

[151] 李彤，唐农，秦胜军，等. 实用瑶医学[M]. 北京：中国医药科技出版社，2005.

[152] 王明杰，任世定，张运佳，等. 瑶药千斤拔油针联合盘龙七片治疗类风湿关节炎的临床疗效[J]. 广西医学，2018，40（15）：1737-1738.

[153] 张冬青. 类风湿关节炎的遗传学研究进展[J]. 诊断学理论和实践，2011，10（5）：486-490.

[154] 李耀燕，李彤，白燕远，等. 广西瑶医药发展现状及对策[J]. 大众科技，2016，18（03）：66-67+7

[155] 王广军，郭义，王秀云. 刺络放血疗法临床应用总结[J]. 天津：天津中医药，2003（4）：43-45.

[156] 王琦. 9种基本中医体质类型的分类及其诊断表述依据[J]. 北京中医药大学学报，2005，28（4）：1-8.

[157] 董明姣. 瑶医火攻疗法临床应用[C]//中国保健协会美容保健分会. 第十八届东南亚地区医学美容学术大会论文汇编，2018：121-122.

[158] 冯秋瑜，李彤，闫国跃. 瑶医"六行学说"探析[J]. 中国中医基础医学杂志，2016，22（06）：764-765+871.

[159] 傅景华. 瑶医药理论的特色和优势[J]. 中国民族医药杂志，2007，14（12）：1-3.

[160] 覃迅云，李玉兰，常存库. 瑶医药基础理论与经验整理的意义[J]. 中国医药学报，2004，19（增刊）：142-145.

[161] 戴斌，李钊东，丘翠嫦，等. "虎牛钻风"类传统瑶药的调查研究[J]. 中国民族民间医药杂志，1998（2）：28-34，46.

[162] 贾敏如，张艺，严铸云，等. 中国民族药的品种和使用现状[J]. 世界科学技术-中医药现代化，2015（7）：1546-1550.

[163] 陆昭岑. 广西恭城瑶族自治县药用植物资源调查[D]. 桂林：广西师范大学，2016.

[164] 毛世忠，李景剑，蒋小华，等. 走马胎种质资源遗传多样性的ISSR分析（英文）[J]. 广西植物，2017，37（1）：29-35.

[165] 庞军，李彤. 瑶医常用诊疗技术操作规范[M]. 北京：北京大学出版社，北京大学医学出版社，2016.

[166] 李彤，李如海. 瑶医诊疗技术临床应用规范[M]. 南宁：广西科学技术出版社，2017.

[167] 洪宗国. 气、经络与宏观生命科学[J]. 中医药学刊，2002（4）：412-414.

[168] 李彤，唐农，秦胜军，等. 实用瑶医学[M]. 北京：中国医药科技出版社，2005.

[169] 沈晋贤. 医巫同源研究[J]. 南京中医药大学学报（社会科学版），2003（4）：197-201.

[170] 莫俊卿. 越巫鸡卜源流考[J]. 中南民族学院学报（社会科学版），1986（S1）：147-154.

[171] 卢昌德，刘晓聪. 岭南"鸡卜"论考[J]. 茂名学院学报，2009，19（5）：73-75.

[172] 武峻艳，张俊龙，王杰. "同气相求"观念在中医理论构建中的作用及其意义[J]. 山西中医学院学报，2014，15（3）：1-3+6.

[173] 张俊龙.《易》"同气相求"与中医理论[J]. 中医药研究，1997（6）：3-5.

[174] 邹顺，杜江. 浅析苗医特色履蛋诊疗方法[J]. 中国民族医药杂志，2010，16（11）：25-26.

[175] 谢雨，张建博，王欣，等. 云南民族民间滚蛋诊疗方法初探[J]. 中国民族民间医药，2015，24（10）：1-2+5.

[176] 卢传威，李彤，曹茜茜，等. 瑶族滚蛋疗法及理论探析[J]. 中国民族医药杂志，2020，26（1）：59-62.

[177] 蒙维光，施莱，吴玲艳，等. 松针点灸治疗偏头痛的临床研究[J]. 中国针灸，2012，32（06）：519-522.

[178] 蒙维光，吴玲艳，宋瑞霞，等. 松针点灸治疗偏头痛伴或不伴失眠的疗效及对血清超敏C反应蛋白水平的影响[J]. 社区医学杂志，2012，10（17）：23-25.

[179] 蒙维光，吴玲艳，施莱，等. 松针点灸治疗典型偏头痛的疗效观察及对患者脑电地形图的影响[J]. 社区医学杂志，2012，10（06）：30-32.

[180] 蒙维光，吴玲艳，宋瑞霞，等. 松针点灸治疗偏头痛伴皮肤触痛的疗效观察及对血清超敏C反应蛋白的影响[J]. 社区医学杂志，2012，10（04）：41-43.

[181] 岑澔，王琦. 不同年龄人群体质分布的调查研究[J]. 中华中医药学刊，2007，25（6）：1126-1127.

[182] 陈向华，张国有，周美启. 艾灸的现代药学与药理学研究探析[J]. 中国针灸，2009，29（5）：428-430.

[183] 陈克勤，郝少杰，成新艳，等. 灸法循经感传规律的初步研究[J]. 陕西中医，1988，9（05）：218-220.

[184] 陈日新，康明非. 腧穴热敏化艾灸新疗法[M]. 北京：人民卫生出版社，2006：15.

[185] 黄凯裕，梁爽，孙征，等. 艾灸温通效应的启动机制分析[J]. 中国针灸，2017，37（9）：1023-1026.